Veronika Fialka-Moser

Elektrotherapie

Pflaum Physiotherapie
Herausgeberin: Ingeborg Liebenstund

Veronika Fialka-Moser

unter Mitarbeit von

G. Ebenbichler, K. Kerschan-Schindl,
C. Mittermaier, P. Nicolakis, T. Paternostro-Sluga,
M. Quittan, O. Schuhfried, M. Stieger, G. Vacariu

Elektrotherapie

Begründet von Otto Gillert

Pflaum

Autoren:
O. Univ. Prof. Dr. Veronika Fialka-Moser
Ao. Univ. Prof. Dr. Gerold Ebenbichler
Dr. Katharina Kerschan-Schindl
Dr. Christian Mittermaier
Ao. Univ. Prof. Dr. Peter Nicolakis
Ao. Univ. Prof. Dr. Tatjana Paternostro-Sluga
Dr. Michael Quittan
Dr. Othmar Schuhfried
Dr. Martina Stieger
Dr. Gerda Vacariu

Anschrift:
Univ. Klinik für Physikalische Medizin
und Rehabilitation
Währinger Gürtel 18–20
1090 Wien
Tel. +43 1 40400 4330 oder -2309
Fax +43 1 40400 5281 oder -5280

Impressum

CAVE / Warnhinweis:
Bitte beachten Sie: Die medizinische Entwicklung schreitet permanent fort. Neue Erkenntnisse, was Medikation und Behandlung angeht, sind die Folge. Autoren und Verlag haben größte Mühe walten lassen, um alle Angaben dem Wissensstand zum Zeitpunkt der Veröffentlichung anzupassen. Dennoch ist der Leser aufgefordert, Dosierungen und Kontraindikationen aller verwendeten Präparate und medizinischen Behandlungsverfahren anhand etwaiger Beipackzettel und Bedienungsanleitungen eigenverantwortlich zu prüfen, um eventuelle Abweichungen festzustellen.

Bibliografische Information Der Deutschen Bibliothek
Die Deutsche Bibliothek verzeichnet diese Publikation in der Deutschen Nationalbibliografie; detaillierte bibliografische Daten sind im Internet über http://dnb.ddb.de abrufbar.

ISBN 978-3-7905-0910-6

Satz: Elisabeth Schimmer, Ergoldsbach
Druck und Bindung: LegoPrint, Trento

Informationen über unser aktuelles Buchprogramm finden Sie im Internet unter: http://www.pflaum.de

Inhalt

Vorwort 9

1 **Elektrophysikalische Grundlagen der Elektrotherapie** 10
Christian Mittermaier
1.1 Aufbau des Atoms 10
1.2 Elektrizität 11
1.2.1 Coulombsches Gesetz 11
1.2.2 Kondensator 12
1.3 Der elektrische Strom 13
1.3.1 Stromquellen – Spannung – Leiter 14
1.3.2 Stromstärke – Widerstand – Ohmsches Gesetz 15
1.3.3 Elektrische Leistung 16
1.3.4 Kirchhoffsche Gesetze 16
1.3.5 Serienschaltung – Parallelschaltung 16
1.3.6 Elektrolytische Dissoziation – Elektrolyse 17

2 **Terminologie und grundlegende Konzepte in der**
Elektrotherapie 18
Othmar Schuhfried
2.1 Parameter zur Beschreibung einer Stromform 18
2.2 Einteilung der Stromformen 20
2.3 Gerätetypen 21
2.4 Elektroden 22
2.5 Allgemeine arbeitstechnische Standards und praktische
Sicherheitshinweise für den Anwender 26

3 **Therapie mit nieder- und mittelfrequenten Strömen** 29
3.1 Iontophorese 29
Othmar Schuhfried
3.1.1 Grundlagen 29

3.1.2 Praktische Anwendungstechniken 30
3.1.3 Indikationen 31
3.1.4 Kontraindikationen 38
3.2 Elektrostimulation der innervierten Skelettmuskulatur 39
Michael Quittan
3.2.1 Grundlagen 39
3.2.2 Besonders geeignete Stromformen für die neuromuskuläre
Elektrostimulation 42
3.2.3 Ankopplung des Stromkreises an die Muskulatur 44
3.2.4 Physiologische Effekte 46
3.2.5 Wirkungen der neuromuskulären Elektrostimulation 50
3.2.6 Indikationen 59
3.2.7 Kontraindikationen der neuromuskulären Elektrostimulation ... 64
3.3 Elektrotherapie in der Schmerzbehandlung 68
Gerda Vacariu
3.3.1 Grundlagen 68
3.3.2 Elektrotherapie mit niederfrequenten Strömen (0–1000 Hz) 78
3.3.3 Mittelfrequenztherapie 105
3.4 Elektrostimulation denervierter Muskulatur 109
Tatjana Paternostro-Sluga, Martina Stieger
3.4.1 Grundlagen 109
3.4.2 Praktische Anwendungstechniken 114
3.4.3 Indikationen 116
3.4.4 Kontraindikationen 118
3.5 Funktionelle Elektrostimulation (FES) zentral-nervöser Paresen .. 120
Tatjana Paternostro-Sluga, Othmar Schuhfried
3.5.1 Grundlagen 120
3.5.2 Arten der Anwendung 121
3.5.3 FES als Funktionsersatz 124
3.5.4 Stimulationsparameter 125
3.5.5 Indikationen 126
3.5.6 Kontraindikationen 128

4 **Ultraschalltherapie** 130
Gerold R. Ebenbichler
4.1 Grundlagen 130
4.1.1 Definition und Geschichte 130
4.1.2 Biophysikalische Charakteristik des Ultraschalls 131
4.1.3 Technische Grundlagen eines therapeutischen Ultraschallgerätes .. 134
4.1.4 Physiologische Wirkung des Ultraschalls 135
4.2 Praktische Anwendungstechniken 137
4.2.1 Ankoppelung 137
4.2.2 Anwendungstechnik 138
4.2.3 Dosierung des Ultraschalls 139
4.3 Indikationen 140
4.3.1 Orthopädie, Chirurgie, Traumatologie, Rheumatologie 141
4.3.2 Muskuläres Überlastungssyndrom („Muskelkater") 146
4.3.3 Wundheilung, Ulcus cruris 147
4.3.4 Frakturheilung 148
4.3.5 Tinnitus 148
4.4 Kontraindikationen 148

5 **Hochfrequenztherapie** 152
Peter Nicolakis
5.1 Grundlagen 152
5.1.1 Definition 152
5.1.2 Physikalische Grundlagen 154
5.1.3 Wirkung 157
5.2 Anwendungsarten 158
5.2.1 Kurzwelle mittels Kondensatorfeld 158
5.2.2 Kurzwelle mittels Spulenfeldmethode 164
5.2.3 Dezimeter- und Mikrowelle 166
5.3 Indikationen 171
5.3.1 Spezielle Kurzwellenindikationen 172
5.3.2 Spezielle Dezimeterwellen- und Mikrowellenindikationen 173
5.4 Kontraindikationen 174

5.5 Anwendungstechnik 175
5.5.1 Dosierung 175
5.5.2 Allgemeine Richtlinien zur Behandlung 176
5.5.3 Behandlungsbeispiele 177

6 **Magnetfeldtherapie** 189
Veronika Fialka-Moser
6.1 Grundlagen 189
6.1.1 Physikalische Grundlagen 189
6.1.2 Biologische Wirkungen der Magnetfeldtherapie 190
6.1.3 Geräte zur Magnetfeldtherapie 191
6.2 Praktische Anwendungstechniken 191
6.3 Indikationen 194
6.4 Kontraindikationen 195

7 **Lasertherapie** 197
Katharina Kerschan-Schindl, Othmar Schuhfried
7.1 Grundlagen 197
7.1.1 Physikalische Grundlagen 197
7.1.2 Wirkungsmechanismen 202
7.1.3 Klassifizierung 202
7.2 Praktische Anwendung 202
7.3 Indikationen 204
7.4 Kontraindikationen 206

Sachregister 209

Vorwort

In den letzten Jahren gewinnt die Elektrotherapie zunehmend an Bedeutung. Ihre Bedeutung beruht auf ihrer Kostengünstigkeit, auf ihrer Wirksamkeit im klinischen Alltag sowie auf vermehrten positiven klinischen Studien.

Da ein zunehmender Bedarf an Elektrotherapie besteht und diese in den letzten Jahren eine erhebliche Erweiterung der Erkenntnisse erfahren hat, wendet sich dieses Buch an alle mit der Elektrotherapie Beschäftigten. Sowohl dem interessierten Arzt, dem Krankengymnasten/Physiotherapeuten, dem Masseur, dem Studenten, aber auch jenen Patienten, die Elektrotherapie als Heimbehandlung anwenden, werden erforderliche Grundlagen und praktische Beispiele vermittelt.

Das vorliegende Buch geht auf das von Otto Gillert vor über 40 Jahren begründete Standardwerk zurück. Wir hoffen, dass es ebenso wie sein Vorgänger allen mit der Elektrotherapie Befassten als wichtige Grundlage ihrer Arbeit und als Nachschlagewerk dient.

Mein Dank gilt allen Autoren und Mitarbeitern, die an der Entstehung dieses Buches mitgewirkt haben, sowie dem Pflaum Verlag für seine Hilfe und Unterstützung.

Veronika Fialka-Moser   Wien, im Sommer 2004

1 Elektrophysikalische Grundlagen der Elektrotherapie

Christian Mittermaier

Unter Elektrotherapie verstehen wir die Anwendung elektrischer Energie zu Heilzwecken. Die entsprechenden Verfahren werden unterteilt in

Niederfrequenz (0–1000 Hz)

Mittelfrequenz (1000–100 000 Hz)

Hochfrequenz (> 100 000 Hz).

Zum Verständnis der Behandlungsmethoden sind Kenntnisse der elektrophysikalischen Grundlagen nötig.

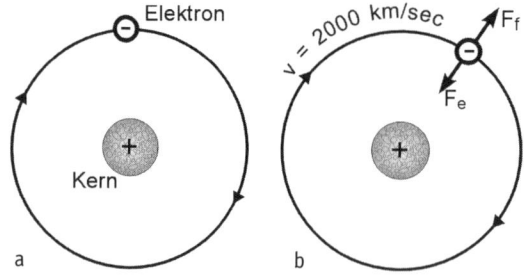

Abb. 1.1 a Schematische Darstellung eines Wasserstoffatoms. Ein Elektron umkreist den Atomkern.
b Die Zentrifugalkraft hält der elektrostatischen Anziehungskraft zwischen dem positiven Kern und der negativen Elektronenhülle das Gleichgewicht.

1.1 Aufbau des Atoms

Nach dem Bohr-Rutherfordschen Atommodell besteht das Atom aus dem Atomkern und der Atomhülle. Der Kern ist positiv geladen und besteht aus Neutronen und Protonen. Die Neutronen sind ungeladen (d.h. elektrisch neutral), die Protonen sind positiv geladen. Die Atomhülle ist negativ geladen und besteht aus Elektronen, die den Kern auf definierten, komplizierten Bahnen oder Schalen mit hoher Geschwindigkeit umkreisen *(Abb. 1.1a)*. Die bei der Bewegung der Elektronen um den Kern auftretende Zentrifugalkraft hält der elektrostatischen Anziehungskraft zwischen dem positiven Kern und der negativen Elektronenhülle das Gleichgewicht, d.h. das Atom befindet sich in einem ausgeglichenen Energiezustand *(Abb. 1.1b)*.

Die Ladung eines Atoms ist neutral, wenn Elektronen und Protonen in gleicher Zahl vorhanden sind. Das Atom befindet sich dann im elektrischen Gleichgewicht und ist seiner Umgebung gegenüber nicht elektrisch geladen. Die Änderung der elektrischen Ladung erfolgt durch eine veränderte Elektronenanzahl. Werden dem Atom Elektronen hinzugefügt, spricht man von einem negativen Ion (= Anion), werden Elektronen weggenommen, entsteht ein positives Ion (= Kation).

Die Verbindung mehrerer Atome nennt man Molekül.

1.2 Elektrizität

Die Elektrizität ist ein Grundphänomen der Natur, das auf der Anziehung bzw. Abstoßung elektrisch geladener Teilchen beruht. Die Erzeugung von Elektrizität besteht in der Trennung der positiven und negativen Ladungen voneinander, indem Elektronen oder Ionen von einem Körper abgegeben und von einem anderen Körper aufgenommen werden.

1.2.1 Coulombsches Gesetz

Das Coulombsche Gesetz beschreibt die zwischen zwei Punktladungen wirkende elektrische Kraft. Die entsprechende Formel lautet:

$$F = \frac{1}{4\pi\,\varepsilon_0} \cdot \frac{Q_1 \cdot Q_2}{r^2}$$

wobei ε_0 die elektrische Feldkonstante, Q_1 und Q_2 die Ladungsmengen und r den Abstand zwischen beiden Ladungen bedeuten.

Die Ladungen sind entweder positiv oder negativ. Gleichnamige elektrische Ladungen stoßen einander ab, ungleichnamige ziehen einander an.

Die Einheit der Ladung ist das Coulomb (1 C = 6,242 × 10^{18} Elektronen). Fließt in einer Sekunde 1 C durch einen Leiter, so beträgt die Stromstärke 1 Ampère (1 C = 1 As).

1.2.2 Kondensator

Elektrische Ladungen können in einem Kondensator gespeichert werden. Dieser besteht im einfachsten Fall aus zwei parallel zueinander liegenden, aber gegeneinander elektrisch isolierten Metallplatten. Schließt man die Platten an eine Batterie an, fließt auf die mit dem Minuspol der Batterie verbundene Platte eine negative Ladung (Elektronenüberschuss), und auf der anderen Platte wird eine gleich große Anzahl von Leitungselektronen abgezogen, wodurch eine positive Ladung zurückbleibt (Elektronenmangel). Der Raum zwischen den beiden Platten wird dabei von einem elektrischen Feld erfüllt. Die Feldlinien sind im Inneren des Kondensators parallel und gleich dicht, das Feld ist also homogen.

Die Kapazität (= Speicherfähigkeit) des Kondensators ist von der Fläche und dem Abstand der Platten abhängig, kann aber auch durch Anbringen eines isolierenden Mediums (= Dielektrikum) zwischen den Platten erhöht werden *(Abb. 1.2)*. Die Einheit der Kapazität ist das Farad (F). Die Kapazität 1 F ist ungeheuer groß; es werden deshalb Kondensatoren mit Kapazitäten im Bereich von Mikro-, Nano- oder Picofarad verwendet.

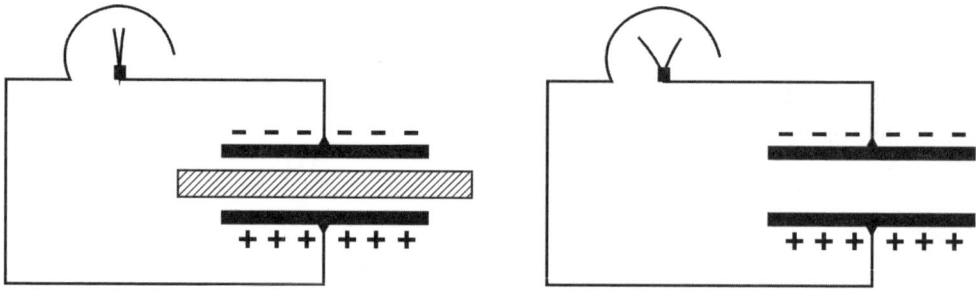

Abb. 1.2 Kondensator mit (links) und ohne (rechts) Dielektrikum.

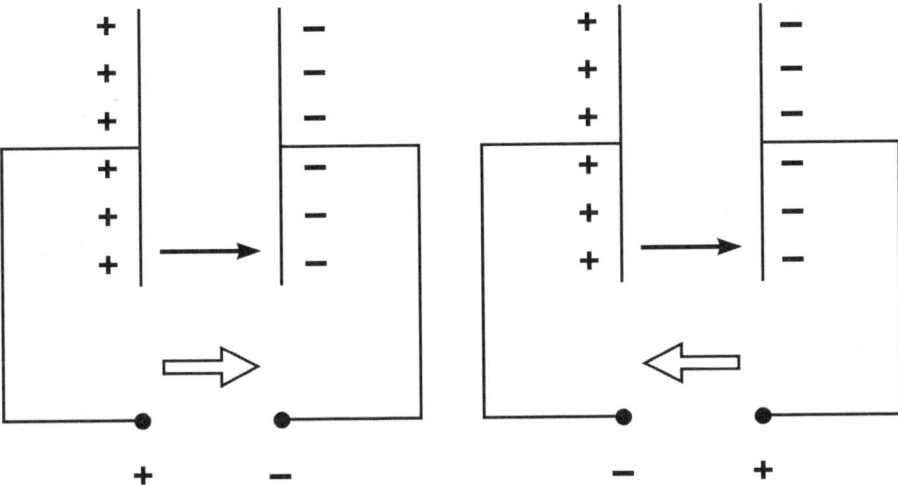

Abb. 1.3 Links: Beim geladenen Kondensator wirken die Spannungen am Kondensator und an der Stromquelle in derselben Richtung. Rechts: Während des Umladevorganges wirkt die Spannung am Kondensator der Spannung der Stromquelle entgegen.

Kondensator im Gleich- und Wechselstromkreis:

Bei Anlegen des Kondensators an eine Gleichspannung wird er aufgeladen. Dann wird der Stromfluss gesperrt, weil der Kondensator dem Gleichstrom einen unendlich großen Widerstand entgegensetzt.

Beim Anschluss des Kondensators an eine Wechselspannungsquelle wird durch die fortwährende Richtungsänderung des Stroms der Kondensator dauernd auf- und entladen. Während des Umladevorganges wirkt die Spannung am Kondensator der Spannung der Stromquelle entgegen *(Abb. 1.3)*. Dieser Widerstand des Kondensators wird als kapazitiver Widerstand bezeichnet. Er ist um so kleiner je größer die Kapazität des Kondensators und je höher die Frequenz des Wechselstromes ist. Letzteres ergibt sich daraus, dass bei häufigem Umladen des Kondensators seine erneute Ladung weniger vollständig ist und diese abnehmende Spannung am Kondensator der Spannung der Stromquelle weniger entgegenwirkt.

1.3 Der elektrische Strom

Ein Ladungsfluss wird als elektrischer Strom bezeichnet. Dazu benötigt man eine Spannung und einen elektrischen Leiter.

1.3.1 Stromquellen – Spannung – Leiter

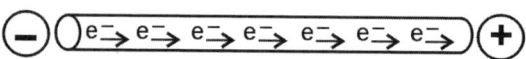

Abb. 1.4 Elektronenfluss vom Minus- zum Pluspol (wissenschaftliche Stromrichtung).

Damit elektrischer Strom fließen kann, ist eine Stromquelle nötig, die einen Pluspol (Mangel an negativen Ladungsträgern; Anode) und einen Minuspol (Überschuss an negativen Ladungsträgern; Kathode) haben muss. Der Elektronenfluss geht vom negativen (Minus-) zum positiven (Plus-)Pol (wissenschaftliche Stromrichtung) *(Abb. 1.4)*. Diese Tatsache war vor über 200 Jahren noch nicht bekannt, sodass man die Stromrichtung vom Plus- zum Minuspol definierte (konventionelle Stromrichtung). Diese Definition wurde beibehalten.

Die Potentialdifferenz zwischen dem Pol mit Elektronenüberschuss und dem Pol mit Elektronenmangel wird als elektrische Spannung bezeichnet. Die Spannung ist die Ursache für den elektrischen Strom. Die Einheit der Spannung ist das Volt (V). Eine elektrische Spannung von 1 Volt liegt vor, wenn eine Stromstärke von 1 Ampère gegen den Widerstand von 1 Ohm aufrechterhalten wird. Werden die beiden Pole mit einem Leiter verbunden, geraten die Elektronen im Leiter in Bewegung und versuchen das Ladungsgefälle auszugleichen; es fließt Strom. Erfolgt dieser Stromfluss nur in eine Richtung, spricht man von Gleichstrom (Batterie). Ändert sich die Flussrichtung laufend, handelt es sich um Wechselstrom. Der technische Wechselstrom ändert hundertmal in der Sekunde seine Richtung; er hat eine Frequenz von 50 Hz.

Metalle sind im Allgemeinen gute Leiter (z.B. Kupfer, Silber, Eisen ...). Diese werden als „Leiter erster Ordnung" bezeichnet.

Gibt man Salze, Basen und Säuren zu Wasser wird dieses zu einem Elektrolyt und somit elektrisch besser leitend, man spricht von einem „Leiter zweiter Ordnung". Die Salze, Basen und Säuren werden im Wasser in entgegengesetzt aufgeladene Ionen aufgespalten, und diese bilden die Ladungsträger für den Stromtransport *(Abb. 1.5)*.

Da der menschliche Körper zu über 70% aus Wasser besteht in dem zahlreiche Ionen zu finden sind, kann er zu den Elektrolyten gezählt werden und stellt für den Strom einen relativ guten Leiter dar (Leiter zweiter Ordnung).

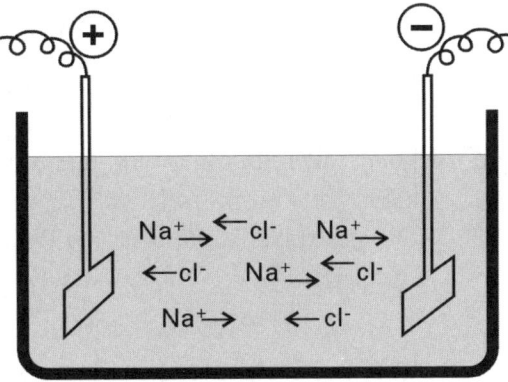

Abb. 1.5 Aufspaltung von Ionen als Ladungsträger für den Stromtransport in einem Elektrolyt.

1.3.2 Stromstärke – Widerstand – Ohmsches Gesetz

Als Stromstärke bezeichnet man die pro Zeiteinheit durch den Leiterquerschnitt fließende Ladungsmenge. Die Grundeinheit der Stromstärke ist das Ampère (A). Für die physiologische Wirkung ist meist jene Stromstärke maßgebend, die auf 1 cm^2 des Gewebes entfällt. Man nennt diese Größe die Stromdichte.

Jeder Leiter setzt den Elektronen einen Widerstand entgegen. Dieser Widerstand ist abhängig von Länge, Querschnitt, Material und Temperatur des Leiters. Je länger und dünner dieser ist, desto höher ist der Widerstand, welcher mit steigender Temperatur zu- (z.B. Metall) oder abnehmen (z.B. Kohle) kann. Ein Strom, der durch den Widerstand R fließt, wird durch die Spannung U verursacht. Die Stromstärke ist der Spannung proportional, d.h. verdoppelt man die Spannung, erhält man den doppelten Betrag des Stromes. Die Stromstärke ist dem Widerstand umgekehrt proportional, d.h. dass eine Verdoppelung des Widerstands bei konstanter Spannung eine Reduzierung des Stromes um die Hälfte bewirkt.

Diese Erkenntnisse werden im Ohmschen Gesetz zusammengefasst:

$$I = \frac{U}{R}$$

wobei I die Stromstärke, U die Spannung und R der Widerstand ist.

1.3.3 Elektrische Leistung

Leistung ist die pro Zeiteinheit verrichtete Arbeit. Die Einheit der Leistung ist das Watt (W). Die Maßeinheit für elektrische Arbeit ist 1 Joule (= 1 Wattsekunde, Ws). Im Alltag wird mit großen Einheiten gerechnet (Kilowattstunden, kWh; 1 kWh = $3,6 \times 10^6$ Ws).

Die elektrische Leistung ist das Produkt aus Spannung (Volt) und Stromstärke (Ampère): 1W = 1 V × 1 A (1 VA)

1.3.4 Kirchhoffsche Gesetze

1. An jedem Verzweigungspunkt mehrerer Leitungen ist die Summe der zufließenden Ströme gleich der Summe der abfließenden Ströme.
2. Die Stromstärken zweier Verzweigungsströme verhalten sich umgekehrt wie die Widerstände.

Aus den Kirchhoffschen Gesetzen kann man die Gesetze für die Serien- und Parallelschaltung von Widerständen und Spannungsquellen ableiten.

1.3.5 Serienschaltung – Parallelschaltung

Werden mehrere Verbraucher hintereinander an eine Stromquelle angeschlossen, spricht man von einer *Reihen- oder Serienschaltung*. Der jeden der Verbraucher durchfließende Strom ist gleich groß, der Spannungsabfall an jedem dieser Verbraucher ist dem jeweiligen Widerstand proportional. Der Gesamtwiderstand ist gleich der Summe der Einzelwiderstände: $R = R_1 + R_2$.

Werden mehrere Verbraucher nebeneinander an eine Stromquelle angeschlossen, spricht man von einer *Parallelschaltung*. Der Strom verteilt sich dabei im umgekehrten Verhältnis zur Größe der Widerstände. Das Reziproke des Gesamtwiderstandes ist gleich der Summe der Kehrwerte der Einzelwiderstände.

$$\frac{1}{R} = \frac{1}{R1} + \frac{1}{R2}$$

1.3.6 Elektrolytische Dissoziation – Elektrolyse

Löst man Salze in Wasser auf, werden deren vorher bestehende Verbindungen aus positiv (Kationen) und negativ (Anionen) geladenen Ionen aufgespalten (z.B. $NaCl \rightarrow Na^+ + Cl^-$). Dieser Vorgang wird als elektrolytische Dissoziation bezeichnet, und es entsteht ein Elektrolyt.

Unter Elektrolyse versteht man den Transport dieser Ionen nach Anlegen einer Gleichstromspannung zur jeweils entgegengesetzt geladenen Elektrode. Es ist daher möglich Elektrolyte mit Hilfe des elektrischen Stromes zu teilen *(Abb. 1.6).*

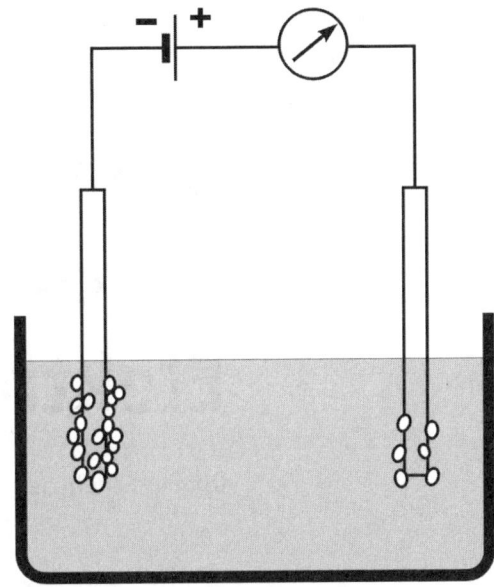

Abb. 1.6 Chemische Wirkung von Gleichstrom (Elektrolyse).

Merke

▷ Elektrotherapie: Anwendung elektrischer Energie zu Heilzwecken.
▷ Die Elektrotherapieverfahren werden unterteilt in
  • Niederfrequenz (0–1000 Hz)
  • Mittelfrequenz (1000–100 000 Hz)
  • Hochfrequenz (> 100 000 Hz).

Literatur

1. Gillert O, Rulffs W, Boegelein K: Elektrotherapie; 3. Aufl., Pflaum Verlag, München, 1995
2. Müller HR, Gräfe R: Grundriss der Physik für Mediziner und medizinische Berufe; 4. Aufl., Verlag Harri Deutsch, Frankfurt am Main, 1990
3. Tautwein A, Kreibig U, Oberhausen E, Hüttermann J: Physik für Mediziner, Biologen, Pharmazeuten; 5. Aufl., de Gruyter, Berlin, New York, 2000

2 Terminologie und grundlegende Konzepte in der Elektrotherapie

Othmar Schuhfried

2.1 Parameter zur Beschreibung einer Stromform

Zur Charakterisierung einer Stromform müssen bestimmte Parameter bekannt sein *(Abb. 2.1–2.4)*:

▷ **Impuls:** Ein isoliertes elektrisches Ereignis (Reiz), das mit der Amplitude der Intensität in mA, µA (Mikroampère) oder V, Pulsdauer in ms oder µs (Mikrosekunde), Anstiegsdauer in ms oder µs beschrieben werden kann.

▷ **Phase:** Richtung des Stromflusses: monophasisch (in eine Richtung), biphasisch (in zwei Richtungen). Bei biphasischen Stromformen muss zwischen symmetrischen (gleiche Strommenge in die eine und andere Phasenrichtung) und asymmetrischen (unterschiedliche Strommenge bei unterschiedlichen Phasenrichtungen) Stromformen unterschieden werden.

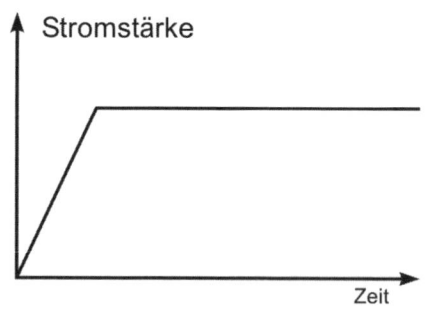

Abb. 2.1 Konstanter Gleichstrom.

▷ **Pulsform:** Darstellung eines Impulses auf einem Amplituden-Zeit Diagramm. Grundsätzlich wird zwischen Rechteck- und Dreieckimpulsen unterschieden. Es gibt aber auch sinusoidale, trianguläre oder exponentielle Impulsformen.

▷ **Impulspausen:** Zeit zwischen zwei erfolgten Impulsen angeben in s, ms, oder µs.

▷ **Frequenz:** Anzahl der Impulse pro Sekunde in Hz.

▷ **Modulation:**
- Amplitudenmodulation – über einen gewissen Zeitraum regelmäßige, zyklisch Änderung der Amplitude des Impulses.
- Frequenzmodulation – zyklische Veränderungen der Anzahl der Impulse pro Zeiteinheit. Dies erfolgt meist über die Veränderung der Dauer der Impulspause.
- Pulsdauermodulation – zyklische Variation der Impulsdauer.

Bei Impulsserien ist die Seriendauer und die Pause zwischen den Impulsserien von Bedeutung. Wenn der Reiz mit langsam ansteigenden Impulsfolgen (Schwellströme) erfolgt, spricht man auch von Schwelldauer (ON-Phase) und Schwellpause (OFF-

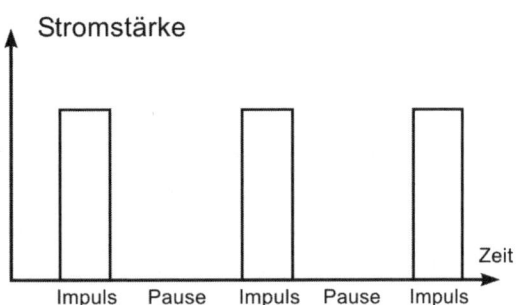

Abb. 2.2 Rechteckimpulse.

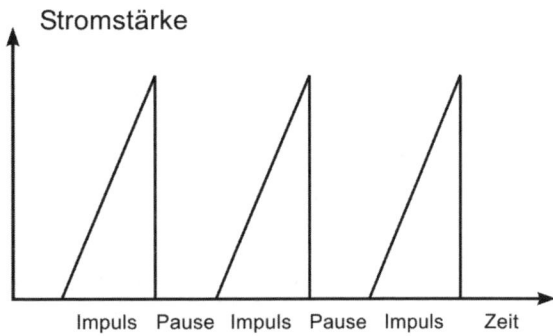

Abb. 2.3 Dreieckimpulse.

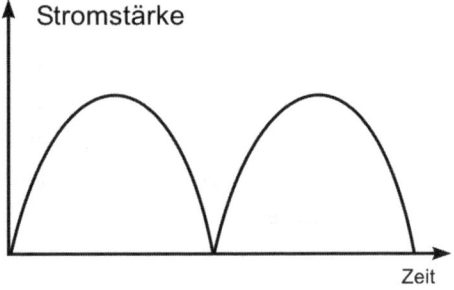

Abb. 2.4 Sinusimpulse.

Phase). Als „Burst" wird eine Impulsfolge bezeichnet, die zu kurz ist, um eine kontinuierliche Schwellung bzw. tetanische Kontraktion der Muskulatur auszulösen.

Die Intensität wird mittels der Stromdichte definiert, das ist die Stromstärke pro Flächeneinheit. Meistens wird sie in mA/cm^2 angegeben. Bei gepulsten Stromformen muss zwischen der höchsten Amplitude eines Impulses und der über die gesamte Zeit transportierten Strommenge unterschieden werden.

2.2 Einteilung der Stromformen

Die Gliederung der Stromformen erfolgt anhand der verschiedenen biologischen Wirkungen bei unterschiedlichen Frequenzen:

▷ **Gleichstrom:** ein kontinuierlicher, nicht unterbrochener, konstanter Strom in eine Richtung
▷ **Niederfrequenter Strom:** gepulster Strom mit einer Frequenz bis 1000 Hz (1 kHz), wobei jeder einzelne Impuls reizwirksam ist.
▷ **Mittelfrequenter Strom:** gepulster Strom mit einem Frequenzbereich von über 1000 Hz (1 kHz) bis 100 000 Hz (100 kHz). Bei mittelfrequenten Strömen wird nicht jeder Impuls reizaktiv, da einige in die Refraktärphase von Nerven- und Muskelzellen fallen. Durch die Reizsummation soll es zu einer Änderung der Durchlässigkeit für Na-Ionen kommen, wodurch ein Aktionspotential ausgelöst wird. Beim Interferenzstrom werden zwei oder mehr mittelfrequente Ströme unterschiedlicher Frequenz überlagert. Die Frequenz des resultierenden Stroms (Interferenzstrom) ergibt sich aus der Differenz der Frequenz der beiden mittelfrequenten Ströme.
▷ **Hochfrequenter Strom:** Ab einer Frequenz von etwa 100 kHz bis 3 GHz (Gigahertz) kommt es zu einer Umwandlung von elektrischer Energie in Wärmeenergie im Gewebe, und es werden nicht mehr unmittelbar Muskel und Nerven stimuliert. Diese Therapie zählt primär zu den Thermotherapien. Hochfrequente Ströme finden Verwendung bei der Therapie mit Kurz-, Dezimeter- und Mikrowellen.

2.3 Gerätetypen

Constant-Current Geräte

Geräte mit hohem Innenwiderstand bei denen der durch den Patienten fließende Strom unabhängig von Elektrodengröße, Elektrodenandruck, Übergangswiderstand zwischen Elektrode und Haut und vom Patientenwiderstand ist. Es wird hierdurch eine genaue Dosierung der verabreichten Ladungsmenge ermöglicht. Bei Zunahme des Patientenwiderstandes kommt es zu einer Zunahme der Spannung, um den Stromfluss konstant zu halten. Dies ist aber bei Elektrodenablösung ein Nachteil und kann zu einem „Stromschlag" führen. Moderne Geräte überwachen den Patientenwiderstand und geben bei starker Zunahme desselben eine Fehlermeldung und schalten ab.

Constant-Voltage Geräte

Geräte mit niedrigem Innenwiderstand bei denen der durch den Patienten fließende Strom von Elektrodengröße, Elektrodenandruck, Übergangswiderstand zwischen Elektrode und Haut und vom Patientenwiderstand selbst abhängig ist. Dies erschwert die Dosierung der verabreichten Strommenge. Auch kann es durch die kapazitiven Anteile des Hautwiderstandes zur Verformung der Stromimpulse kommen. Die Spannung ist jedoch konstant und unabhängig vom Übergangswiderstand und Patientenwiderstand. Bei unbeabsichtigter Ablösung der Elektroden kommt es zu keinem Ansteigen der Ausgangsspannung wie bei Constant-Current Geräten.

Netzgeräte

Sie sind durch die notwendige Netzverbindung stationär (z.B. in einem Physikalischen Rehabilitationsinstitut) und können ausreichend hohe Intensitäten über einen längeren Zeitraum zur Verfügung stellen. Dies ermöglicht auch eine Therapie mit konstantem Gleichstrom oder breiten Einzelimpulsen wie Exponentialstromtherapie. Mittels Akkumulator können diese Geräte auch für einen gewissen Zeitraum ohne Netzanschluss betrieben werden. Die maximalen Intensitäten sind durch sicherheitstechnische Vorgaben beschränkt.

Batteriegeräte

Werden vorwiegend bei Stromformen mit schmalen Impulsen wie TENS und Schwellstrom verwendet, da hier der Strombedarf nicht so hoch ist. Kleine Batteriegeräte ermöglichen eine Selbstbehandlung zu Hause.

Kanalzahl

Ein Elektrotherapiegerät hat zumindest einen Stimulationskanal. Bei mehrkanaligen Geräten sollten für jeden einzelnen Kanal die Intensitäten selektiv zu regeln sein. Häufig kann man auch für jeden einzelnen Kanal die Stimulationsparameter (Impulsdauer, Impulsform, Impulsfrequenz usw.) selektiv einstellen. Für jeden Kanal sollte nur ein zweipoliges Kabel verwendet werden. Bei Verwendung eines vierpoligen Kabels für einen Kanal besteht die Gefahr einer falschen Polung der Elektroden und das Problem der exakten Dosierung der Intensität pro Elektrodenpaar.

2.4 Elektroden

Plattenelektroden

Häufig kommen Plattenelektroden zur Anwendung, die aus Metall (Bleiblech, Zinnblech) oder Leitgummi bestehen. Die Größe wird dem jeweiligen Applikationsort angepasst. Plattenelektroden werden mit Gummibinden oder Binden aus elastischem Gewebe befestigt. Größere Elektroden können zum Beispiel am Stamm bei einem ruhig liegenden Patienten auch mit Sandsack befestigt werden. Wichtig ist eine zuverlässige Verbindung zwischen Elektrode und Patientenkabel.

Die an den Elektroden (Übergang von Leiter 1. Ordnung zu Leiter 2. Ordnung) antreffenden Ionen geben dort ihre Ladungen ab. Es besteht die Bereitschaft zu chemischen Prozessen, die Hautschädigungen verursachen können. Es kommt an der Anode zu einer sauren, an der Kathode zu einer alkalischen Reaktion. Um Hautschädigungen zu vermeiden (vor allem bei Gleichstrom) ist eine feuchte Zwischenschicht von 0,5 bis 1 cm zwischen Elektrode und Körperoberfläche notwendig, um diesen chemischen Prozess in einem sicheren Abstand von der Haut ablaufen zu lassen. Diese Zwischenschicht kann aus Frottierstoff oder Viskose bestehen. Zur Vermeidung von elektrolytischen Gewebeschäden wurden auch Schutzlösungen für die Anode und Kathode entwickelt, mit denen die Zwischenschichten getränkt werden sollten. Diese Schutzlösungen gen haben sich in der Praxis nicht durchgesetzt.

Bei symmetrischen, biphasischen Stromformen können Plattenelektroden aus Gummi mit Elektrodengel auch ohne Zwischenlage direkt angebracht werden. Das ist jedoch aus den oben erwähnten Gründen nicht für konstanten oder gepulsten Gleichstrom zulässig *(Abb. 2.5)*.

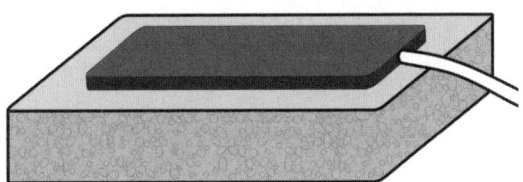

Abb. 2.5 Plattenelektrode mit Zwischenschicht.

Klebeelektroden

Es handelt sich vor allem um Einmal-Elektroden, die selbständig am Körper kleben *(Abb. 2.5a)*. Sie sind in der Handhabung sehr praktisch, da kein zusätzliches Zubehör für die Befestigung und auch keine anzufeuchtende Zwischenlage verwendet wird. Der größte Nachteil jedoch ist, dass diese Elektroden wegen der Gefahr der Hautschädigung nicht bei gepulstem oder konstantem Gleichstrom verwendet werden dürfen. Zusätzlich sind die Kosten bei Einmal-Elektroden höher. Bei starker Körperbehaarung kann eine Applikation schwierig sein.

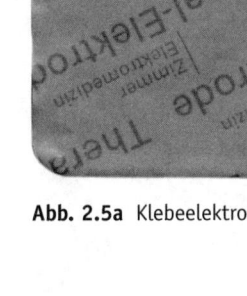

Abb. 2.5a Klebeelektrode.

Saugelektroden

Durch Erzeugung eines Unterdruckes können Elektroden zum Halten gebracht werden. Es benötigt hierfür ein zusätzliches Gerät mit Pumpaggregat, das einen

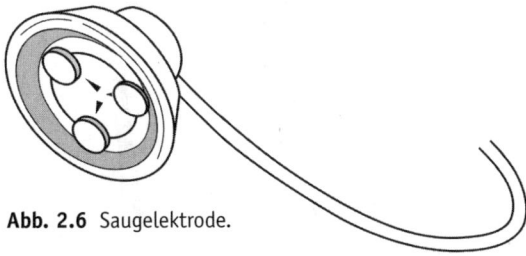

Abb. 2.6 Saugelektrode.

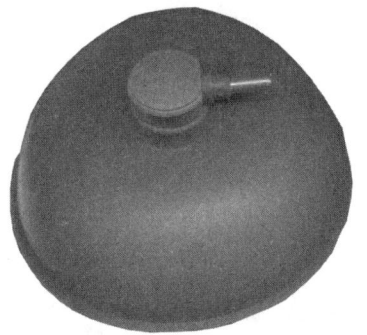

Abb. 2.7 Saugelektrode.

kontinuierlichen oder pulsierenden Unterdruck erzeugt, wodurch die Elektroden an der Haut angesaugt werden. Saugelektroden werden angewendet, wenn man zusätzlich zur Stromtherapie durch den Unterdruck einen Reizeffekt erzielen möchte oder auch die Elektrodenapplikation mit Plattenelektroden zu zeitaufwendig und umständlich ist *(Abb. 2.6, 2.7)*.

Zellenbäder (Hydroelektrische Systeme)

Kunststoffwannen für Hände und Füße, die mit Wasser gefüllt werden. Die Metallelektroden sind umhüllt, damit sie nicht direkt mit dem Patienten in Kontakt kommen können. Es dürfen jedoch während der Behandlung keinesfalls die Hände oder Füße aus der Wanne genommen werden. Bei Zellenbädern können ohne Gefahr der Hautverätzung höhere Stromstärken als bei Plattenelektroden angewendet werden *(Abb. 2.8)*.

Hydrogalvanisches Vollbad (Stangerbad)

Besteht aus einer großen Kunststoffwanne für den ganzen Körper. In dieser Wanne ist eine größere Anzahl von Elektroden montiert.

Spezialelektroden, die entsprechenden Körperstellen angepasst werden, sind die Bergonie-Maske (Gesicht), Kehlkopfelektroden, Ohrelektroden, Vaginal- und Sphinkterelektroden und spezielle Handelektroden zur Stimulation kleiner Muskeln.

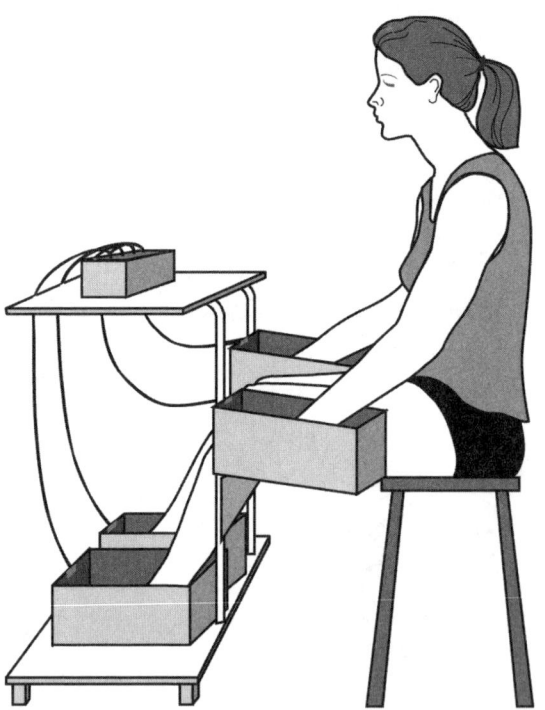

Abb. 2.8 Vierzellenbad.

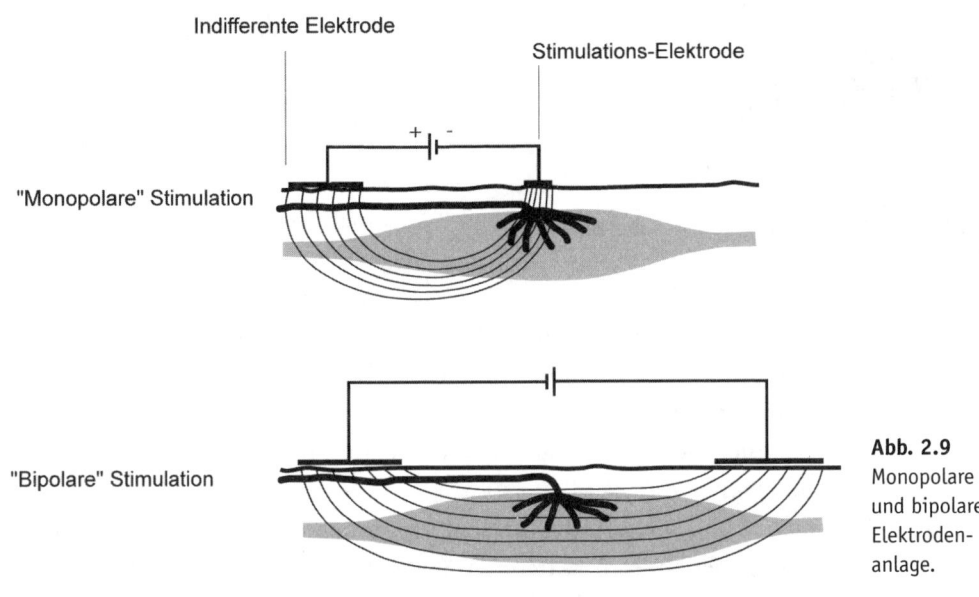

Indifferente Elektrode

Stimulations-Elektrode

"Monopolare" Stimulation

"Bipolare" Stimulation

Abb. 2.9 Monopolare und bipolare Elektrodenanlage.

Elektrodentechnik

Man unterscheidet folgende Anwendungstechniken:

▷ **Monopolar:** mit zwei Elektroden unterschiedlicher Größe, wobei die kleinere aufgrund der höheren Stromdichte reizwirksam ist.

▷ **Bipolar:** mit zwei gleich großen Elektroden, die z.B. am proximalen und distalen Ende eines Muskelbauches angebracht werden *(Abb. 2.9)*.

▷ **Querdurchströmung:** Durchströmung eines Körperteils in seinem Querdurchmesser z.B. bei Behandlung eines Kniegelenks oder Sprunggelenks *(Abb. 2.10)*.

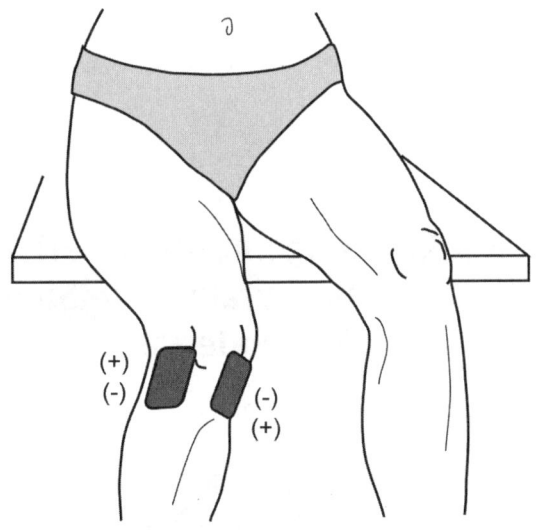

Abb. 2.10 Querdurchströmung Kniegelenk.

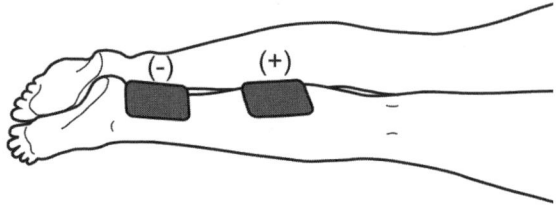

Abb. 2.11 Längsdurchströmung Unterschenkel.

▷ **Längsdurchströmung**: Durchströmung eines Körperteils in seiner Längsrichtung. Es wird von einer absteigenden Behandlung gesprochen, wenn die Anode proximal liegt und von einer aufsteigenden Behandlung, wenn die Anode distal liegt *(Abb. 2.11)*.

▷ **Parallelschaltung:** z.B. eine Anode am Nacken und je eine Kathode an den Armen oder eine Anode lumbal und je eine Kathode an den Beinen. Vorteil: Beide Gliedmaßen können gleich, z.B. absteigend behandelt werden. Nachteil: eventuell ungleichmäßige Stromaufteilung bei schlechter Elektrodenlage auf einer Seite.

▷ **Serienschaltung (Gegenschaltung):** Eine Anode an einer Extremität, eine Kathode an der anderen Extremität, keine Nacken- oder Lumbalplatte. Bei der Serienschaltung werden beide Extremitäten von der gleichen Strommenge durchströmt. Jedoch wird eine Extremität absteigend, eine aufsteigend behandelt.

Das Grundprinzip von Hochfrequenz-Therapiegeräten (Kurzwellen-, Mikrowellen-, Dezimeterwellengeräte) und deren Elektrodenanwendung wird im Kapitel 5 erklärt.

2.5 Allgemeine arbeitstechnische Standards und praktische Sicherheitshinweise für den Anwender

▷ Bei Strömen mit Gleichstromanteilen kein direkter Kontakt zwischen Haut und Elektrode.

▷ Bei Strömen mit Gleichstromanteilen kein Metall im Durchflussgebiet. Auch bei biphasischen Strömen ohne Gleichstromanteil sollte die Indikation in diesem Fall streng gestellt werden.

▷ Vermeidung der Durchströmung der Herzregion, Karotissinus sowie der Gebärmutter bei Schwangeren.

▷ Verwendung von sauberen und intakten Elektroden. Einhalten von hygienischen Mindeststandards wie Verwendung von Einmalelektroden bei infektiösen Patienten.

▷ Reinigen und Entfetten der Haut an der Stelle, wo die Elektroden appliziert werden. Keine Applikation über offenen oder entzündeten Hautarealen.

▷ Genaue Überprüfung der Elektrodenlage, der Elektrodenbefestigung, Stecker und Kabel vor Therapiebeginn. Vor allem bei Constant-Current-Geräten kann es durch Ablösung der Elektroden zu unangenehmen und auch gefährlichen Sensationen kommen.

▷ Die Elektroden sollen mit der ganzen Fläche aufliegen, um lokal hohe Stromdichten zu vermeiden, die zu Hautverätzungen führen können.

▷ Regelmäßiges Kontrollieren der Kabel auf Kabelbruch. Schadhafte Geräte (z.B. kaputte Stecker oder Schalter) sind sofort außer Betrieb zu stellen.

▷ Bei Mehrkanalgeräten muss zur Vermeidung ungewollter Stromwege die Zuordnung der Elektroden genauestens überprüft werden.

▷ Vermeidung von Strömen, die nicht vom verwendeten Therapiegerät kommen: z.B. Induktionsströme von elektromagnetischen Feldern von in unmittelbarer Umgebung in Betrieb stehenden Hochfrequenzgeräten.

▷ Aufklärung des Patienten vor Therapiebeginn, was für Empfindungen zu erwarten sind, und dass bei Einhaltung der entsprechenden Sicherheitsvorschriften die Anwendung gefahrlos ist. Entspannte Lagerung des Patienten und Instruktion des Patienten bezüglich des Verhaltens während der Therapie.

▷ Langsames Aufregulieren und Abregulieren der Intensität immer in Rücksprache mit dem Patienten. Vorsicht bei Schwellströmen: Aufregulieren in der Schwellpause kann zu überraschend hohen und eventuell unangenehmen Intensitäten in der Schwellphase führen.

▷ Genaues Befragen nach Kontraindikation: implantierte elektronische Geräte wie Herzschrittmacher, implantierte Defibrillatoren und ähnliche, Metalle im Durchströmungsgebiet, Epilepsie usw.

Merke

▷ Das Bedienpersonal muss qualifiziert und in der Handhabung der Geräte eingewiesen sein.

▷ Auf Einhaltung der gesetzlich festgelegten Sicherheitsbestimmungen ist strengstens zu achten.

▷ Es dürfen nur Geräte eingesetzt werden, die eine Bauartzulassung haben. Geräte dürfen nur in entsprechenden dafür zugelassenen Räumlichkeiten eingesetzt werden (cave Feuchträume und explosionsgefährdete Bereiche). Zulässige Umgebungsbedingungen (relative Luftfeuchte, Betriebstemperatur, Lagertemperatur) müssen eingehalten werden.

▷ Die vorgeschriebenen Funktionsprüfungen und sicherheitstechnischen Kontrollen sind unbedingt einzuhalten. Seit 1995 kommen gemeinsame Richtlinien für Medizinprodukte für alle Mitgliedstaaten der Europäischen Union zur Anwendung. Die diesen Richtlinien entsprechenden Medizinprodukte sind mit dem Europäischen Union Konformitätszeichen (CE) gekennzeichnet.

Literatur

1. Jantsch, H., Schuhfried, F.: Niederfrequente Ströme zu Diagnostik und Therapie; 2. Aufl., Verlag Wilhelm Maudrich, Wien 1981

2. Low, J., Reed, A.: Electrotherapy Explained; 3. Aufl., Verlag Butterworth Heinemann, Oxford 2000

3. Robinson, A. J., Snyder-Mackler, L.: Clinical Electrophysiology; 2. Aufl., Verlag Williams & Wilkins, Baltimore 1995

3 Therapie mit nieder- und mittel- frequenten Strömen

3.1 Iontophorese

Othmar Schuhfried

3.1.1 Grundlagen

Unter Iontophorese versteht man die Einbringung ionisierter Wirkstoffe mit Hilfe von Gleichstrom. Positiv geladene Ionen werden vom positiven Pol aus (Anode), negativ geladene Ionen vom negativen Pol (Kathode) aus appliziert. Folgende Größen können den Ionentransport beeinflussen: Stromstärke, Anwendungsdauer, Elektrodengröße, Konzentration des Pharmakons in der Lösung, Molekülgröße und der isoelektrische Punkt bei amphoteren Verbindungen. Zudem können noch elektroosmotische Verschiebungen (Wassertransport von Anode zur Kathode) als zusätzliche Schubkraft beteiligt sein. Für eine überschlagsmäßige Dosierung gilt, dass der Ionentransport proportional zur Stromstärke und Anwendungsdauer ist: Transportierte Menge ≈ Stromstärke (Amp) × Zeit (sec) × Äquivalent/96 500 (Faraday-Konstante).

Aufgrund der Depotwirkung der Haut erfolgt die Permeation nicht linear zu diesen Größen. Um genau dosieren zu können, müssten für jedes einzelne Pharmakon Dosisberechnungen angestellt werden. Der Beweis, dass mit Hilfe des Gleichstroms der transkutane Transport von Ionen und geladenen Molekülen im Vergleich zu alleiniger topischer Anwendung verstärkt wird, wurde in experimentellen Untersuchungen für bestimmte Substanzen bereits erbracht.

Der Transport durch die Haut erfolgt vor allem über Schweißdrüsen, Haarfollikel und geringgradig über Talgdrüsen und über interzelluläre Pfade. Es gibt keinen Hinweis auf einen transzellulären Transport durch Iontophorese. Die Eindringtiefe und das Verbleiben des Pharmakons sind schwer zu bestimmen. Bei entsprechend großen Elektroden und längeren Behandlungszeiten können jedoch genügend hohe Plasmaspiegel erreicht werden, um systemische Effekte zu erzielen. Auch der Anteil des Gleichstroms am therapeutischen Effekt ist nicht genau abzuschätzen.

3.1.2 Praktische Anwendungstechniken

Negativ geladene Anionen wandern zur positiven Anode und müssen daher vom negativen Pol (Kathode) aus eingebracht werden. Umgekehrt bewegen sich positiv geladene Kationen zur negativen Kathode und müssen daher vom positiven Pol (Anode) aus eingebracht werden *(Abb. 3.1)*. Die klassische Iontophorese wird mit konstantem Gleichstrom durchgeführt. Es ist jedoch auch möglich einen gepulsten Gleichstrom anzuwenden.

Ein mit destilliertem Wasser befeuchtetes, zusammengelegtes Filterpapier wird mit Lösung des Arzneimittels getränkt oder mit einer Salbe bestrichen. Nach Reinigung der zu behandelnden Körperstelle wird das mit dem Medikament getränkte Filterpapier aufgelegt und darüber eine Elektrode

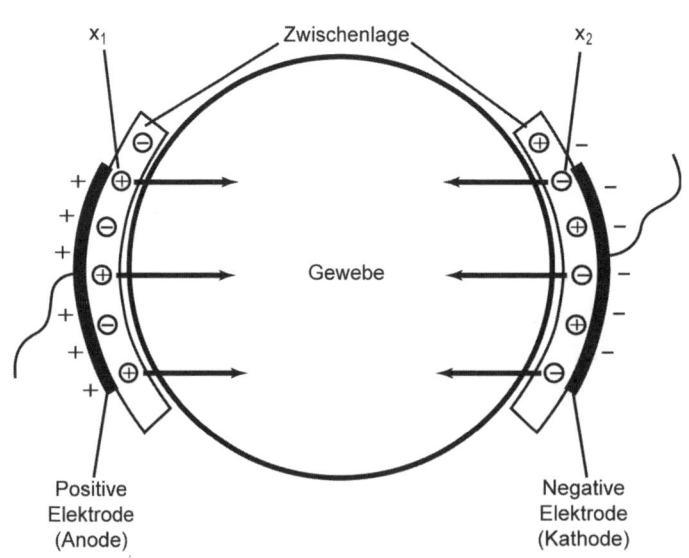

Abb. 3.1 Bewegung der Ionen bei Iontophorese. X_1: Positiv geladene Ionen werden zur negativen Elektrode (Kathode) transportiert. X_2: Negativ geladene Ionen werden zur positiven Elektrode (Anode) transportiert.

mit Zwischenlage (z.B. feuchter Frottierstoff, Viskose) befestigt. Die Gegen-elektrode wird ebenfalls mit Zwischenlage ohne getränktes Filterpapier ange-bracht. Unter den Elektroden kommt es durch Ansammlung von H^+ Ionen unter der Anode und OH^- Ionen unter der Kathode zu pH-Änderungen. Diese Veränderungen können zu Gewebeschäden durch diese elektrochemischen Ver-brennungen führen. Dieses Problem limitiert die Dauer der Anwendung der Iontophorese mit konstanten Gleichstrom. Die Iontophorese soll zumindest 20 Minuten lang angewendet werden, falls möglich jedoch länger. Die Inten-sität (Stromdichte) soll bei Anwendung von konstantem Gleichstrom nicht mehr als 0,1 bis 0,2 mA/cm^2 betragen, um Verätzungen zu vermeiden. Bei un-terschiedlich großen Elektroden muss die Stromdichte anhand der kleineren Elektrode berechnet werden. Zusätzlich ist es wichtig, dass die Dicke der Zwi-schenschicht zumindest 0,5 bis 1 cm beträgt und dass sie die eigentliche Elek-trode um etwa 1 cm überragt, um einen direkten Kontakt der Elektrode mit der Haut sicher auszuschließen. Es wurden Elektrodensysteme entwickelt, z.B. mit Puffer-Lösungen oder Silber- bzw. Silber-Silberchlorid-Elektroden, um den pH-Wert unter den Elektroden konstant zu halten. Auch die Anwendung von gepulsten Gleichströmen verringert im Vergleich zu konstantem Gleichstrom die Gefahr der Verätzung. In einigen Untersuchungen konnten die pH-Verän-derungen durch regelmäßiges Umpolen gering gehalten werden und trotzdem ein effektiver iontophoretischer Transport erzielt werden. Dies beruht wahr-scheinlich auf einem Ventilmechanismus der Haut, wodurch durch Umpolen ein bereits unter die Haut eingebrachtes Pharmakon nicht mehr herausge-schleust werden kann.

3.1.3 Indikationen

Grundsätzlich ist der therapeutische Effekt von der Art des verwendeten Phar-makons abhängig. Eine große Anzahl von Substanzen wurden für die unter-schiedlichsten Indikationen verwendet, wobei häufig über Anwendung bei Beschwerden am Bewegungsapparat berichtet wird. Die Elektrodenanlagen für die Iontophorese sowie für die Impulsstrom-Therapie zeigen die folgenden Ab-bildungen *(Abb. 3.2–3.20)*.

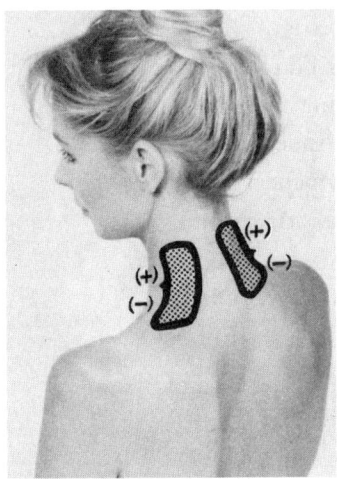

Abb. 3.2 Querdurchflutung bipolar.

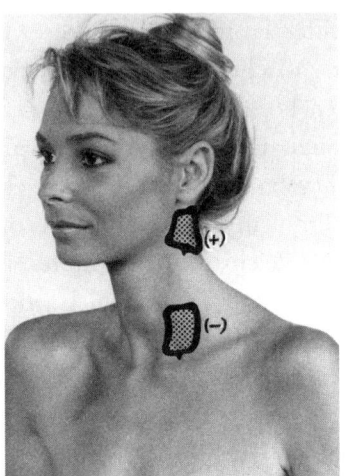

Abb. 3.3 Längsdurchflutung bipolar.

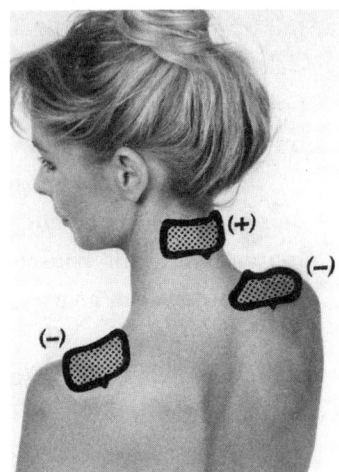

Abb. 3.4 Längsdurchflutung tripolar.*

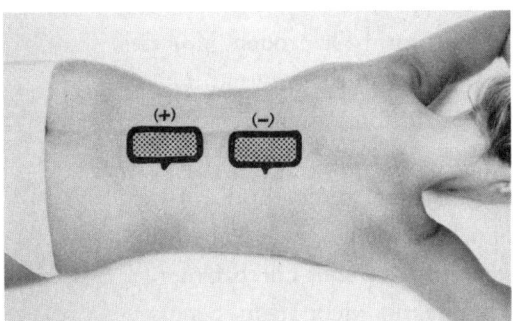

Abb. 3.5 Längsdurchflutung bipolar

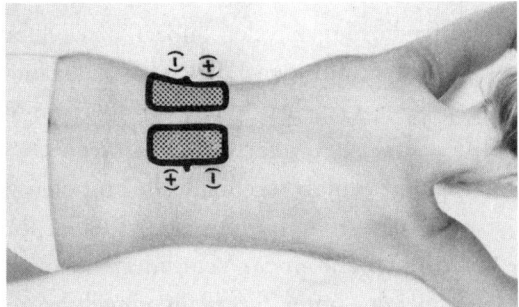

Abb. 3.6 Querdurchflutung bipolar.

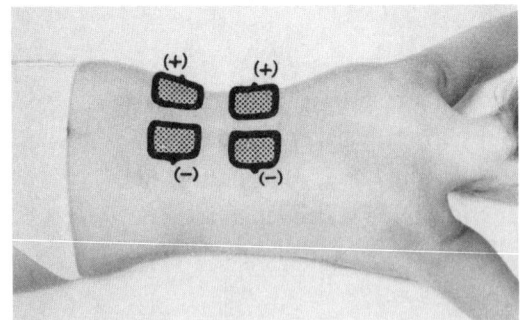

Abb. 3.7 Längsdurchflutung tetrapolar.*

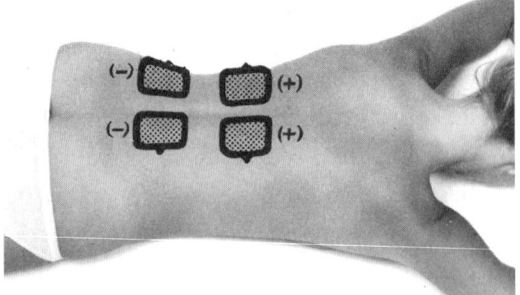

Abb. 3.8 Querdurchflutung tetrapolar.*

* Diese Abbildungen gelten nicht für die Iontophorese.

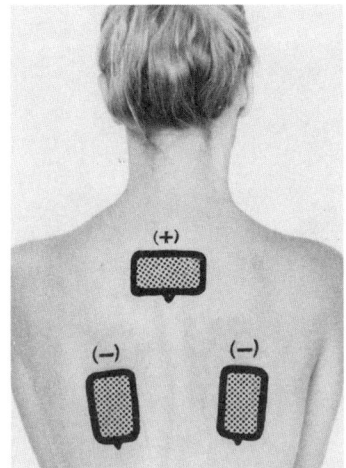

Abb. 3.9 Längsdurchflutung tripolar.*

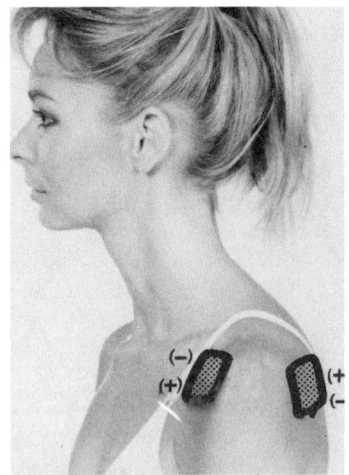

Abb. 3.10 Querdurchflutung bipolar.

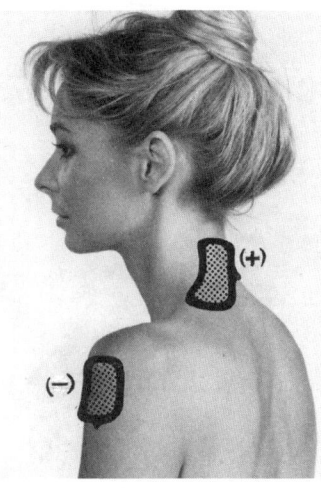

Abb. 3.11 Längsdurchflutung (segmental) bipolar.

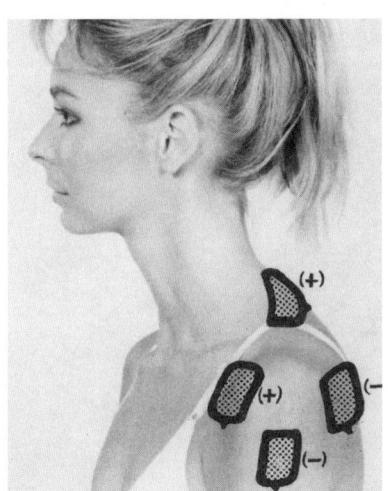

Abb. 3.12 Tetrapolare Lokalbehandlung.*

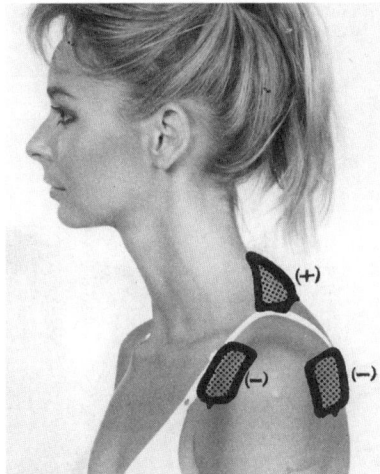

Abb. 3.13 Tripolare Behandlung (segmental oder lokal möglich).*

* Diese Abbildungen gelten nicht für die Iontophorese.

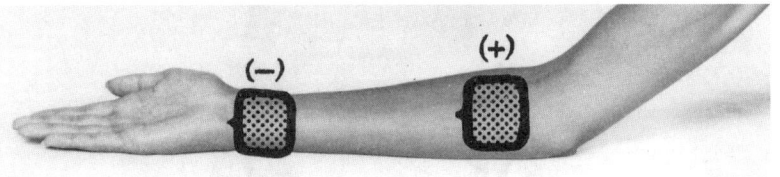

Abb. 3.14 Längsdurchflutung bipolar.

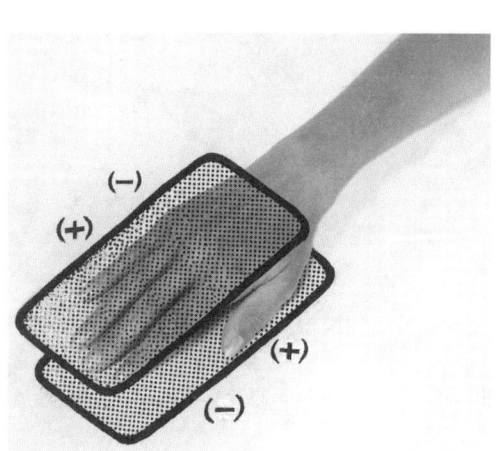

Abb. 3.15 Lokalbehandlung bipolar.

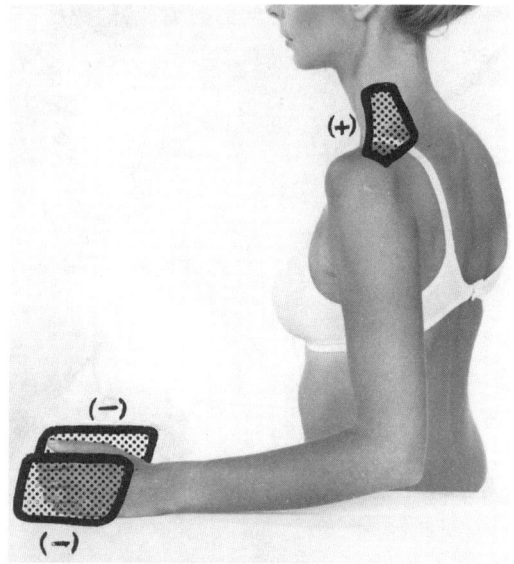

Abb. 3.16 Segmentale Therapie tripolar.

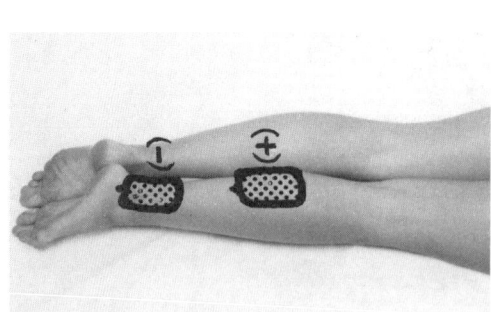

Abb. 3.17 Längsdurchflutung bipolar.

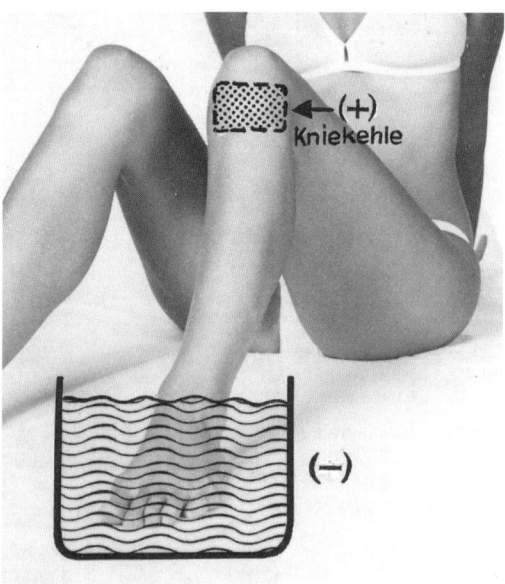

Abb. 3.18 Iontophorese im Wasserbad mit gelöster Wirksubstanz.

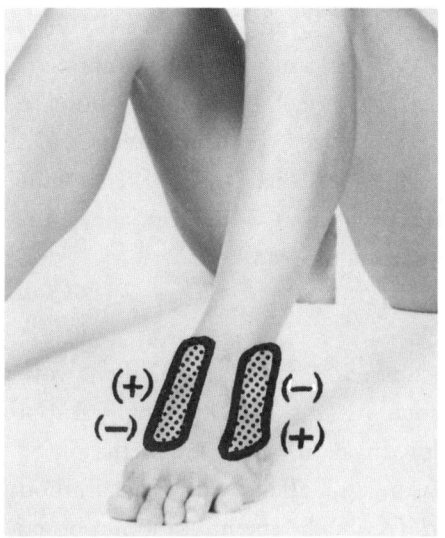

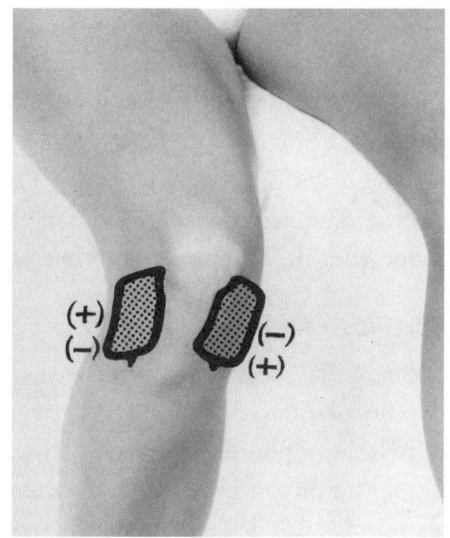

Abb. 3.19 Lokalbehandlung bipolar.   **Abb. 3.20** Lokalbehandlung bipolar.

Lokalanästhetika

Lokalanästhetika werden auf Basis ihrer chemischen Struktur einerseits als Ester andererseits als Amide klassifiziert. Vor allem Lidokain (Amid) und Prokain (Ester) haben sich für die Iontophorese als geeignet erwiesen. Sie sind kationisch und werden von der Anode aus appliziert. Lidokain-Iontophorese ist eine effektive Alternative zur Infiltration zur lokalen Hautanästhesie, z.B. vor einer Venenpunktion oder kleinen chirurgischen Eingriffen an der Haut. Auch Anwendungen bei Neuralgien und Tinnitus werden beschrieben. Die Iontophorese mit Lokalanästhetika muss sehr vorsichtig durchgeführt werden, da es zu einer Hautanästhesie kommt, sodass der Patient keine Schmerzen bei Hautirritationen bemerkt.

Nicht steroidale Antiphlogistika, Analgetika (NSAR)

NSAR haben bei längerfristiger systemischer Anwendung vor allem gastrointestinale Nebenwirkungen. Mit der NSAR-Iontophorese können lokal therapeutisch wirksame Konzentrationen bei niedrigen systemischen Konzentrationen erreicht werden. Die hydrophilen Formen der NSAR sind anionisch und werden von der Kathode aus appliziert. Klinische Studien mit NSAR-Iontophorese bestätigen Schmerzrückgang und Verbesserung klinischer Parameter: z.B. bei Periarthropathia humeroscapularis (Diclofenac), Epicondylitis humeroradialis (Diclofenac), rheumatischen Gelenkschmerzen (Flufenaminsäure), Distorsionen des Sprunggelenks oder Kniegelenks (Mobilat®). Eine Verstärkung des transkutanen Transportes durch elektrischen Strom wurde für Salicylsäure, Indomethacin, Ketoprofen und Diclofenac nachgewiesen.

Kortikosteroide

Mehrere Kortikosteroid-Präperate sind als wasserlösliche Salze erhältlich, wobei das Kortikosteroid-Molekül negativ geladen ist. Ein transkutaner Transport mittels Iontophorese wurde für Methylprednisolon und Dexamethason-Sodium Phosphat nachgewiesen. Dexamethason kann effektiver von der Kathode als von der Anode aus verabreicht werden. Dennoch scheint ein iontophoretischer Transport von der Anode aus möglich, wobei die Triebkraft vor allem die Elektroosmose zu sein scheint. In der Praxis wird vor allem Dexamethason-Sodium Phosphat, häufig in Kombination mit Lidokain, für die Iontophorese verwendet. Positive Ergebnisse wurden bei verschiedene Formen von myofaszialen Schmerzzuständen und Tendinitiden wie z.B. Schulter-Tendinitis oder infrapatellarer Tendinitis, rheumatischer Arthritis des Kniegelenks, mediale oder laterale Epikondylitis, Plantarfaszitis und trainingsinduzierten Muskelschmerzen beschrieben.

Morphin

Durch eine sechs Stunden andauernde Morphin-Iontophorese (Elektroden am Unterarm) konnte eine ausreichende systemische Konzentration erreicht werden, um postoperative Schmerzen nach Einsetzen einer Hüft-oder Kniegelenksprothese zu senken.

Vinca-Alkaloide

Ein Effekt der Iontophorese mit Vinca-Alkaloiden bei unerträglichen, chronischen Schmerzen, vor allem bei Post-Zoster Neuralgien und anderen Neuralgien wurde beschrieben. In Tierexperimenten konnten Vinca-Alkaloide in geringer Konzentration mit Hilfe von Gleichstrom an die Nozizeptoren des primären Neurons gebracht werden. Da Vinca-Alkaloide Kationen sind, werden sie von der Anode aus appliziert.

Hyaluronidase

Es wurde gezeigt, dass Iontophorese mit Hyaluronidase effektiv in der Reduzierung von akuten und chronischen lokalen Ödemen ist. Hyaluronidase wird von der Anode aus appliziert. Da es durch Hyaluronidase zu einem Zusammenbruch der interzellulären Matrix der Grundsubstanz kommt, kann dadurch ein Weg für Infektionen eröffnet werden und theoretisch auch Gelenkknorpel geschädigt werden. Hyaluronidase-Iontophorese sollte daher nicht routinemäßig durchgeführt werden, sondern nur in ausgewählten Fällen.

Vasodilatatoren

Zwei potente Vasodilatoren, Histamin und Azetylcholin, wurden mittels Iontophorese für verschiedene Indikationen verabreicht, z.B. Morbus Raynaud und trophische Ulcera. Diese Medikamente werden an der Anode appliziert.

Anorganische Kationen

Sie sind positiv geladen und werden von der Anode aus verabreicht. Zink-Iontophorese wurde erfolgreich in der Behandlung von ischämischen Hautulzera verwendet. Kupfer-Iontophorese wurde erfolgreich bei Pilzinfektionen des Fußes verwendet. Es wird über eine erfolgreiche Anwendung von Magnesium-Sulfat Iontophorese bei Bursitis subdeltoidea berichtet.

Anorganische Anionen

Sie sind negativ geladen und werden von der Kathode aus verabreicht. Azetat-Säure (Essigsäure)-Iontophorese wurde bei Verkalkungen im Schulterbereich und Myositis ossificans verabreicht. Positive Ergebnisse bei Anwendung von Iodid-Iontophorese wurden bei Narbenbehandlung und Dupuytrenscher Kontraktur beschrieben.

Auch in der Dermatologie (z.B. Hyperhidrosis plantae und palmae), Zahnheilkunde (Dentin-Hypersensitivität) und Augenheilkunde wird die Iontophorese angewendet. Darauf wird nicht im Detail eingegangen.

3.1.4 Kontraindikationen

Der Patient darf keine Allergie gegen das verwendete Pharmakon haben. Auch sonst gelten die gleichen Kontraindikation für die iontophoretische Anwendung eines Pharmakons, wie sie bei anderen Applikationsformen dieses Pharmakons z.B. bei topischer oder oraler Anwendung gelten. Auch die allgemeinen Kontraindikationen für Elektrotherapie wie ein metallisches Implantat zwischen den Elektroden, ein Herzschrittmacher oder implantierter Defibrillator oder Epilepsie sind unbedingt zu beachten.

Merke

▷ Die therapeutische Wirkung wird primär durch das applizierte Pharmakon bestimmt.

▷ Überschlagsmäßige Dosierung erfolgt über die Stromdichte (nicht mehr als 0,1–0,2 mA/cm^2) und Therapiedauer.

▷ Iontophorese ist die elektrotherapeutische Anwendung, die am leichtesten zu Hautverätzungen führen kann.

▷ Kontraindikation sowohl das Pharmakon als auch die Elektrotherapie betreffend sind zu beachten.

▷ Bei entsprechend großen Elektroden und längeren Behandlungszeiten sind systemische Effekte des Pharmakons möglich.

Literatur

1. Costello, C.T., Jeske, A.H.: Iontophoresis: Applications in transdermal medication delivery. Phys. Ther. 75 (1995), S. 554–563
2. Low, J., Reed, A.: Iontophoresis. In Low J., Reed A.: Electrotherapy Explained; 3. Aufl., Verlag Butterworth Heinemann, Oxford 2002, S. 41–52
3. Schuhfried, O., Fialka-Moser, V.: Iontophorese zur Behandlung von Schmerzzuständen. Wien. Med. Wochenschr. (1995), S. 4–8
4. Banga, A.K., Panus, P.C.: Clinical applications of iontophoretic devices in rehabilitation medicine. Critical Reviews in Physical and Rehabilitation Medicine 10 (1998), S. 147–179

3.2 Elektrostimulation der innervierten Skelettmuskulatur

Michael Quittan

3.2.1 Grundlagen

Eine plötzliche kurzdauernde Änderung eines elektrischen Feldes wird als elektrischer Impuls bezeichnet und bewirkt eine Membrandepolarisation exzitabler Strukturen wie Nerven- und Muskelzellen. Für die Elektrostimulation der innervierten Skelettmuskulatur werden daher Impulsströme benötigt. Diese werden über Oberflächenelektroden durch die Haut oder in Spezialfällen über implantierte Elektroden direkt an die motorischen Nerven abgegeben. Der Strombedarf zur Stimulation eines Nerven ist umgekehrt proportional zu seinem Durchmesser. Daher benötigen die C-Fasern (Schmerzleitung) die höchste Stromstärke. Die motorischen Nerven liegen im Mittelfeld, und die dünnen sensiblen Nerven haben den geringsten Strombedarf. Der Grund dafür liegt im unterschiedlichen elektrischen Widerstandsverhalten der Nerven. Dicke Nerven haben einen geringeren Widerstand als dünne Nerven, entsprechend dem Ohmschen Gesetz benötigen sie daher geringere Stromstärken (Abb. 3.22).

Bei der *transkutanen Elektrostimulation* werden trotzdem zuerst sensible und schmerzhafte Reaktionen vor einer Muskelkontraktion hervorgerufen. Dies liegt daran, dass die sensorischen Fasern oberflächlicher als die motorischen Fasern liegen und daher im elektrischen Feld zuerst angesprochen werden.

Muskelgewebe selbst hat einen wesentlich höheren Widerstand (etwa 10mal größer) als Nervengewebe. In einem elektrischen Feld, welches über Oberflächenelektroden durch die Haut appliziert wird, werden daher die motorischen Nerven bei geringeren Stromstärken angesprochen als das Muskelgewebe. Folglich wird die Muskelkontraktion über die im elektrischen Feld erregten motorischen Nerven und deren Fortleitung auf die Muskulatur ausgelöst. Das Muskelgewebe selbst wird erst bei deutlich höheren Stromstärken erregt. Aus diesem Grund sollte für die Elektrostimulation der innervierten Skelettmuskulatur der Begriff „Neuromuskuläre Elektrostimulation" (NMES) verwendet werden.

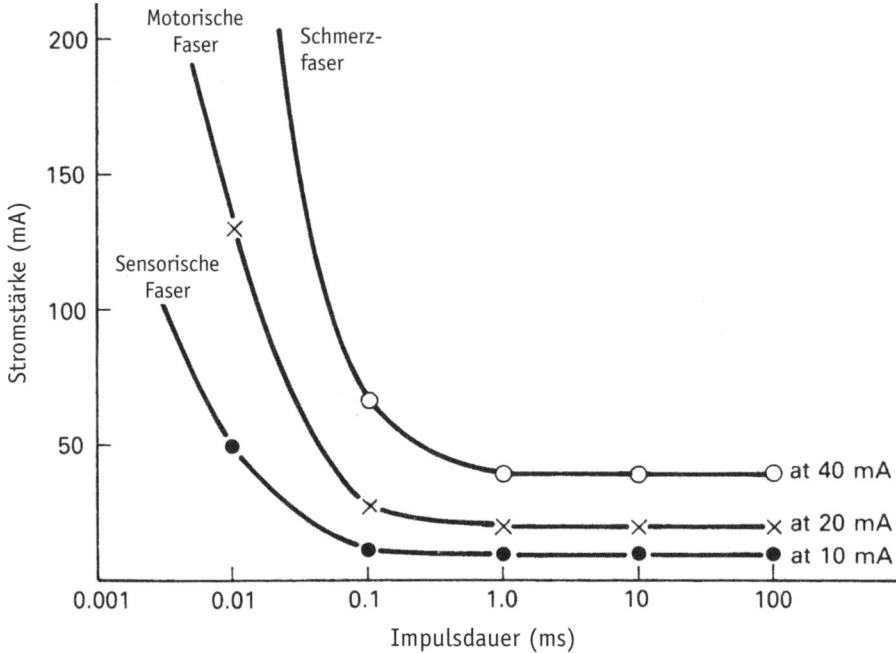

Abb. 3.22 It-Kurve (Reizzeit-Intensitäts-Kurve). Der Strombedarf richtet sich nach Dicke der Nervenfasern.

Ein Impulsstrom ist durch folgende Parameter charakterisiert:

▷ Impulsform: Monophasische Impulse weisen die gleiche Stromflussrichtung auf und haben damit eine Gleichstromkomponente. Biphasische Impulse wechseln die Stromflussrichtung, die elektrischen Ladungen heben sich dadurch auf. Heute sind Rechteck- oder Dreieckimpulse allgemein üblich. Impulsdauer: 0,1ms bis 1 ms, in Einzelfällen auch länger.

▷ Impulshöhe (Amplitude): Diese legt die Stromstärke fest.

▷ Anstiegszeit

▷ Abfallzeit

▷ Impulsfrequenz: Bei festgelegter Impulsdauer bestimmt diese Wiederholrate auch die Pause zwischen den Impulsen. Als niederfrequente Ströme zur NMES werden Impulsströme mit Frequenzen zwischen 1 und 1000 Hz bezeichnet, mittelfrequente Ströme liegen zwischen 1000 und 100.000 Hz.

▷ Stromflusszeit („On-Phase"): Jene Zeitspanne in der Impulsstrom abgegeben wird.

▷ Pausenzeit („Off-Phase"): Jene Zeitspanne in der kein Strom abgegeben wird.
▷ Modulation: Es kann entweder eine zeitliche Veränderung der Frequenz (= Frequenzmodulation) oder der Amplitude (= Amplitudenmodulation) durchgeführt werden. Falls die Impulse während der Stromflusszeit nicht sofort ihre volle Stromstärke haben, sondern langsam an Stromstärke zunehmen, bezeichnet man dieses als „geschwellt"
▷ Tägliche Behandlungszeit
▷ Gesamtdauer der Elektrotherapie, meist in Wochen.

Die oben genannten Parameter bilden das „Rezept" einer NMES. Es hat sich eingebürgert, bestimmte Stromformen auch unter Eigennamen zu benennen (z.B. Bernardsche diadynamische Ströme, Schwellstrom nach Bisgaard).
Für den Reizerfolg ist die eingebrachte Ladungsmenge pro Zeiteinheit ausschlaggebend. Die elektrische Ladung Q ist definiert als Integral des Stromes über die Zeit des Stromflusses. Sie entspricht damit der Strom-Zeit-Fläche der dargestellten Impulse. Die eingebrachte Ladungsmenge pro Zeiteinheit kann daher auf drei Arten variiert werden *(Abb. 3.23):*
▷ durch Änderung der Amplitude (a)
▷ durch Änderung der Impulsdauer (b)
▷ durch Änderung der Frequenz (c).

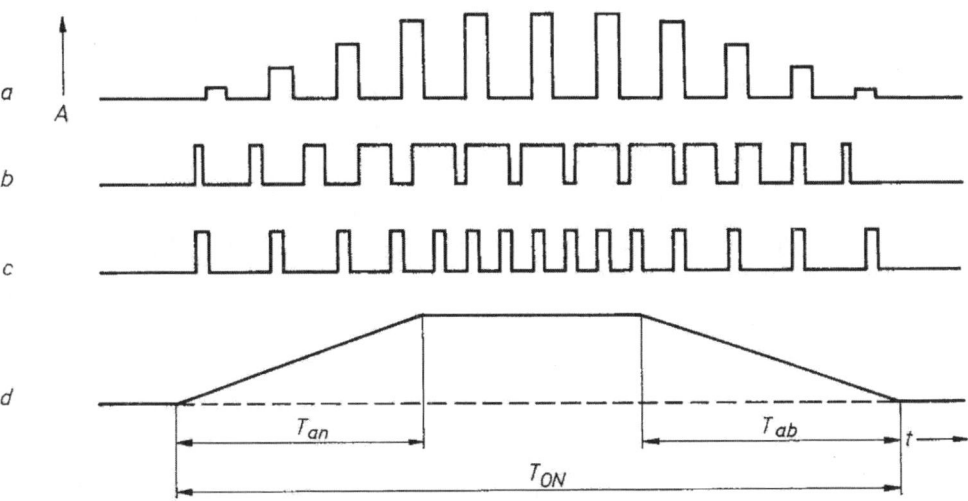

Abb. 3.23 Charakteristische Parameter des Impulsstroms.

Der Leser sollte nach Lektüre dieses Kapitels in der Lage sein, die Grundprinzipien der neuromuskulären Elektrostimulation zu erfassen und spezifische Wirkungen aus oben genannten Kriterien abzuleiten.

3.2.2 Besonders geeignete Stromformen für die neuromuskuläre Elektrostimulation

Niederfrequente Ströme

Grundsätzlich kann jede plötzliche Änderung des Stromflusses Nervengewebe und damit auch motorische Nerven erregen und eine Muskelkontraktion auslösen. Bei plötzlichem Einschalten von Gleichstrom bezeichnet man diese Kontraktion als Kathodenschließungszuckung. Bedingt durch die historische Geräteentwicklung wurde der erste Impulsstrom als Wechselstrom von Hand erzeugt und „Faradisation" genannt. Dieser ursprüngliche faradische Strom bestand aus zwei ungleichen Phasen wobei die wirksame Phase hoher Intensität aus einem dreieckförmigen Impuls von 1 ms Dauer bestand (Abb. 3.24). Die Frequenz betrug etwa 50 Hz. Die Fortschritte in der Geräteentwicklung erlauben die Herstellung reiner Impulsströme unterschiedlicher Formen, die als „neofaradische Ströme" bezeichnet werden.

Grundsätzlich sollten zur neuromuskulären Elektrostimulation möglichst kurze Impulse verwendet werden. Bedingt durch die kapazitativen Eigenschaften der Haut sinkt der Hautwiderstand für kurze Impulse von etwa 0,1 ms auf 50 Ohm, während er für Impulse mit einer Dauer von 10 ms noch 1000 Ohm beträgt. Die Verteilung des Stromes ist daher für kurze Impulse wesentlich gleichmäßiger, die Tiefenwirkung steigt an. Daher ist es gerade für motorische Nerven, die tiefer im Gewebe liegen, wichtig, möglichst kurze Impulse zu verwenden. Die Impulsdauer für eine Erregung intakter Motoneuronen beträgt

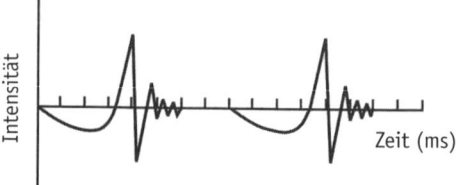

Abb. 3.24 Impulse der faradischen Induktionsspule.

Impulse der „faradischen Induktionsspule"

etwa 0,1 ms. Allerdings ist zu beachten, dass Muskeln der Körperrückseite sowie distal gelegene Muskeln oft einen zwei- bis dreifach höheren Reizzeitbedarf haben als Muskeln der Körpervorderseite sowie proximale Muskeln.

Als niederfrequente Ströme zur NMES werden Impulsströme mit Frequenzen zwischen 1 und 100 Hz bezeichnet.

Mittelfrequente Ströme

Diese Impulsströme weisen Frequenzen zwischen 1000 und 100 000 Hz auf. Der grundlegende Unterschied zu der Wirkung niederfrequenter Ströme, bei denen jeder Impuls mit einer Depolarisation beantwortet wird, liegt darin, dass bei den hohen Frequenzen eine Anzahl von Impulsen ablaufen muss, bevor es zu einer Depolarisation kommt. Dieser Summationsvorgang findet sowohl an motorischen als auch sensiblen Nerven statt und wird als Gildemeister-Effekt bezeichnet. Seine Annahme beruht auf Asymmetrien der Stromwirkungen: Es wird vermutet, dass die anodische Wiederverfestigung der Nervenmembran längere Zeit in Anspruch nimmt als die kathodische Depolarisation. Durch die Summierbarkeit unterschwelliger Erregungen scheint es zu einer Veränderung der Membranleitfähigkeit zu kommen, die durch diese Addition ein Aktionspotential auslöst. Im Anschluss daran ist das Membranpotential auf seine halbe Höhe fixiert. In dieser Plateaubildung des Membranpotentials ist die Erregungsbildung gewissermaßen eingefroren. Es kommt zu einer geringeren Durchlässigkeit der Membran für Natrium- und Kaliumionen sowie zu einer zunehmenden Aktivierung des Natrium Überträgersystems. Auf Grund dieser Überlegungen werden einige Vorteile der Mittelfrequenztherapie geltend gemacht.

Der elektrische Hautwiderstand ist gegenüber einem äußeren elektrischen Reiz umgekehrt frequenzabhängig. Dadurch kommt es zu einer Abnahme der Schmerzempfindung und einem schmerzloseren Eindringen des Stromes in den Körper.

Die streng biphasischen Wechselstromimpulse haben keinerlei Gleichstromwirkung.

Bei Frequenzen oberhalb von 6–8 kHz wurde eine Dissoziation der sensiblen und motorischen Schwellenwerte beobachtet. Es kommt zu einer Muskelkontraktion bevor eine sensible Empfindung ausgelöst wird.

Bei der gerätetechnischen Anwendung der Mittelfrequenz haben sich das Interferenzstromverfahren nach Nemec und die Amplitudenmodulation nach Jasnogorodski herauskristallisiert. Bei dem Interferenzstromverfahren werden dem Körper gleichzeitig zwei mittelfrequente Wechselströme konstanter Intensität jedoch gering unterschiedlicher Frequenz zugeführt, die im Körperinneren interferieren und zu einer meist niederfrequenten Schwebung führen. Bei der Amplitudenmodulation wird der mittelfrequente Strom in seiner Intensität rhythmisch verändert, so dass eine niederfrequente Hüllkurve entsteht. Mittelfrequente Ströme reizen allerdings nur Muskeln mit normaler Chronaxie, d.h. gesunde Muskeln ohne Denervierungsfolgen (1).

Einschränkend muss jedoch festgehalten werden, dass diesen theoretischen Überlegungen kaum klinische Arbeiten gegenüberstehen, die diese theoretisch postulierte Überlegenheit der Mittelfrequenztherapie rechtfertigen.

3.2.3 Ankopplung des Stromkreises an die Muskulatur

Für die meisten Anwendungen sind Oberflächenelektroden ausreichend. Bei monophasischen Impulsströmen muss eine entsprechende Elektrodenanordnung mit konventionellen Schwammelektroden (siehe S. 80) zur Vermeidung von Stromschäden an der Haut angewendet werden. Bei biphasischen Impulsen entfällt diese Gleichstromkomponente des Stromes, daher können Gummielektroden mit einer Gelankopplung oder selbstklebende Elektroden zur Anwendung kommen. Als Fixierung dienen Klettbänder, bei kleinen Muskelgruppen können auch Saugelektroden zur Fixierung der Schwämme verwendet werden. Gerade Klebeelektroden stellen zwar eine teure, jedoch für die Langzeitstimulation praktikable Elektrodenform dar.

Hinsichtlich der Elektrodenpositionierung gibt es zwei Methoden:
▷ Stimulation des sogenannten „motorischen Punktes", also der Eintrittstelle des motorischen Nerven in den Muskel, mittels einer kleinen („differenten") Elektrode, als Gegenelektrode kann eine große („indifferente") Elektrode verwendet werden. Diese Methode wird als unipolare Reiztechnik bezeichnet und setzt die genau Kenntnis der jeweiligen motorischen Punkte der einzelnen Muskeln voraus, die jedoch einer großen interindividuellen

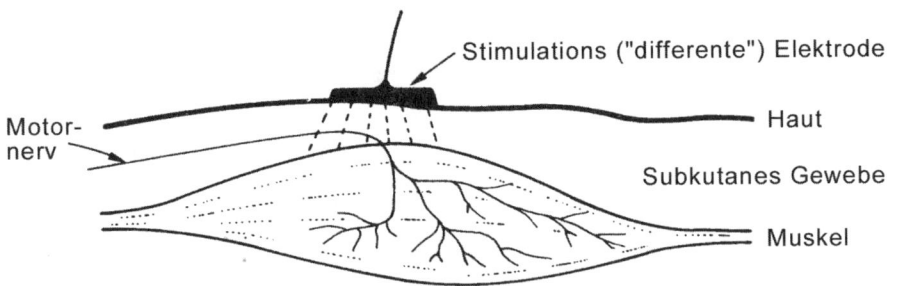

Abb. 3.25 Lage der differenten Elektrode (Katode) über dem motorischen Punkt.

Schwankungsbreite unterliegen. Sie ist besonders bei Stimulation kleiner Einzelmuskeln empfehlenswert *(Abb. 3.25)*.

▷ Eingrenzung des motorischen Punktes des Muskels durch möglichst große, dem Muskel angepasste Elektroden, die am proximalen und distalen Ende des Muskelbauches bzw. der Muskelgruppe appliziert werden („bipolare Elektrodentechnik"). Diese Technik eignet sich besonders für die Stimulation von großen Muskeln und Muskelgruppen. Die Kathode soll dabei immer distal liegen *(Abb. 3.26)*.

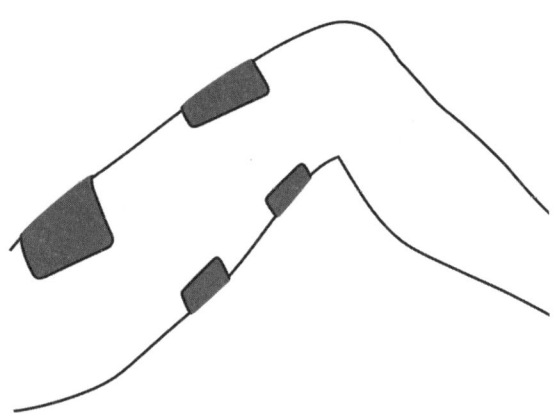

Abb. 3.26 Bipolare Elektrodenanlage zur NMES des Musculus quadriceps und der ischiochoralen Muskulatur, die Kathoden liegen jeweils distal.

Bei geplanter Langzeitstimulation ist es sinnvoll, die Körperbehaarung in diesem Bereich zu rasieren, und den Patienten zu instruieren, vor der Stimulation keine hautpflegenden Cremes aufzutragen. Ebenso wenig sinnvoll ist eine vorhergehende Wärmebehandlung mit Oberflächenerwärmung. Durch die dadurch induzierte Schweißsekretion mit geöffneten Gängen der Schweißdrüsen kommt es zu hohen Stromdichten in diesem Bereich, die für den Patienten in einer erhöhten Schmerzbelastung resultieren. Nach Beendigung der NMES muss die Haut auf etwaige Schäden untersucht werden. Die Stimulationsparameter müssen aufgezeichnet werden. Einige Stimulatoren registrieren und speichern die Stromsflusszeiten, so dass bei Heimbehandlung die tatsächliche Behandlungszeit und -intensität bei den regelmäßigen Kontrollen überprüft werden kann.

3.2.4 Physiologische Effekte

Grundsätzlich bewirkt ein Stromimpuls durch die plötzliche Ladungsänderung eine Depolarisation eines motorischen Neurons. Dieser Nervenimpuls resultiert in einer Depolarisation der zugehörigen Muskelzellen, welche eine Verkürzung (Muskelkontraktion) auslösen. Je höher die Stromstärke, um so mehr motorische Neurone werden depolarisiert, um so stärker fällt die Muskelkontraktion aus.

Eine Zunahme der Impulsfrequenz verkürzt zunächst die Pausen zwischen den Einzelzuckungen des Muskels, ab etwa 10 Hz gehen die Einzelzuckungen in eine Art Muskelschüttelung über. Ab 25–30 Hz ist keine Erschlaffung mehr möglich, der Muskel verharrt während der gesamten Stromflusszeit in einer Dauerkontraktion, die man als „tetanische Kontraktion" bezeichnet. Diese äußere Form der Muskelkontraktion verändert sich bei einer weiteren Erhöhung der Impulsfrequenz nicht mehr, wohl aber steigt die erzielbare Muskelkraft bis zu einer Stimulationsfrequenz von 70 Hz noch geringfügig an. Über 100 Hz beginnt die kontraktionsbedingte Muskelkraft sogar zu sinken, da bedingt durch die relative Refraktärzeit der motorischen Nerven bei Frequenzen über 100 Hz nicht mehr alle verfügbaren motorischen Nerven depolarisiert werden (Abb. 3.27).

Die physiologische Muskelerregung

Zum Verständnis der Wirkungen der NMES, besonders der Forschungsergebnisse der letzten Jahre, ist es notwendig, einen kurzen Abriss über die Physiologie des Erregungsablaufes der willkürlichen Muskelkontraktion zu geben.

Die motorische Einheit als Endstrecke der vom Gehirn über das Rückenmark laufenden motorischen Steuerung besteht aus der Vorderhornzelle, dem daraus resultierenden Alpha-Moto-Neuron und einer oder mehrere von diesem ver-

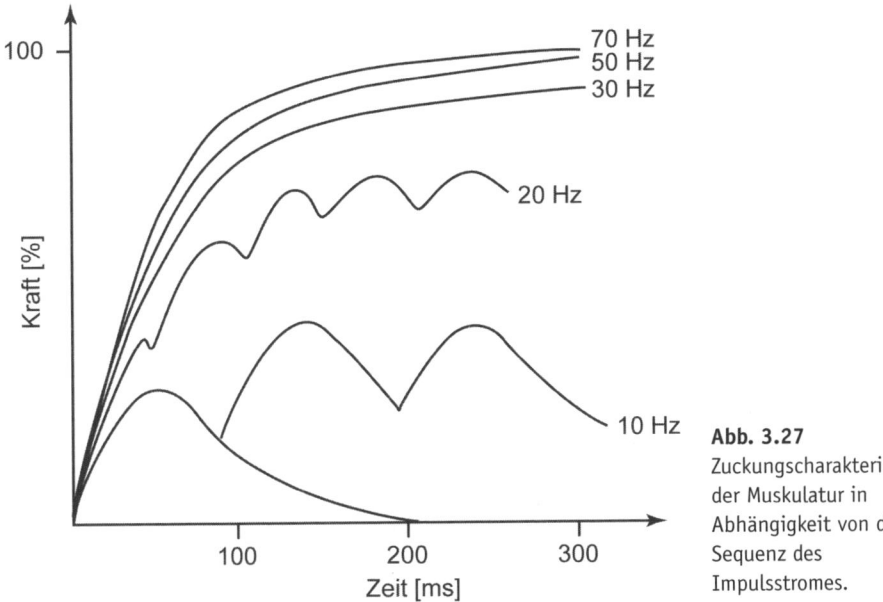

Abb. 3.27
Zuckungscharakteristik der Muskulatur in Abhängigkeit von der Sequenz des Impulsstromes.

sorgten Muskelzellen. Die Zahl der von einem Motoneuron versorgten Muskelzellen variiert von einigen wenigen, bei exaktem Bewegungsbedarf wie z.B. Augenmuskeln, bis zu mehreren hundert bei groben Bewegungen, wie z.B. des M. quadriceps. Seitens der Muskelzellen werden zwei Muskelfasertypen unterschieden, deren Eigenschaften vor allem durch die Impulsmuster der versorgenden Motoneurone bedingt werden.

Typ-I-Muskelfasern sind langsam kontrahierende Muskelfasern. Die sie versorgenden Motoneuronen haben einen kleinen Durchmesser, eine langsame Leitungsgeschwindigkeit und geben ihre Entladungen mit niederen Frequenzen ab. Die Muskelfasern enthalten viele Enzyme des oxidativen (sauerstoffverbrauchenden) Stoffwechsels und sind daher widerstandsfähig gegen Ermüdung.

Typ-II-Muskelfasern kontrahieren deutlich rascher. Sie enthalten vor allem Enzyme des glykolytischen (kohlehydratverbrauchenden) Stoffwechsels, entwickeln eine hohe Kontraktionskraft, ermüden jedoch rasch. Sie werden von Motoneuronen mit großem Durchmesser versorgt, die eine höhere Leitungsgeschwindigkeit aufweisen und mit höheren Frequenzen entladen. Diese Typ-II-Fasern werden weiter unterteilt in Typ-IIa-Fasern, welche eine Art Mittel-

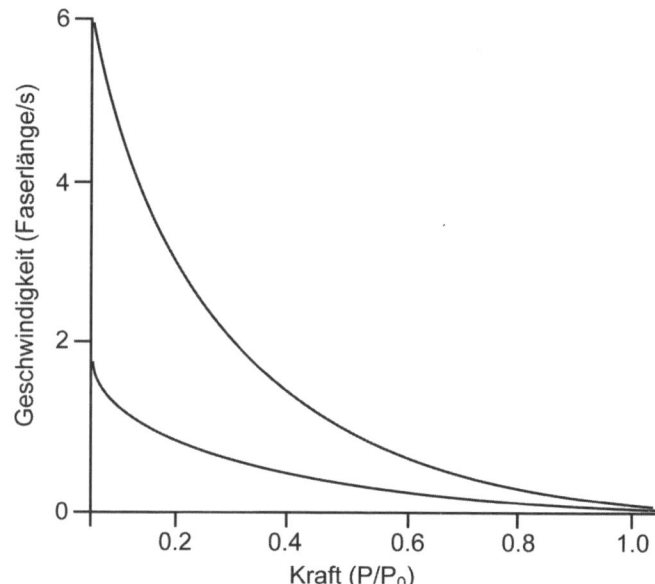

Abb. 3.28
Kraft-Geschwindigkeits-
kurve der Typ I- und
Typ-II-Muskelfasern. Die
obere Kurve repräsentiert
die Typ-II-Muskelfaser.

stellung einnehmen und noch relativ ermüdungsresistent sind, während die Typ-IIb-Fasern bedingt durch ihren geringen oxidativen Stoffwechsel sehr rasch ermüden und vor allem bei kurzen, schnellen und kräftigen Muskelkontraktionen eingesetzt werden *(Abb. 3.28)*.

Gesteigerte neuromuskuläre Aktivität (aktive Beanspruchung oder niederfrequente NMES) fördert den Übergang schneller in langsamere Fasertypen. Umgekehrt begünstigt eine verminderte neuromuskuläre Aktivität (Inaktivität, Immobilisation, Schwerelosigkeit) den umgekehrten Vorgang (2) *(Abb. 3.29)*.

Die willkürliche Muskelkontraktion wird sowohl durch die Anzahl der rekrutierten Muskelfasern, als auch durch die Feuerungsrate der involvierten Motoneuronen reguliert. Zu Beginn einer Muskelkontraktion wird die Anzahl der rekrutierten Motoneuronen dem vermehrten Kraftbedarf angepasst, während bei hohem Kraftbedarf eine Steigerung der Feuerungsrate (= Frequenz) vorgenommen wird. Dementsprechend werden auch zu Beginn der Muskelkontraktion vermehrt Typ-I-Fasern eingesetzt, während erst bei hohem Kraftbedarf die Typ-II-Fasern zugeschaltet werden.

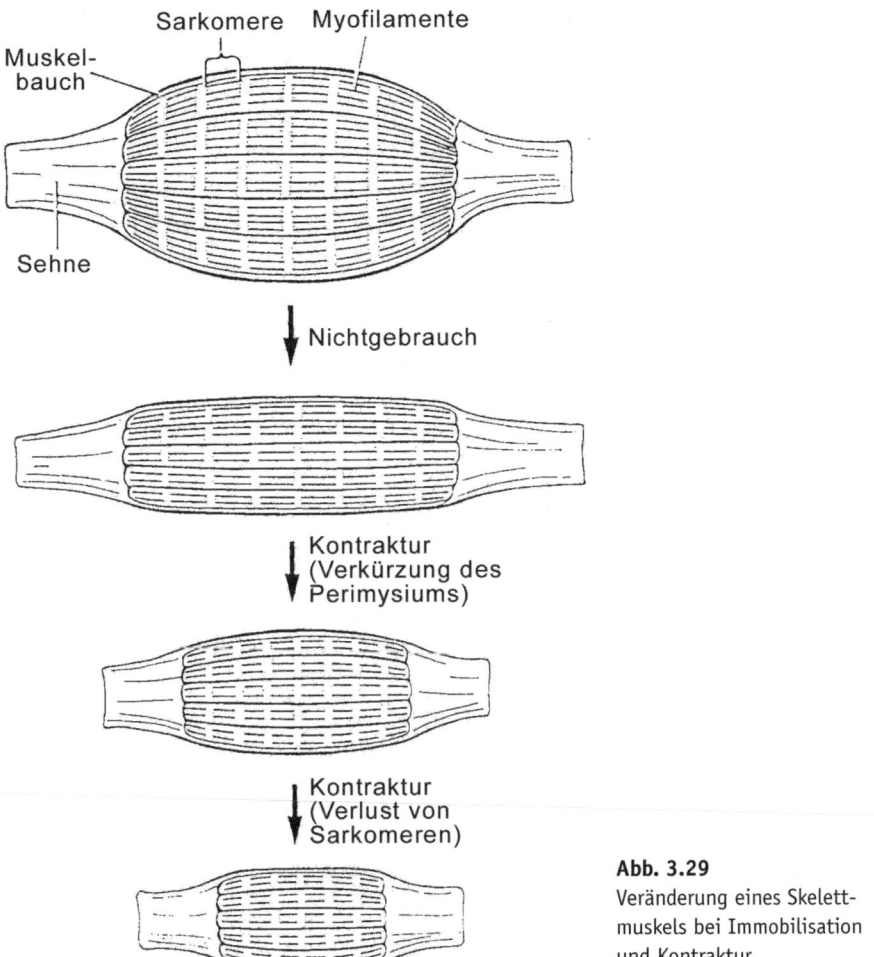

Abb. 3.29
Veränderung eines Skelettmuskels bei Immobilisation und Kontraktur.

Neuromuskuläre Elektrostimulation im Unterschied zur Willkürkontraktion

Die neuromuskuläre Elektrostimulation unterscheidet sich von der Willkürkontraktion eines Muskels mehrfach:

1) Es wird die asynchrone, hierarchische Rekrutierung der Motoneurone umgangen, es findet eine synchronisierte, d.h. gleichzeitige Depolarisation einer – je nach Stromstärke unterschiedlich großen Anzahl von Motoneuronen statt.

2) Das physiologische Rekrutierungsmuster wird umgangen, die motorischen Neuronen mit großem Durchmesser (Typ-II-Fasern) werden aufgrund ihres geringeren Widerstandes vor den Motoneuronen des Typ-I erregt.
3) Es findet zusätzlich eine sensorische Stimulation unter den Elektroden statt.
4) Die Stimulationsfrequenz ist weitgehend fixiert, eine Erhöhung der Kontraktionsstärke wird über eine Zunahme der Stromstärke erreicht. Hier sind jedoch moderne programmierbare Stimulatoren in der Lage, zeitlich getrennte Blöcke verschiedener Stimulationsfrequenzen abzugeben.

Vorteile der neuromuskulären Elektrostimulation

▷ Aktivierung des gesamten kontraktilen Apparates
▷ Längere Dauer der Muskelanspannung
▷ Umgehung von Ermüdungsprozessen im zentralen Nervensystem
▷ Gezieltes Training einzelner Muskeln und Muskelgruppen
▷ Zusätzliche reflextherapeutische Effekte
▷ Fehlende psychische Belastung
▷ Training in einer Regenerationsphase/Immobilisationsphase
▷ Geringe Belastung des kardiovaskulären Systems.

Nachteile der neuromuskulären Elektrostimulation

▷ Nicht dem physiologischen Rekrutierungsmuster entsprechend
▷ Erregung von Muskelteilen
▷ Sensibel belastend
▷ Maximale Kontraktionskraft meist geringer als die willentlich auslösbare Kontraktionskraft
▷ Keine exzentrischen Muskelkontraktionen durchführbar.

3.2.5 Wirkungen der neuromuskulären Elektrostimulation

Neuromuskuläre Elektrostimulation eines Skelettmuskels hat sowohl Kurzzeit- als auch Langzeiteffekte.

Kurzzeitwirkungen

Muskelkontraktion

Die durch NMES ausgelöste Muskelkontraktion ist frequenz- und intensitätsabhängig. Um die elektrisch ausgelöste Muskelkontraktion nicht abrupt beginnen und enden zu lassen, hat es sich klinisch bewährt, die Stromänderung ein- und ausschleichend durchzuführen. Diese langsame Stromänderung bezeichnet man als „Schwellung", den derart angewandten Impulsstrom daher als „Schwellstrom". Allgemein hat sich „Schwellstrom" als Synonym für Stromarten zur Muskelstimulation eingebürgert, obwohl natürlich jede Stromform „geschwellt" abgegeben werden kann.

Muskelermüdung

Die durch NMES ausgelöste Muskelermüdung zeigt ebenfalls eine Frequenzabhängigkeit. Es wird zwischen einer „High-Frequency-Ermüdung" und einer „Low-Frequency-Ermüdung" unterschieden. Während die „High-Frequency-Ermüdung" eine rasche Erholung nach der Ermüdung zeigt und durch eine geänderte Membranfunktion der Muskelzelle hervorgerufen wird, hat die „Low-Frequency-Ermüdung" einen langdauernden Verlust der Kontraktionskraft zur Folge. Als Grund dafür wird eine gestörte Exzitations-Kontraktionskopplung angegeben (3).

Muskeldurchblutung

Jede Muskelkontraktion geht mit einer gesteigerten Muskeldurchblutung einher. Es wurde nachgewiesen, dass eine Stimulation des M. quadriceps mit 50 Hz eine etwa 20%ige Zunahme des Blutflusses in der Arteria femoralis verursacht. Eine fünf Minuten dauernde Stimulation der Beinmuskulatur mit 0,3 ms dauernden biphasischen Impulsen zeigte sowohl bei 3 Hz als auch bei 35 Hz eine gleiche Erhöhung des Blutflusses in den Beinarterien (4). Die Steigerung des Blutflusses beruht auf der Freisetzung vasoaktiver Metaboliten, der Aktivierung afferenter Nervenfasern und der Förderung der Muskelpumpe. Ist letzteres das Hauptziel der NMES, ist ein Aktivierungsmuster der distalen Muskelgruppen vor den proximalen zu empfehlen.

Die beste Förderung des venösen Rückstromes erzielt man mit einer Stimulationsfrequenz von 35 Hz und eine Stimulations-/Pausenverhältinis von 2/6 Sekunden. Während die NMES alleine den venösen Rückstrom um durchschnittlich 200% steigert, ist durch zusätzliche Verwendung von Kompressionsstrümpfen eine Steigerung bis zu 500% möglich (5). Diese Untersuchung bestätigt die Effektivität des lang bekannten „Schwellstroms nach Bisgaard", der eine Kombination einer Schwellstrombehandlung der Wade mit deren gleichzeitiger Bandagierung darstellt. Dabei wird eine NMES der Wadenmuskulatur über Oberflächenelektroden durchgeführt, die Wade wird zusätzlich mittels Kurzzugbinden bandagiert. Durch die Muskelkontraktionen kommt es zu einer Erhöhung des Arbeitsdruckes unter den Bandagen, was zu einem Abtransport interstitieller Flüssigkeit nach proximal und einer Entstauung des Unterschenkels führt.

Neuronale Adaptation

Am Beginn jeder neuromuskulären Elektrostimulation steht wie auch bei willkürlicher Aktivierung eine Verbesserung der neuronalen Ansteuerung. Eine verbesserte Rekrutierung der neuromuskulären Einheiten und eine damit verbundene verbesserte Bewegungsausführung nach neuromuskulärer Elektrostimulation ist seit langem bekannt und tritt oft schon nach wenigen Behandlungen ein. Zusätzlich kommt es zu einem Cross-Transfer-Effekt, d.h. die neuromuskuläre Elektrostimulation des kontralateralen Beines bewirkt eine verbesserte neuronale Rekrutierung an der betroffenen Extremität. Dieser Effekt kann bei der neuromuskulären Elektrostimulation sogar stärker ausgeprägt sein als bei der Willkürkontraktion.

Erstmals wurde im Jahre 2003 auch eine verbesserte kortikale Aktivierung bei gesunden Probanden nach einer neuromuskulären Elektrostimulation nachgewiesen. Dies bedeutet, dass die für die Bewegung zuständigen Gehirnanteile nach einer Elektrostimulation vermehrt aktiviert werden. Dieser Effekt wurde nach einer sechswöchigen Stimulation der Handstreckmuskulatur nachgewiesen (6).

Diese Mechanismen stellen wichtige Schritte in der Re-Edukation von gestörten Bewegungen dar. Die Elektrostimulation wird besonders dann eingesetzt, wenn die willkürliche Muskelaktivität durch Schmerz, Verletzung und/oder Immobilisation eingeschränkt ist. Dazu kommen Situationen, in denen eine Bewegung neu erlernt werden muss, wie z.B. nach Muskel- oder Nerventransplantation, in späteren Stadien von Nervenverletzungen oder bei zentralnervösen Schädigungen.

Langzeitwirkungen

Erhalt oder Verbesserung eingeschränkter Gelenkbeweglichkeit

Neuromuskuläre Elektrostimulation kann zur Verhütung von Gelenkkontrakturen oder zur Verbesserung von Gelenkbeweglichkeit bei eingetretener Kontraktur eingesetzt werden. In diesen Indikationsbereich fallen auch Bewegungseinschränkungen die durch spastische Muskulatur bei zentralnervösen Störungen ausgelöst sind. Es liegt auf der Hand, dass diejenigen Muskeln einer neuromuskulären Elektrostimulation unterzogen werden müssen, welche der Kontraktur bzw. der Spastik entgegen wirken (bezüglich der Behandlung der Spastik wird auf das entsprechende Kapitel, s. S. 120, verwiesen).

Muskelkräftigung

Der Skelettmuskel befindet sich in einem ständigen Umbauprozess, wobei sich im Idealfall anabole und katabole Faktoren die Waage halten. Es können bis zu 10% des Proteins eines Skelettmuskels pro Tag umgebaut werden, wobei die Typ-I-Fasern vermehrt betroffen sind als die Typ-II-Fasern. Die Plastizität des Skelettmuskels unterliegt sowohl hormonellen als auch neuronalen Kontroll- und Steuerungsmechanismen. Die durch die neuromuskuläre Elektrostimulation ausgelöste Muskelkontraktion kann bei chronischer Anwendung sowohl zur Faservergrößerung als auch zur Faserveränderung führen, darauf wird später näher eingegangen. Besonders in Phasen verminderter willkürlicher Muskelaktivität dient die neuromuskuläre Elektrostimulation als Ersatz für den Erhalt der Muskulatur lebensnotwendiger Kontraktionen.

Kräftigung der normalen Skelettmuskulatur

Es ist allgemein etabliert, dass neuromuskuläre Elektrostimulation die Skelettmuskulatur kräftigen kann. Allerdings ist bei normal entwickelter Muskulatur der Grad des Kraftzuwachses geringer, als derjenige, welcher durch aktives Training erzielt werden kann. Allgemein gilt, dass eine etwa vierwöchige tägliche Stimulation in einem Muskelkraftzuwachs von 20–25%, in Einzelfällen bis 50% resultiert. Individuelle Unterschiede wurden immer wieder berichtet, sodass diese Zahlen nicht verallgemeinert werden können.

Wie bei vielen Trainingsmethoden gilt auch für die neuromuskuläre Elektrostimulation, dass die Effekte am größten sind, wenn Trainingsmethode und Messmethode übereinstimmen. Da in den meisten Fällen die tetanische Muskelkontraktion eine isometrische Trainingsform darstellt, wird auch übereinstimmend der größte Kraftzuwachs bei isometrischen Messmethoden berichtet.

Zur Verbesserung der Muskelkraft sollten folgende Prinzipien beachtet werden:

▷ Der Muskel (oder die Muskelgruppe) sollte in einer gedehnten Position stimuliert werden,

▷ Es sollten möglichst große, anatomisch geformte und dem Muskel angepasste Elektroden Verwendung finden.

▷ Die Stromstärke muss so reguliert werden, dass möglichst kräftige submaximale Muskelkontraktionen ausgelöst werden.

▷ Die Dauer der Stimulation sollte sich im Idealfall an der einsetzenden Muskelermüdung orientieren.

▷ Neueste Forschungsergebnisse zeigen, dass der Kraftzuwachs noch gesteigert werden kann, wenn entgegen der elektrisch induzierten Muskelkontraktion willentlich eine exzentrische Kontraktion durchgeführt wird (7). Diese Methode sollte jedoch bis zum Vorliegen weiterer Daten dem Sportbereich vorbehalten bleiben.

Grundsätzlich lassen sich zwei zeitlich unterschiedliche Stimulationsmuster zur Verbesserung der Muskelkraft durch neuromuskuläre Elektrostimulation unterscheiden *(Tab. 3.1):*

Eine Gruppe von Autoren bevorzugt kurze Stimulationszeiten („On-Phasen") von 2–4 Sekunden, mit ebenso kurzen Pausen dazwischen.

Die zweite Gruppe, hier besonders das als sogenannte „russische Methode" bekannte Verfahren, verwendet längere Stimulationszeiten von 10–15 Sekunden mit bis zu 50 Sekunden Pausen dazwischen, jedoch nur 10 Minuten Gesamtstimulationszeit täglich.

Mehrere Untersuchungen konnten keinen Unterschied der Effektivität einer Stimulation mit Frequenzen um 50 Hz, verglichen mit einer Mittelfrequenzstimulation mit einer Trägerfrequenz von etwa 4000 Hz zeigen. Die Erklärung liegt wahrscheinlich darin, dass auch die mittelfrequente Stimulation mit Trägerfrequenzen von etwa 4000Hz in niederfrequenten Modulationsfrequenzen von 50 – 100 Hz resultieren, die letzten Endes für die Muskelstimulation von Bedeutung sind. Allerdings wird eine bessere Tiefenwirkung durch die größere Eindringtiefe des mittelfrequenten Stromes postuliert *(Abb. 3.30).*

Tabelle 3.1 Verschiedene Formen klinisch gebräuchlicher NMES

Name	Impulsbreite, Impulsform	Frequenz	On-Phasen	Off-Phasen	Besonderheiten
Muskel-schütteln	0,4 ms, Rechteck, biphasich	8 Hz	lange dauernd		zur Muskel-detonisierung
„Impuls-galvanisation 30/50"	40 ms, Dreieck	12 Hz	lange dauernd		Steigerung der Muskeldurchblutung
Venöser Rückstrom (5)	0,3 ms	35	2 s	6 s	Geschwellt, besserer Effekt mit Kompres-sionsstrümpfen
Frequenz-modulation					zur Muskel-detonisierung
„Schwell-strom"	0,4, Dreieck, biphasisch	66 Hz	3,5	4,5 s	Stromanstieg „geschwellt"
„Russische Stimulation" (29)		50 Hz	10 s	50 s	Mittelfrequente Trägerfrequenz 2500 Hz oder nieder-frequenter Strom
Muskelkraft, Arme	0,1–0,3	50 Hz	5 s	25	2 × 30 Minuten täglich
Muskelkraft, Beine (30)	0,7 ms, Rechteck, biphasisch	50 Hz	2-6 s	6–18 s	1 h täglich
Muskel-ausdauer (12)	0,5 ms, Rechteck, biphasisch	15 Hz	2 s	4 s	4 h täglich

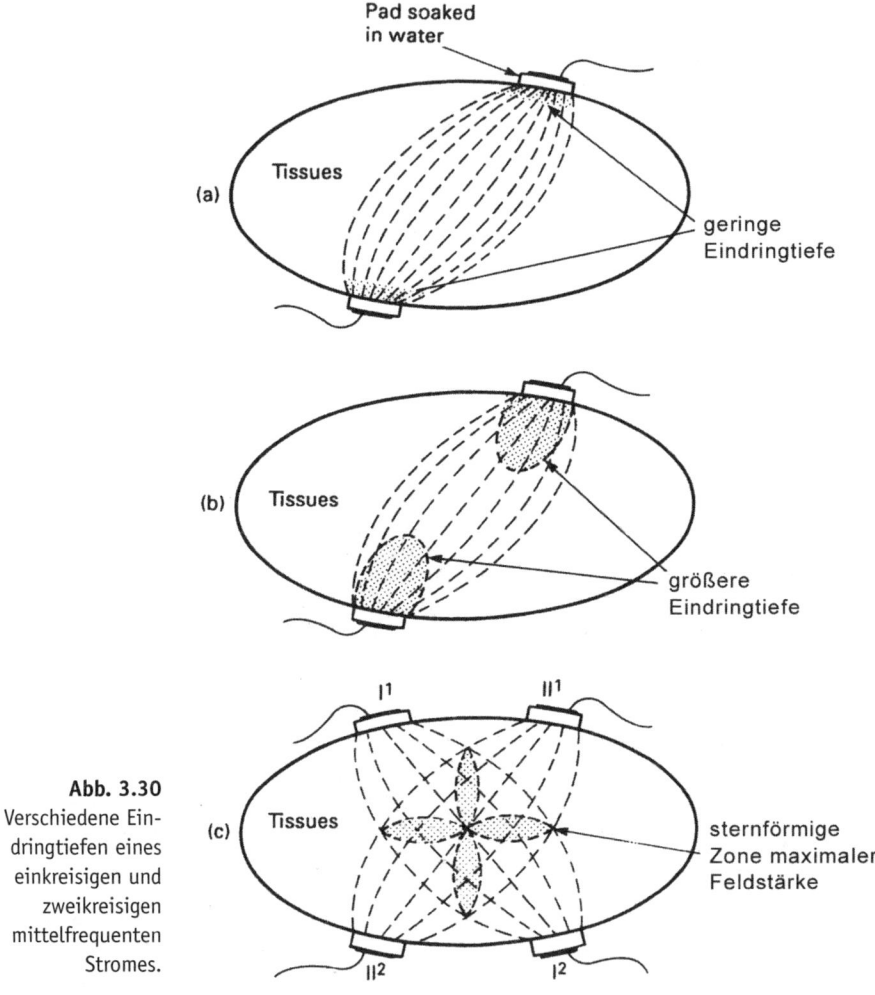

Abb. 3.30 Verschiedene Eindringtiefen eines einkreisigen und zweikreisigen mittelfrequenten Stromes.

Für den klinischen Gebrauch empfiehlt sich folgendes Protokoll zur Verbesserung der Muskelkraft:

Biphasische Impulse mit einer Dauer von etwa 0,1–0,2 ms, Frequenzen um 50 Hz, Dauer der Einzelkontraktion 4–6 s, Kontraktions-/Pausenverhältnis 1:3.

Die Verwendung biphasischer Impulse reduziert die sensible Belästigung und erlaubt die Verwendung ausreichend hoher Stromstärken (8). Die Gesamtstimulationsdauer sollte langsam gesteigert werden und eine Stunde täglich betragen. Entscheidend für den Erfolg der Muskelkontraktion ist die Stromstärke. Sie bestimmt die Eindringtiefe und die Anzahl der depolarisierten Motoneurone. Sichtbares Ergebnis der Anzahl der erregten Neurone ist die motorische Leistung des Muskels, d.h. die elektrisch induzierbare Muskelkraft. Im Idealfall sollte diese auf einer Kraftmessvorrichtung gemessen werden und mit der willkürlich erreichten Maximalkraft verglichen werden. Den Trainingsprinzipien folgend, sollte die Stromstärke bis zu einem Wert hochgeregelt werden, der eine elektrisch induzierbare Kraft von etwa 20–30% der maximalen Willkürkraft auslöst.

Kräftigung der abgeschwächten Muskulatur – Immobilisationsschäden, Dekonditionierung

Wie bereits ausgeführt, ist die Skelettmuskulatur von den ständigen neuronalen Reizen zum Erhalt der Muskelmasse abhängig. Lassen diese nach oder fehlen sie gänzlich, kommt es zur Atrophie der Skelettmuskulatur, die im Extremfall bis zu 10% innerhalb der ersten Woche ausmachen kann. Ruhigstellungen nach Verletzungen, Bettlägerigkeit, aber auch Alterungsprozesse sind die wesentlichen Gründe für diese Muskelatrophie. Das Resultat ist eine verminderte Muskelkraft, aber auch, ausgelöst durch die vorherrschende Atrophie der Typ-I-Fasern, eine verminderte Ausdauerleistungsfähigkeit dieser Muskulatur. Die Folgen sind eine Verschlechterung der Gelenkmechanik auf lokaler Ebene und eine verminderte Bewegungsfähigkeit der Patienten aus allgemeiner Sicht, die bis hin zur bleibenden Bettlägerigkeit reichen kann. Bedingt durch den Schwund vor allem der Typ-I-Fasern kommt es auch zu einer begleitenden Reduktion der Blutgefäße, was den peripheren Gefäßgesamtquerschnitt verringert und den Gefäßwiderstand in die Höhe treibt.

Es ist sinnvoll, es gar nicht zur immobilisationsbedingten Muskelatrophie kommen zu lassen, sondern frühzeitig mit der neuromuskulären Elektrostimulation zu beginnen. So konnte gezeigt werden, dass eine frühzeitige Stimulation mit 30 Hz des M. quadriceps bei einer verletzungsbedingten Immobilisation des Kniegelenkes, für eine Stunde täglich für sechs Wochen, die Muskelatrophie deutlich aufhalten konnte. Während die Muskulatur der unbehandelten Seite um 17% atrophierte, war auf der stimulierten Seite keine Quadrizepsatrophie messbar (9).

Dementsprechend zeigen auch die meisten wissenschaftlichen Arbeiten eine Verbesserung der Muskelkraft nach chirurgischen Eingriffen am Kniegelenk. Die hier verwendeten Stimulationsfrequenzen reichen von 10 Hz bis 75 Hz, die tägliche Dauer der Stimulation von 10 Kontraktionen bis 60 Minuten, die Stimulationen werden zwischen drei und sieben Tagen durchgeführt, die Gesamtbehandlungsdauer liegt zwischen drei und sieben Wochen. Insgesamt zeigen diese Zahlen, dass ein einheitliches Stimulationsprotokoll bisher noch nicht gefunden wurde.

In den letzten Jahren ist der Einsatzbereich der neuromuskulären Elektrostimulation von der lokalen, verletzungsbedingten Muskelschwäche auch auf generalisierten Muskelabbau, wie er bei chronischen Erkrankungen auftritt, ausgedehnt worden. Eigene Untersuchungen haben ergeben, dass bei Patienten mit chronischer Herzmuskelschwäche, die auch unter einer ausgeprägten Atrophie und Schwäche der Skelettmuskulatur leiden, eine 8-wöchige Stimulation mit 50 Hz sowohl zu einer Muskeldickenzunahme um 15%, als auch um einen Kraftzuwachs zwischen 20–30% der Oberschenkelmuskulatur führt (10). Diese Effekte konnten auch von anderen Forschungsgruppen bestätigt werden und wurden auf weitere Krankheitsgruppen wie z.B. Patienten mit chronischen Lungenerkrankungen (11) ausgedehnt. Zudem ist die neuromuskuläre Elektrostimulation eine äußerst kreislaufschonende Methode, die auch Patienten mit eingeschränkter Herz-Kreislauffunktion gefahrlos zugemutet werden kann.

Effekte auf die Muskelausdauer

Wie bereits erwähnt, kommt es im Rahmen der Immobilisation auch zu einer Atrophie der für die Ermüdungsresistenz (= Ausdauerleistungsfähigkeit) verantwortlichen Typ-I-Fasern. Aus Tierversuchen ist seit langem bekannt, dass eine langdauernde, sogenannte niederfrequente neuromuskuläre Elektrostimulation mit 8–15 Hz diese Atrophie der Typ-I-Fasern aufhalten kann, und es dadurch sogar möglich ist, einen Skelettmuskel zu einem reinen „Typ-I-Muskel" umzuformen. Dies bedeutet, dass die Muskelzellen ausdauernder werden. In den letzten Jahren konnte in verschiedenen Forschungsarbeiten, darunter auch von unserer eigenen Gruppe gezeigt werden, dass es möglich ist, durch eine Elektrostimulation des M. quadriceps von vier Stunden täglich mit einer Frequenz von 8 Hz und einer Stromstärke an der subjektiven Toleranzgrenze, d.h. Auslösen einer möglichst starken Muskelkontraktion, eine muskelbioptisch gesicherte Fasertransformation in Richtung Typ-I-Fasern verbunden mit einer Zunahme der Ausdauerleistungsfähigkeit nach einer 8- bis 10-wöchigen Stimulationszeit zu erzielen. Dies konnte sowohl bei gesunden Probanden, als auch bei Patienten mit krankheitsbedingter Muskelatrophie nachgewiesen werden. (12)

Auf diese Erkenntnisse aufbauend sollte bei einer sinnvollen neuromuskulären Elektrostimulation der abgeschwächten Muskulatur sowohl wie bisher eine Verbesserung der Muskelkraft, nach den letzten Erkenntnissen jedoch auch eine Verbesserung der Muskelausdauer angestrebt werden. Dies wird durch eine Kombination verschiedener Stimulationsfrequenzen erzielt. Während zur Steigerung der Muskelkraft Frequenzen um 50 Hz eingesetzt werden, sollten zur Verbesserung der Muskelausdauer Frequenzen zwischen 8–15 Hz, jedoch über einen längeren Zeitraum verwendet werden. Moderne, programmierbare Stimulatoren ermöglichen die Anwendung verschiedener Frequenzen während einer Sitzung und können daher zweckmäßig für die Heimbehandlung eingesetzt werden.

3.2.6 Indikationen

Lokale Muskelatrophie

Alle lokalen Muskelatrophien nach Verletzungen oder Operationen sollten frühzeitig einer neuromuskulären Elektrostimulation unterzogen werden.

Erkrankungen und Operationen des Kniegelenks

Jede pathologische Veränderung innerhalb des Kniegelenkes mit oder ohne operativen Eingriff zeigt als gemeinsame funktionell gestörte Endstrecke eine ausgeprägte Atrophie des M. quadriceps, besonders seines medialen Anteils, des M. vastus medialis. Hier ist eine frühzeitige neuromuskuläre Elektrostimulation zur Verhinderung dieser Atrophie indiziert (11, 13). Es sollten tetanisierende Frequenzen zwischen 30 und 70 Hz eingesetzt werden, Kontraktionszeit 4–6 s, Pausenzeit etwa das Dreifache. Die Stimulationszeiten müssen im Sinn der Reiztheorie des Trainings gesteigert werden. Man kann mit 15 Minuten beginnen, die dann innerhalb von zwei Wochen auf einer Stunde pro Tag ausgedehnt werden. Angeschlossen werden muss nach oben beschriebenen Erkenntnissen auch eine Stimulation mit 8–15 Hz, diese auch mindestens eine Stunde dauernd um selektiv die Typ-I-Fasern und damit die Ermüdungsresistenz anzusprechen.

Die neuromuskuläre Elektrostimulation muss solange fortgesetzt werden, bis ein ausreichendes aktives Kraft- und Ausdauertraining der kniegelenksstabilisierenden Muskulatur durchgeführt werden kann. Jedoch kann in dieser Phase auch noch zusätzlich die neuromuskuläre Elektrostimulation eingesetzt werden, um zusätzlich die muskuläre Leistungsfähigkeit zu erhöhen. Empfehlenswert ist auch eine niederfrequente Stimulation von 8 Hz in den Trainingspausen, um die Regenerationsfähigkeit der Muskulatur zu fördern.

Bei degenerativen Gelenkerkrankungen (Gonarthrose) zeigt eine Muskelkräftigung durch NMES gute Erfolge hinsichtlich einer verbesserten Mobilität der Patienten (14) ebenso bei Schmerzsyndromen der Kniescheibe (15).

Erkrankungen und Operationen des Schultergelenks

Gut geeignet für die neuromuskuläre Elektrostimulation ist die schultergelenkstabilisierende Muskulatur, insbesondere der M. deltoideus. Auch hier müssen ausreichend große und anatomisch geformte Elektroden verwendet werden, um möglichst große Teile dieses schalenförmigen Muskels zu erreichen. Die Impulsdauer kann bei NMES von Muskeln der oberen Extremität auf 0,1–0,3 ms verkürzt werden. Die Indikationen sind vor allem die Frühphasen der Rehabilitation nach Schultergelenkerkrankungen und Operationen. Zur Bedeutung der Elektrostimulation bei Subluxation der Schulter nach Schlaganfällen wird auf das entsprechende Kapitel verwiesen (s. S. 120 ff.).

Erkrankungen und Operationen des Fußes und der Achillessehne

Nach Sprunggelenks- und Achillessehnenverletzungen kann es zu einer langdauernden Wadenmuskelatrophie kommen. Auch hier ist der Einsatz der neuromuskulären Elektrostimulation zielführend, und trägt dazu bei, die muskuläre Balance der Wadenmuskulatur wiederherzustellen. Es muss betont werden, dass eine dynamometrische Objektivierung der Muskelkraftdefizite wünschenswert ist, um eine zielgerichtete Therapie durchführen zu können.

Erkrankungen und Operationen der Wirbelsäule
Hinsichtlich der neuromuskulären Elektrostimulation der Rückenmuskulatur bei Skoliosen liegen widersprüchliche Berichte vor, insgesamt hat sich die Methode lediglich zur Stabilisierung leichter Skoliosen bewährt. Eine Verbesserung der skoliotischen Deformierung durch neuromuskuläre Elektrostimulation konnte bisher nicht nachgewiesen werden.
Bei chronischen Rückenbeschwerden liegen lediglich vereinzelte Berichte über den Effekt der neuromuskulären Elektrostimulation der Rückenmuskulatur vor. Allerdings kann eine niederfrequente Elektrostimulation veränderlicher Amplitude oder Frequenz (Frequenzmodulation) zur Entspannung verspannter Muskelgruppen beitragen.

Weitere Anwendungen
Ein experimentell sehr gut erforschtes Anwendungsgebiet der Langzeit-NMES ist die Stimulation des M. latissimus dorsi zur Unterstützung der Pumpfunktion des insuffizienten Herzens. Es ist mittlerweile eindeutig belegt, dass dieser Muskel durch langdauernde NMES zu einem ermüdungsresistenten Muskel mit überwiegend Typ I Fasern „umstimuliert" werden kann (16).

Allgemeine Muskelatrophie
Bedingt durch die Zunahme chronischer Krankheiten, bzw. durch zunehmendes Alter der Bevölkerung kommt der allgemeinen Muskelschwäche und deren Behandlung eine große Bedeutung bei. Es ist z.B. gut dokumentiert, dass die Kraft des M. quadriceps bei alten Menschen direkt mit der Sturzneigung korreliert. Der Erhalt einer ausreichenden muskulären Leistungsfähigkeit ist daher von immenser Bedeutung für eine ausreichende Mobilität im Alter. Bei chronischen Erkrankungen sind neben der Beeinträchtigung durch das erkrankte Organ selbst auch die durch die Erkrankung und Immobilität resultierende Muskelschwäche für die eingeschränkte Lebensqualität der Betroffenen von Bedeutung. Hier reichen die Indikationen der in der Literatur dokumentierten Einsatzgebiete von der chronischen Herzmuskelschwäche (10; 17), Zustand nach Herztransplantation (18), chronisch obstruktive pulmonale Erkrankungen (11; 19), arterielle Verschlusskrankheiten (20), bis hin zu Patienten auf Intensivstationen (11; 21). Tabelle 3.2 zeigt eine Übersicht wissenschaftlicher

Tabelle 3.2 Literaturübersicht

Autor	Diagnose	Alter	n	Design	Muskel	NMES Protokoll
Quittan 2001 (10)	Chronische Herz-insuffizienz	58 ± 7	33	Randomisiert, kontrolliert, einfach blind	M. quadriceps femoris, Mm. ischiocrurales	50 Hz, 0,7ms, 2 s on, 6 s off
Neder 2002 (19)	COPD	66 ± 7	15	Randomisiert, kontrolliert, einfach blind	M. quadriceps femoris	50 Hz, 0,3 ms, 10 s on, 30 s off
Bircan 2002 (26)	Gesunde Probanden	23,2 (20–35)	30	kontrolliert	M. quadriceps femoris rechts	Gruppe A: 2500 Hz, moduliert mit 80 Hz, Gruppe B: 80 Hz, 0,1 ms biphasisch, Gruppe C: keine Stimulation 13 s on, 50 s off
Talbott 2003 (27)	Osteoarthrose Knie	70 ± 5	34	Randomisiert, kontrolliert, einfach blind	M. quadriceps femoris	50 Hz, 10 s on, 50 s off, 0,3 ms Impulsbreite
Harris 2003 (17)	Chronische Herz-insuffizienz	62 ± 5	46	Randomisiert, kontrolliert, einfach blind	M. quadriceps femoris, M. gastrocnemius	25 Hz, 5 s on, 5 s off
Pérez 2002 (28)	Gesunde Probanden	22 ± 5	15	Randomisiert, kontrolliert, einfach blind	M. quadriceps femoris	45–60 Hz, 12 s, 8 s off
Nuhr 2003 (12), Nuhr 2004 (31)	Gesunde Pro-banden und chronische Herzinsuffizienz			Randomisiert, kontrolliert, einfach blind	M. quadriceps femoris	15 Hz, 2 s on, 4 s off

Intensität	Dauer	Kontrollgruppe	Ergebnis
20–30% MVC	60 Min, 5 d/wk, 8 wks	Beibehaltung der Aktivitäten des täglichen Lebens	Muskelkraftzuwachs 20–30%, Muskelquerschnittzunahme 15%
höchste Toleranzgrenze	30 Min, 5 d/wk, 6 wks	Aktivitäten des täglichen Lebens, Cross-over-Design	Muskelkraftzuwachs 25%, Ausdauerzunahme 40%
28-56 mA	15 min, 5 d/wk, 3 wks	Aktivitäten des täglichen Lebens	Isokinetische Kraftzunahme Gruppe A: 14,4%, Gruppe B: 20,7%, Gruppe C: −0,9%
10–30% MVC	15 Min, 3 ×/wk, 12 wks	Arthritis-Selbshilfegruppe	Isometrische Muskelkraft + 9,1% Zunahme, Aufstehen von einem Sessel −11% Abnahme der Zeit
Submaximal, ohne Bewegung gegen die Schwerkraft	30 Min /d 5 d/wk, 6 wks	Fahrradergometertraining	6 Min Gehtest, isometrische Muskelkraft, maximale Sauerstoffaufnahme, Steigung signifikant in beiden Gruppen, ohne Gruppenunterschiede
Submaximal, ohne Bewegung gegen die Schwerkraft	30 Min/d, 3 d/Wo, 6 Wo	Beibehaltung der Aktivitäten des täglichen Lebens	Veränderung der schweren Myosinketten: sign. Zunahme der Typ-IIa-MHC und des Anteils der Typ-IIa-Fasern
Submaximal, mit Bewegung gegen die Schwerkraft	4 h /d 5d/wk, 10 wks	Beibehaltung der Aktivitäten des täglichen Lebens	Veränderung der schweren Myosinketten: sign. Zunahme der Typ-I-MHC. Zunahme der anaeroben Schwelle am Fahrradergometer

Arbeiten der letzten Jahre zum Nutzen der Elektrostimulation bei diesen Krankheitsbildern. Gemäß dieser Erkenntnisse sollte immer eine Stimulation zur Verbesserung der Muskelkraft mit einer Stimulation zur Verbesserung der Muskelausdauer kombiniert werden (10; 12) *(Tab. 3.2).*

Arterielle Durchblutungsstörungen
Die neuromuskuläre Elektrostimulation hat die gleichen Effekte wie die Willkürkontraktion im Sinn einer zeitlich begrenzten Zunahme des Muskelstoffwechsels. Dieser gesteigerte Muskelstoffwechsel, inklusive einer gesteigerten Sauerstoffaufnahme und einer Zunahme der Laktatproduktion, bedingt eine Zunahme der Muskeldurchblutung. Daher kann die NMES in kompensierten Stadien der peripheren arteriellen Durchblutungsstörung therapeutisch eingesetzt werden. Es zeigte sich, dass eine niederfrequente neuromuskuläre Elektrostimulation mit 8 Hz des M. triceps surae die Kapillarisation verbessert. Dies schlägt sich auch in einer verbesserten Gehleistung bei Patienten mit peripherer arterieller Verschlusskrankheit nieder.

3.2.7 Kontraindikationen der neuromuskulären Elektrostimulation

Absolute Kontraindikationen:
▷ implantierte elektronische Geräte direkt im elektrischen Feld
▷ transkardialer Stromfluss.

Relative Kontraindikationen müssen von einem Facharzt im Einzelfall beurteilt werden. In die Risikoabwägung muss die Schwere einer Erkrankung, die Dringlichkeit der NMES, der Applikationsort, die verwendete Stromform und die Akzeptanz des Patienten einfließen:
▷ Herzschrittmacher und sonstige implantierte elektronische Geräte
▷ Herzschrittmacher sind, wie neueste Untersuchungen unserer Gruppe zeigen, nicht länger als absolute Kontraindikation zu betrachten (22). Diese Aussagen beziehen sich jedoch lediglich auf die neuromuskuläre Elektrostimulation der Oberschenkelmuskulatur, von einer Stimulation im Oberkörperbereich ist bei Schrittmacherträgern dringend abzuraten. Es muss wäh-

rend und nach der ersten Stimulationsbehandlung eine Kontrolle des Schrittmachers durchgeführt werden. Außerdem ist eine relativ sichere Anwendung nur bei Schrittmachersystemen der neuesten Generation gewährleistet (23; 24).

▷ Implantierte Kardioverter, sogenannte implantierte Defibrillatoren. Hier ist die Indikation einer neuromuskulären Elektrostimulation der Beinmuskulatur noch strenger zu stellen und nur in Zusammenarbeit mit einer entsprechenden Spezialabteilung möglich. In unseren Untersuchungen wurde beobachtet, dass selbst die räumlich relative weit entfernte Stimulation des M. quadriceps zu einer elektromagnetischen Interferenz im Bereich des Defibrillators führt. Eine Applikation des Stromes kranial des Beckens ist daher streng kontraindiziert. (25)

▷ Entzündete, geschädigte und dystrophe Hautstellen

▷ Thrombophlebitiden, Phlebothrombosen

▷ Infektionskrankheiten im akuten Stadium

▷ Akute Erkrankungen und akute Verletzungen der stimulierten Muskulatur: Hier leistet die Bestimmung der Muskelenzyme wertvolle Hilfe bei der Abschätzung der Muskelschädigung und zum Ausschluss weiterer Muskelschädigung durch die NMES.

▷ Tumore: auch hier ist im Einzelfall vom Arzt zu entscheiden

▷ Psychosen

▷ Metallimplantate: bei Vorliegen von Metallimplantaten im Stimulationsbereich sind biphasische Impulse ohne Gleichstromkomponente zu verwenden.

Literatur

1. Lange A. Elektrotherapie. In Lange A, ed. Physikalische Medizin, pp 54–167. Berlin Heidelberg New York: Springer Verlag, 2003.
2. Pette D,.Vrbova G. What does chronic electrical stimulation teach us about muscle plasticity? Muscle Nerve 1999;22:666–77.
3. Matsunaga T, Shimada Y, Sato K. Muscle fatigue from intermittent stimulation with low and high frequency electrical pulses. Arch Phys Med Rehabil 1999;80: 48–53.
4. Janssen TW,.Hopman MT. Blood flow response to electrically induced twitch and tetanic lower-limb muscle contractions. Arch Phys Med Rehabil 2003;84:982–7.

5. Lyons GM, Leane GE, Grace PA. The effect of electrical stimulation of the calf muscle and compression stocking on venous blood flow velocity. Eur.J.Vasc.Endovasc.Surg. 2002;23:564–6.

6. Han BS, Jang SH, Chang Y, Byun WM, Lim SK, Kang DS. Functional magnetic resonance image finding of cortical activation by neuromuscular electrical stimulation on wrist extensor muscles. Am.J.Phys Med Rehabil 2003;82:17–20.

7. Yanagi T, Shiba N, Maeda T, Iwasa K, Umezu Y, Tagawa Y et al. Agonist contractions against electrically stimulated antagonists. Arch Phys Med Rehabil 2003; 84: 843–8.

8. Crevenna R, Posch M, Sochor A, Keilani M, Wiesinger G, Nuhr M et al. Optimierung der Schwellstrombehandlung—eine Vergleichsstudie von drei unterschiedlichen Stromformen. [Optimizing electrotherapy -a comparative study of 3 different currents]. Wien.Klin.Wochenschr. 2002;114:400–4.

9. Gibson JN, Smith K, Rennie MJ. Prevention of disuse muscle atrophy by means of electrical stimulation: maintenance of protein synthesis. Lancet 1988;2:767–70.

10. Quittan M, Wiesinger GF, Sturm B, Puig S, Mayr W, Sochor A et al. Improvement of thigh muscles by neuromuscular electrical stimulation in patients with refractory heart failure: a single-blind, randomized, controlled trial. Am.J.Phys.Med.Rehabil. 2001;80:206–14.

11. Zanotti E, Felicetti G, Maini M, Fracchia C. Peripheral muscle strength training in bed-bound patients with COPD receiving mechanical ventilation: effect of electrical stimulation. Chest 2003;124:292–6.

12. Nuhr M, Crevenna R, Gohlsch B, Bittner C, Pleiner J, Wiesinger G et al. Functional and biochemical properties of chronically stimulated human skeletal muscle. Eur.J.Appl.Physiol 2003;89:202–8.

13. Lieber RL, Silva PD, Daniel DM. Equal effectiveness of electrical and volitional strength training for quadriceps femoris muscles after anterior cruciate ligament surgery. J.Orthop.Res. 1996;14:131–8.

14. Talbot LA, Gaines JM, Ling SM, Metter EJ. A home-based protocol of electrical muscle stimulation for quadriceps muscle strength in older adults with osteoarthritis of the knee. J.Rheumatol. 2003;30:1571–8.

15. Callaghan MJ, Oldham JA, Winstanley J. A comparison of two types of electrical stimulation of the quadriceps in the treatment of patellofemoral pain syndrome. A pilot study. Clin.Rehabil 2001;15:637–46.

16. Dimengo, J. M. Surgical alternatives in the treatment of heart failure. AACN Clin.Issues (9), 192–207. 1997. Ref Type: Generic

17. Harris S, LeMaitre JP, Mackenzie G, Fox KA, Denvir MA. A randomised study of home-based electrical stimulation of the legs and conventional bicycle exercise training for patients with chronic heart failure. Eur.Heart J. 2003;24:871–8.

18. Vaquero AF, Chicharro JL, Gil L, Ruiz MP, Sanchez V, Lucia A et al. Effects of muscle electrical stimulation on peak VO2 in cardiac transplant patients. Int.J.Sports Med 1998;19:317–22.

19. Neder JA, Sword D, Ward SA, Mackay E, Cochrane LM, Clark CJ. Home based neuromuscular electrical stimulation as a new rehabilitative strategy for severely disabled patients with chronic obstructive pulmonary disease (COPD). Thorax 2002; 57: 333–7.

20. Tsang GM, Green MA, Crow AJ, Smith FC, Beck S, Hudlicka O et al. Chronic muscle stimulation improves ischaemic muscle performance in patients with peripheral vascular disease. Eur.J.Vasc.Surg. 1994;8:419–22.

21. Bouletreau P, Patricot MC, Saudin F, Guiraud M, Mathian B. Effects of intermittent electrical stimulations on muscle catabolism in intensive care patients. JPEN J.Parenter.Enteral Nutr. 1987;11:552–5.

22. Wiesinger GF, Crevenna R, Nuhr MJ, Huelsmann M, Fialka-Moser V, Quittan M. Neuromuscular electric stimulation in heart transplantation candidates with cardiac pacemakers. Arch.Phys.Med.Rehabil. 2001;82:1476–7.

23. Crevenna R, Quittan M, Wiesinger GF, Nuhr MJ, Nicolakis P, Pacher R et al. Electrical nerve stimulation in patients with cardiac pacemakers. Phys Med Rehabil Kurortmed. 2002;11:159–64.

24. Crevenna R, Nuhr MJ, Wiesinger GF, Huelsmann M, Mayr W, Pacher R et al. Long-term neuromuscular electrical stimulation in heart transplantation candidates with cardiac pacemakers. Phys Med Rehabil Kurortmed. 2001;12:215–5.

25. Crevenna R, Stix G, Pleiner J, Pezawas T, Schmidinger H, Quittan M et al. Electromagnetic interference by transcutaneous neuromuscular electrical stimulation in patients with bipolar sensing implantable cardioverter defibrillators: a pilot safety study. Pacing Clin.Electrophysiol. 2003;26:626–9.

26. Bircan C, Senocak O, Peker O, Kaya A, Tamci SA, Gulbahar S et al. Efficacy of two forms of electrical stimulation in increasing quadriceps strength: a randomized controlled trial. Clin.Rehabil. 2002;16:194–9.

27. Talbot LA, Gaines JM, Ling SM, Metter EJ. A home-based protocol of electrical muscle stimulation for quadriceps muscle strength in older adults with osteoarthritis of the knee. J.Rheumatol. 2003;30:1571–8.

28. Perez M, Lucia A, Rivero JL, Serrano AL, Calbet JA, Delgado MA et al. Effects of

transcutaneous short-term electrical stimulation on M. vastus lateralis characteristics of healthy young men. Pflugers Arch. 2002;443:866–74.

29. Delitto A. „Russian electrical stimulation": putting this perspective into perspective. Phys.Ther. 2002;82:1017–8.

30. Quittan M, Sochor A, Wiesinger GF, Kollmitzer J, Sturm B, Pacher R et al. Strength improvement of knee extensor muscles in patients with chronic heart failure by neuromuscular electrical stimulation. Artif.Organs 1999;23:432–5.

31. Nuhr M, Pette D, Berger R, Crevenna R, Huelsman M, Wiesinger GF, Moder P, Fialka-Moser V, Pacher R. Beneficial effects of chronic low-frequency stimulation of thigh muscles in patients with advanced chronic heart failure. Eur Heart J. 2004 Jan; 25 (2): 136–43.

3.3 Elektrotherapie in der Schmerzbehandlung

Gerda Vacariu

3.3.1 Grundlagen

Neurophysiologie des Schmerzes

Bereits seit der Antike ist die schmerzlindernde Wirkung elektrischer Ströme bekannt. Scribonius largus (46 n. Chr.), ein römischer Arzt zu Zeiten des Kaisers Claudius, beschrieb die Anwendung des Zitterrochens, welcher Stromimpulse von 30–50 V mit einer Frequenz von 300 Hz abgeben kann, zur Therapie von Gelenk- und Kopfschmerzen. Die Arbeiten von Galvanis (1793) und Volta (1803), dem Erfinder der ersten galvanischen Batterie, legten schließlich die Grundsteine auf denen die heutige Elektrotherapie basiert. Die ersten Impulsstromformen entstanden durch Entwicklung von Stromunterbrechern, z.B. der Leduc-Strom (1 ms, 100 Hz Rechteckimpulse, 1902). Die heute durch Netzstromgeräte erzeugten Impulsströme wurden Mitte des 20. Jahrhunderts entwickelt. Auf Basis der von Wall und Melzack entwickelten Gate-control-Theorie (1965) wurden batteriebetriebene Kleinstimulatoren entwickelt, deren Impulsstromformen als transkutane elektrische Nervenstimulation (TENS) bezeichnet werden. In der Folge kam es zu einer zunehmenden wissenschaftlichen Aufarbeitung, der bis dahin vorwiegend empirisch gefundenen Schmerzlinderung durch elektrische Ströme.

Nozizeption

Schmerz ist eine unangenehme Sinnes- und Gefühlswahrnehmung, welcher mit einer aktuellen oder potentiellen Gewebeschädigung verbunden ist. Ausgelöst wird die Schmerzerregung durch mechanische, thermische oder chemische Noxen, welche spezifische Rezeptoren (*Nozizeptoren*) im Gewebe stimulieren. Nozizeptoren sind freie Nervenendigungen von Ad- und C-Fasern, die entweder *unimodal*, das heißt nur auf einen spezifischen Reiz oder *polymodal*, das

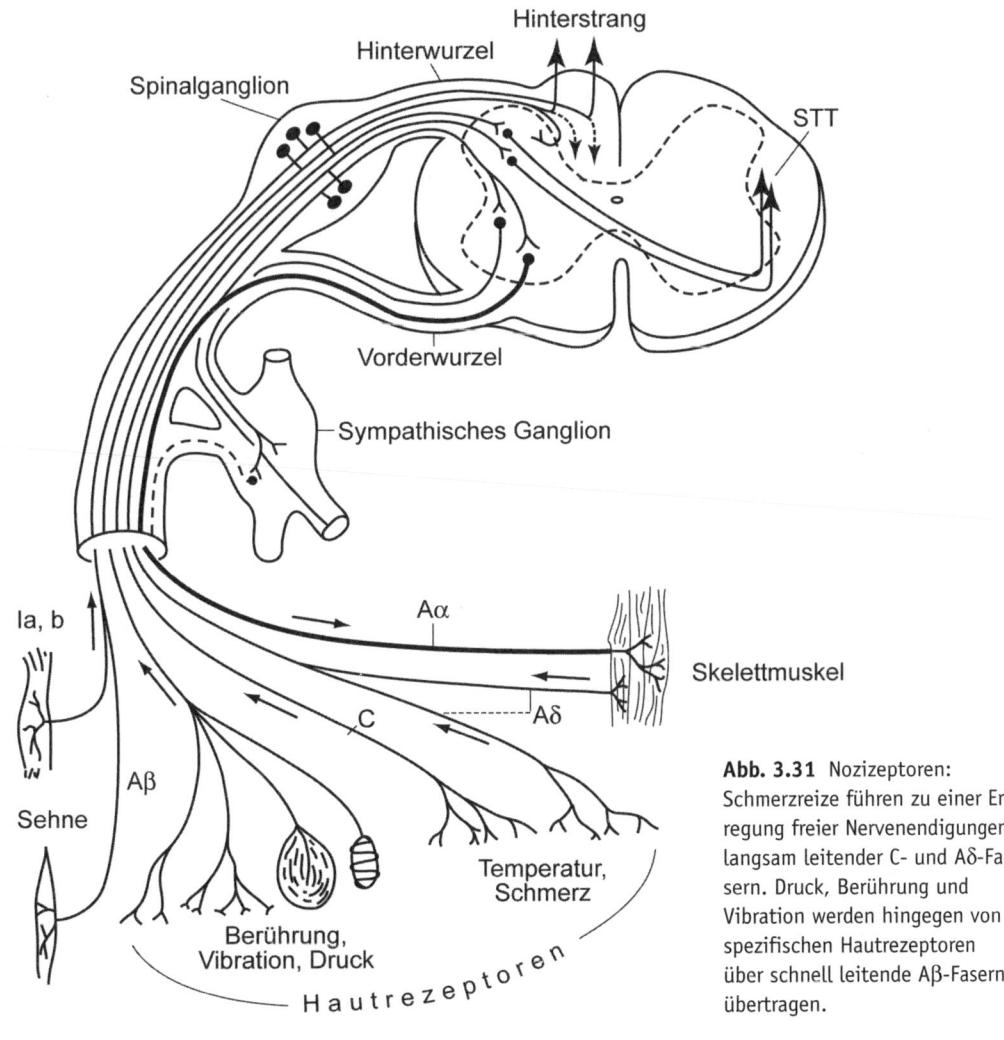

Abb. 3.31 Nozizeptoren: Schmerzreize führen zu einer Erregung freier Nervenendigungen langsam leitender C- und Aδ-Fasern. Druck, Berührung und Vibration werden hingegen von spezifischen Hautrezeptoren über schnell leitende Aβ-Fasern übertragen.

heißt sowohl auf mechanische als thermische und chemische Reize aktiviert werden können. Sie finden sich in der Haut, in der Muskulatur, dem Periost, Kapselbandapparat, Gefäßwänden sowie in der Ummantelung von inneren Organen *(Abb. 3.31)*.

Ein Trauma führt zu einer Aktivierung der spezifischen Schmerzrezeptoren und indirekt über eine Freisetzung von Entzündungsmediatoren, wie Histamin, Bradykinin, Prostaglandinen und pH-Absenkung zu einer entzündlichen Reaktion des Gewebes. Dies kann zu einer Aktivierung weiterer, vorher nicht aktiver C-Schmerzrezeptoren (*silent nociceptors*) führen.

C-Nozizeptoren haben neben der Weiterleitung des Schmerzreizes als afferente Funktion auch eine efferente (von zentral nach peripher gerichtete) Funktion. Ihre Fasern enthalten eine hohe Konzentration von *Neuropeptiden*, Substanz P (SP), Calcitonin-Gene-Related Peptide (CGRP) Neurokinin A (NKA), die im Zellkörper des Spinalganglions synthetisiert und mit dem axonalen Transport zu den Nervenendigungen gebracht werden. Die retrograde Freisetzung dieser vasoaktiven Neuropeptide wird *Axonreflex* genannt *(Abb. 3.32)*. Die Neuropeptide führen zentral, auf spinaler Ebene zu einer erhöhten Erregbarkeitsbereitschaft, peripher im Gewebe zu einer Verstärkung der Entzündungsreaktion, welche als neurogene Entzündung bezeichnet wird. In der Folge kommt es zu einer Ausdehnung des Schmerzareals und zu einer Absenkung der Reizschwelle mit pathologisch gesteigerter Erregungsbereitschaft. Diese vermehrte Aktivierung von Nozizeptoren bezeichnet man als *periphere Sensibilisierung*.

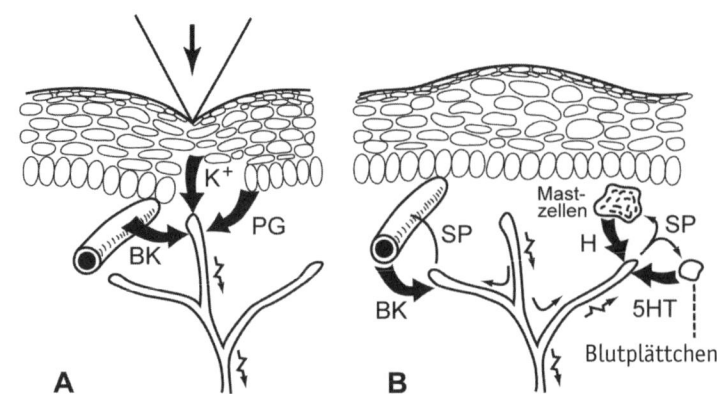

Abb. 3.32
Axonreflex: retrograde Freisetzung von vasoaktiven Neuropeptiden bei Reizung von C-Fasern.

Schmerzleitung und Schmerzverarbeitung

Schmerzbahn *(Abb. 3.33)*

1. Neuron: Hinterhorn des Rückenmarks
2. Neuron: Thalamus
3. Neuron: sensorischer Kortex

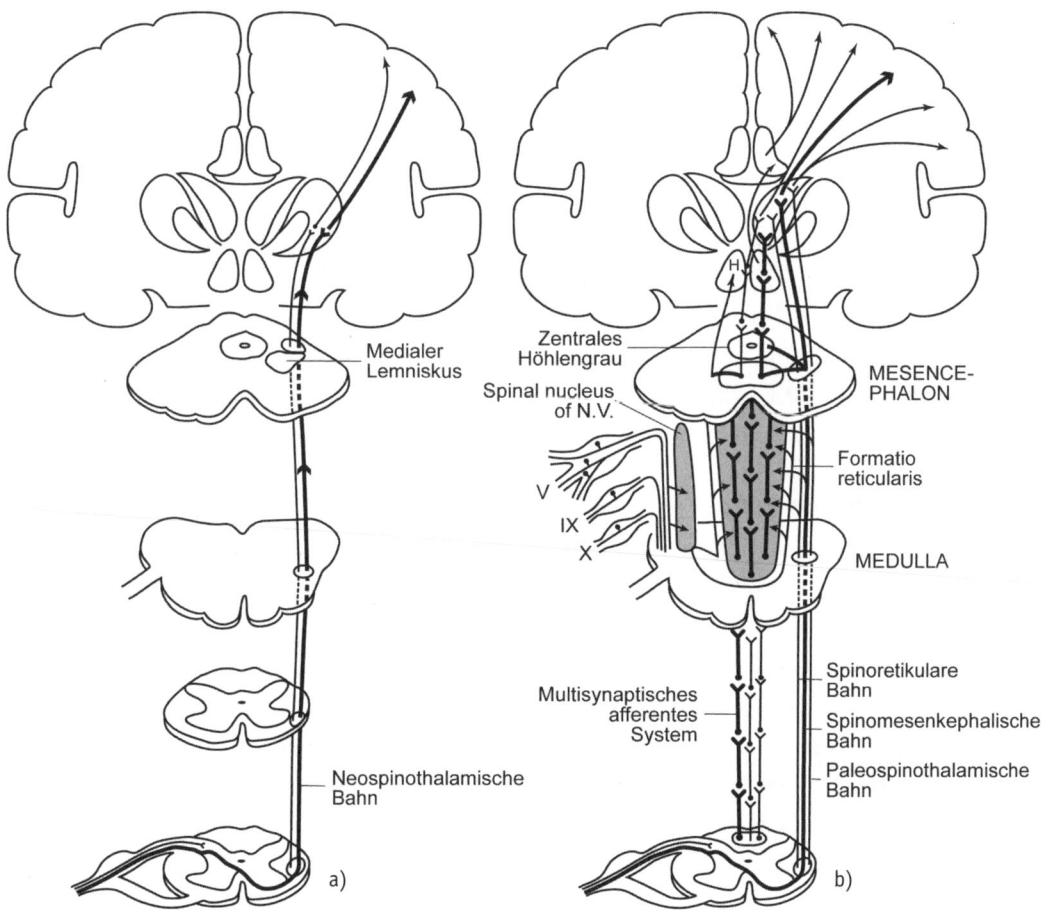

Abb. 3.33 Schmerzbahn:
a) laterale lemniscale neospinothalamische Bahn für gut lokalisierbare sensorisch-diskriminative Schmerzkomponente
b) mediale, nonlemniscale paleospinothalamische Bahn – multisynaptisch mit Verbindungen zur Formatio reticularis und limbischen Sytem für die vegetative, affektive Schmerzkomponente.

Der akute Schmerzreiz bei einer Verletzung (z.B. Schnittverletzung) wird über relativ schnell leitende markhaltige $A\delta$-Fasern zu Projektionsneuronen des Hinterhorns im Rückenmark und dann im lateralen System des Tractus spinothalamicus über laterale Thalamuskerne zum sensorischen Kortex weitergeleitet. Das laterale System besitzt eine hohe räumliche Auflösung. Der Schmerz wird als hell und gut lokalisierbar wahrgenommen (sensorisch-diskriminative Schmerzkomponente).

Die durch die Gewebeschädigung freigesetzten alogenen Substanzen (z.B. Bradykinin, Histamin) führen zu einer Erregung von langsam leitenden, nicht markhaltigen C-Schmerzfasern. Ihre Afferenzen enden vorwiegend in der an Interneuronen reichen Lamina II, der Substantia gelatinosa des Hinterhorns, von wo sie in medialen Schmerzbahnen über viele synaptische Verbindungen zur Zwischenhirnregion und Formatio reticularis über das limbische System und mediale Thalamuskerne zur Großhirnrinde weitergeleitet werden. Dieser Schmerz hat eine dumpfe, schlecht lokalisierte, oft brennende, unangenehme Qualität.

Die polysynaptischen Verbindungen zur Formatio reticularis und Kreislaufregionen im Mittelhirn sind für die vegetative, die Verbindung zum limbischen System für die affektive Schmerzkomponente verantwortlich.

Segmentale Reflexe – Referred Pain

Ein hoher Anteil der C-Fasern endet an so genannten *WDR-Neuronen* (Wide Dynamic Range) im Rückenmark. Diese sind, wie der Name sagt, für ein breites Spektrum von Zuflüssen offen. So erhalten sie auch Afferenzen aus tieferen Gewebeschichten, wie Muskulatur, Gefäßen und inneren Organen. Dadurch kann es zu einer zentralen Umdeutung einer Schmerzempfindung kommen, sodass ein Organschmerz als schmerzhaftes Hautareal im Rückenmarksdermatom empfunden wird (*Head Zonen*). Spinale Reflexe können somatomotorisch zu einem erhöhten Muskeltonus im Segment (Myotom) führen. Über efferente Sympathikusreize kann es zu einer zunehmenden Gefäßengerstellung im Subkutangewebe mit Zunahme des Gewebeturgors kommen. Diese lokalen Muskelverspannungen und Gewebeverquellungen führen zu den so genannten *Myogelosen*.

Die oft tastbaren lokalen Muskelkontraktionsknötchen werden als *Triggerpunkt* bezeichnet. Typisch für Triggerpunkte ist die segmentale, der Muskelkette entsprechende Schmerzausstrahlung *(Abb. 3.34–3.36).*

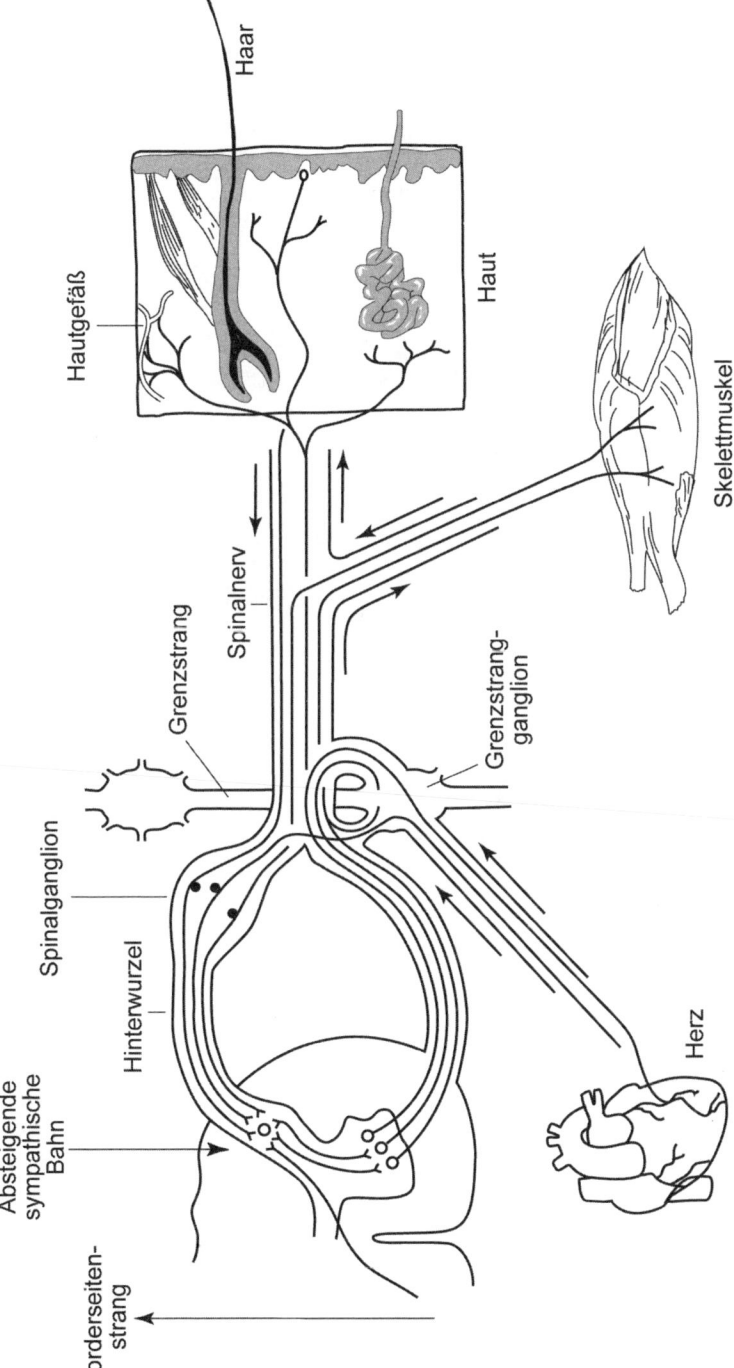

Abb. 3.34 Segmentale Reflexe: Alle sensiblen Informationen sowohl aus der Haut als auch von Muskulatur und inneren Organen werden segmental im Rückenmark verschaltet und können zu viszerokutanen oder kutiviszeralen Reflexen führen.

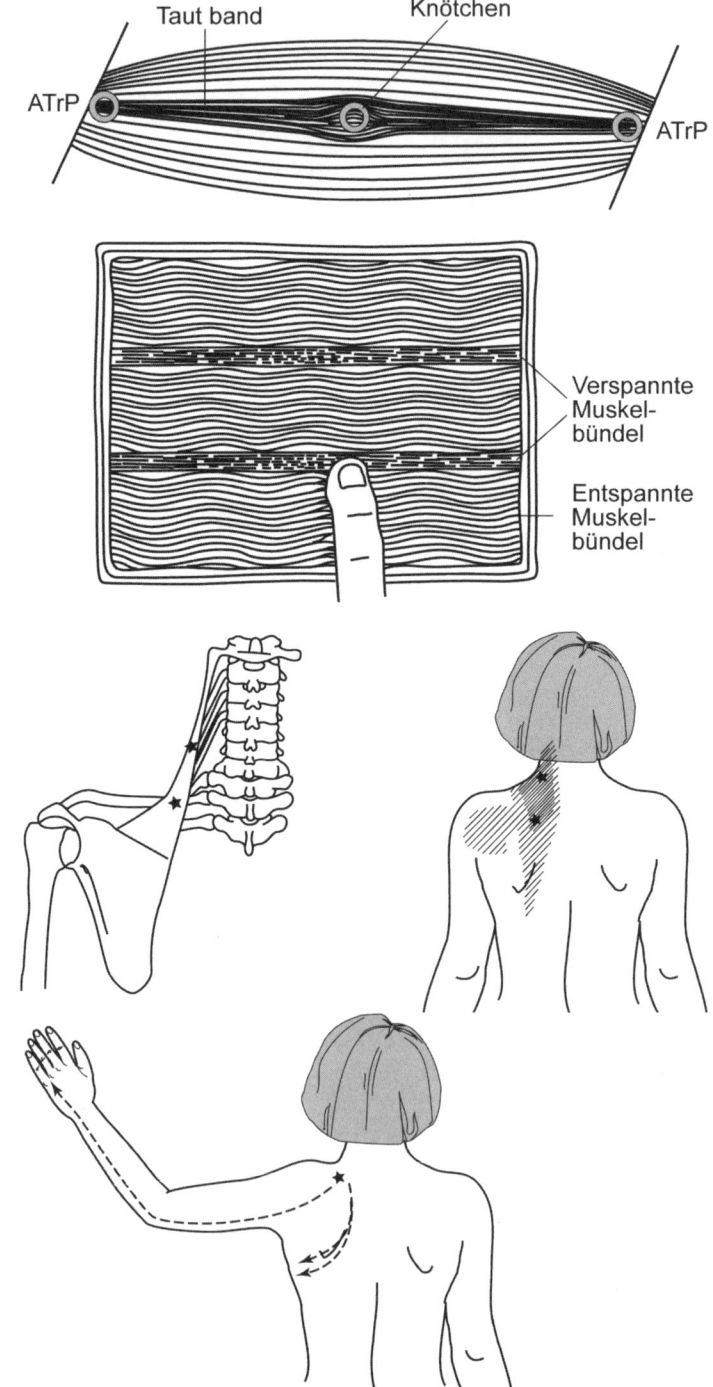

Taut band   Knötchen

ATrP   ATrP

Verspannte Muskelbündel

Entspannte Muskelbündel

Abb. 3.35
Triggerpunkt: Im Bereich der motorischen Endplatte, meist in der Mitte einer Muskelfaser, kommt es zu Kontraktionsknötchen der Muskelfaser, die zusammen ein palpables Knötchen bilden. Dies wird als zentraler Triggerpunkt (CTrp) bezeichnet. Durch den Zug der angespannten Muskelfaser (Taut band) kann es zu einer schmerzhaften Tendinose an der Insertionsstelle des Muskels kommen (Attachmenttriggerpunkt – ATrp).

Abb. 3.36
Triggerpunkt: Triggerpunkte können zu einer segmentalen Schmerzausstrahlung führen. Im Beispiel führen Triggerpunkte im Bereich des M. levator scapulae zu einer Schmerzausstrahlung zum Schulterblatt und in den Arm.

Das Schmerzempfinden kann auf allen Ebenen der Neuraxis vom Rezeptor bis zur kortikalen Verarbeitung und Wahrnehmung unterdrückt, gebahnt und modifiziert werden.

Neben der bereits beschriebenen peripheren Sensibilisierung kann es bei Aktivierung von Nozizeptoren durch Freisetzung von Neuropeptiden auf spinaler Ebene zu einer erhöhten Erregungsbereitschaft und zu einer Veränderung der spinalen Verarbeitung kommen. So kann etwa ein Berührungsreiz dann als schmerzhaft erlebt werden (Allodynie).

Diese erhöhte spinale Erregbarkeit wird als *zentrale Sensibilisierung* bezeichnet.

Schmerzhemmung

Schmerzreize können über hemmende Interneurone und durch absteigende hemmende Bahnen im gesamten Verlauf der Schmerzleitung moduliert und gedämpft werden. Vereinfacht lässt sich eine segmentale spinale Schmerzhemmung und eine supraspinale Hemmung durch das deszendierende Hemmsystem unterscheiden. In der Regel werden jedoch beide beschriebenen Mechanismen zur Schmerzdämpfung aktiv *(Abb. 3.37)*.

Die segmentale Schmerzhemmung

Die segmentale Schmerzkontrolle ist seit der frühen Medizingeschichte empirisch bekannt und beruht im Wesentlichen auf einem Simultankontrast. Bereits als Kind verwenden wir instinktiv einen taktilen Reiz, wie das Reiben einer schmerzhaften Stelle zur Schmerzverdeckung.

Die Gate-Control-Theorie

Das erste Modell (1965) von Wall und Melzack ging davon aus, dass das Hinterhorn des Rückenmarkes über hemmende Interneurone die Funktion eines Tores für Schmerzreize habe, welches unter dem Einfluss des Inputs durch Schmerzfasern sich öffnet, jedoch durch gleichzeitig eintreffende Berührungsreize, durch schneller leitende Aβ-Fasern schließen lässt. In weiterer Folge wurde dieses Modell von Wall und Melzack durch den zusätzlichen Einfluss deszendierender Schmerzbahnen auf die spinale Schmerzverarbeitung modifiziert *(Abb. 3.38)*.

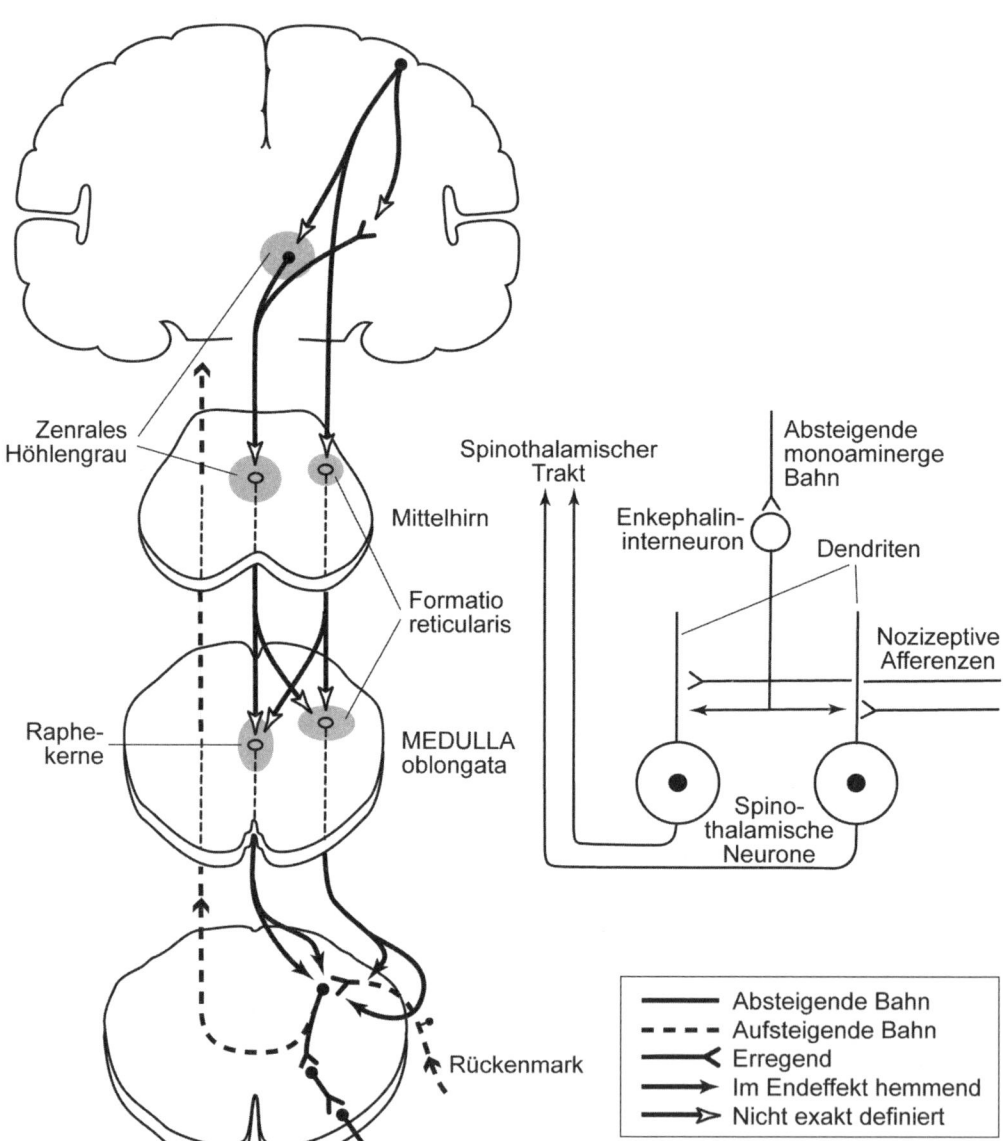

Abb. 3.37 Schmerzhemmende Bahnen.

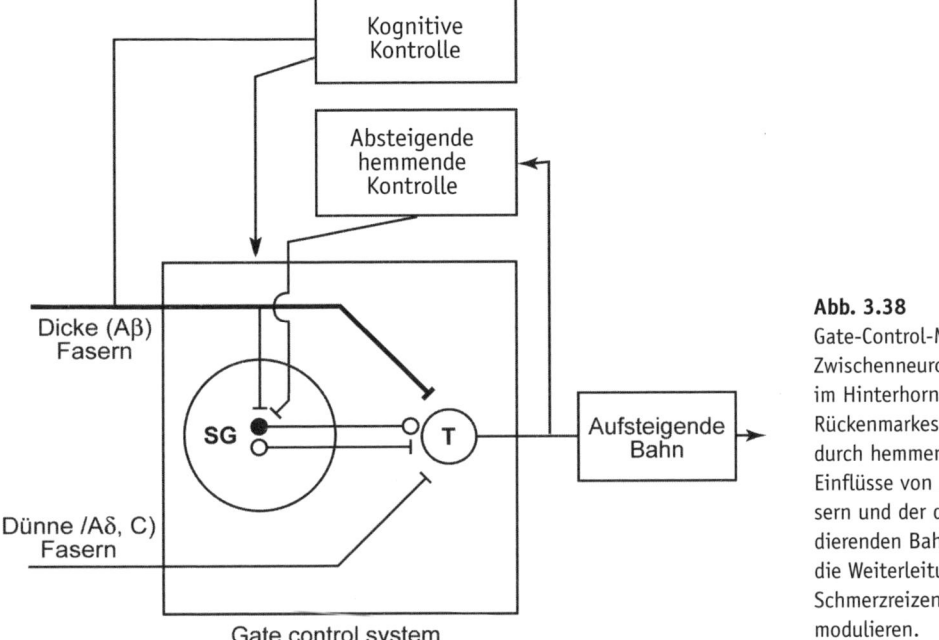

Abb. 3.38
Gate-Control-Modell: Zwischenneurone im Hinterhorn des Rückenmarkes können durch hemmende Einflüsse von Aβ-Fasern und der deszendierenden Bahnen die Weiterleitung von Schmerzreizen modulieren.

Das supraspinale deszendierende Hemmsystem

Seit langem ist bekannt, dass es keinen einfachen Zusammenhang zwischen der Stärke eines Schmerzreizes und der resultierenden Schmerzempfindung gibt. Letztere ist in hohem Maße von unseren Emotionen und kognitiven Einstellungen abhängig. Körpereigene Opioide (Endorphine, Enkephaline) und andere Neurotransmitter (z.B. Serotonin, Noradrenalin) wirken über absteigende Bahnen modulierend auf die Schmerzperzeption ein. Die Hauptareale dieser zentralen Schmerzhemmung finden sich im Bereich des periaqueductalen Höhlengraus, im Bereich der rostral ventralen Medulla mit dem N. raphe magnus, sowie auch im Rückenmark.

Klassifikation von Schmerzen

Schmerzen lassen sich auf unterschiedlichste Weise klassifizieren:
▷ nach Entstehungsort: z.B. Bauchschmerz, Beinschmerz
▷ nach Entstehungsursache: z.B. Tumorschmerz, postoperativer Schmerz
▷ nach Zeitdauer: akuter Schmerz, chronischer Schmerz

▷ nach pathogenetischen Kriterien:

- *Nozizeptorschmerz:* typisch als Entzündungsschmerz oder bei akuten Verletzungen. Der Schmerz ist adäquat zur bestehenden Noxe und lokalisiert.
- *Neuropathischer Schmerz:* peripher bei Affektion des peripheren Nervs oder der Nervenwurzel, zentral bei Rückenmarksschädigung, z.B. bei Querschnittläsionen und bei ZNS-Läsionen insbesondere im Thalamusbereich. Schmerzqualität: Spontanschmerz, häufig einschießende Schmerzattacken, evozierbare Schmerzen, z.B. Allodynie.
- *Psychogene Schmerzen:* Schmerz als körperlicher Ausdruck einer seelischen Belastung, oft im Sinne einer Panalgesie = Ganzkörperschmerz. Für den Schmerz findet sich kein adäquates organisches Substrat. Dies kann Ausdruck einer somatoformen Depression sein, kann jedoch auch bei unbewussten Konflikten im Sinne einer Konversionsneurose oder bei Persönlichkeitsstörungen und anderen Psychopathologien auftreten, daher ist die psychiatrische Begutachtung empfehlenswert.

3.3.2 Elektrotherapie mit niederfrequenten Strömen (0–1000 Hz)

Gleichstrom: konstante Galvanisation = Frequenz 0 Hz
(Sonderformen: Zellenbad, hydroelektrisches Vollbad/Stangerbad)

Der Stromfluss erfolgt in einer Richtung mit gleich bleibender Intensität. Körperflüssigkeiten enthalten einen hohen Anteil von dissoziierten Salzen. Unter dem Einfluss des elektrischen Stroms wandern Anionen (z.B. Cl^-) zur Anode (Pluspol) und Kationen (z.B. Na^+) zur Kathode (negativer Pol). Die Stromeinwirkung bewirkt durch diese elektrische Dissoziation eine Veränderung des Zellmilieus. An der Kathode kommt es zu einer Erregbarkeitssteigerung (Katelektrotonus), an der Anode zu einer Dämpfung der Erregbarkeit durch Hyperpolarisation von Nervenmembranen *(Abb. 3.39)*.
Eine direkte Schmerzhemmung wird bei Gleichstrombehandlungen durch diesen Hyperpolarisationblock von schmerzleitenden Nervenfasern erreicht.
Zur Schmerzdämpfung wird meist eine absteigende Längsgalvanisation (Anode proximal – Kathode distal) gewählt. Eine Verlangsamung der Nervenleitgeschwindigkeit konnte bei dieser Anlageform nachgewiesen werden (Trnavsky).

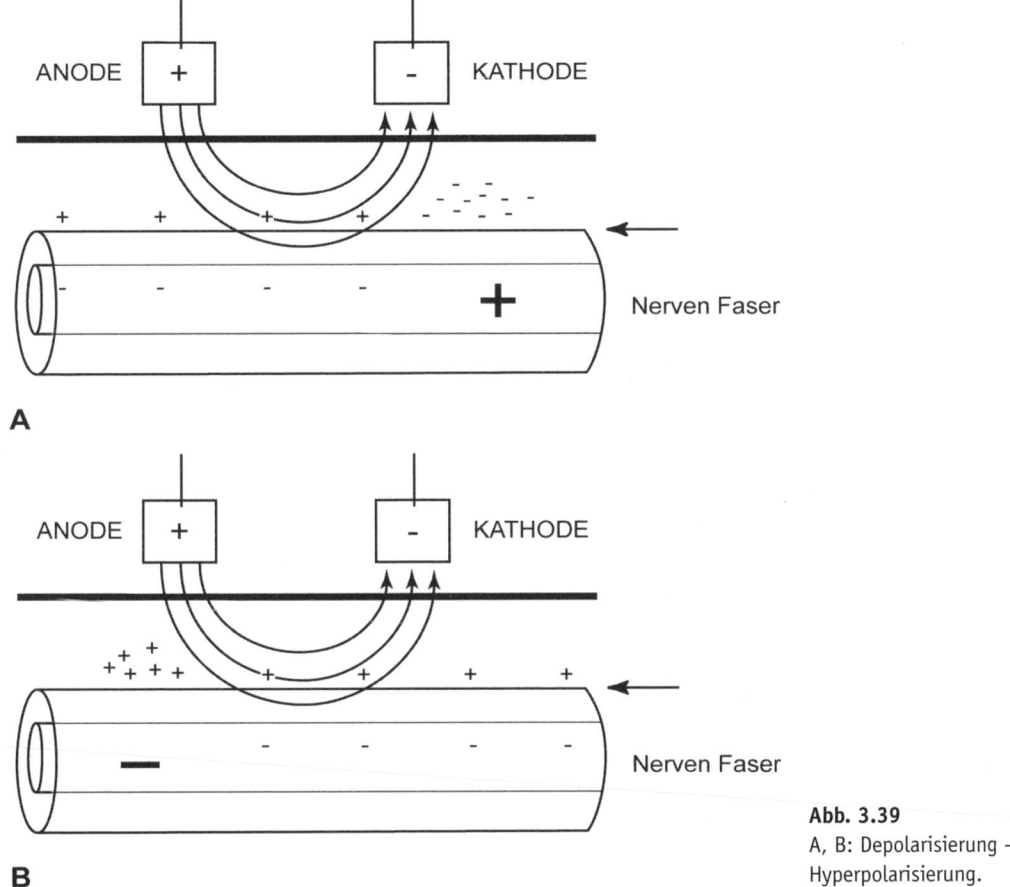

Abb. 3.39
A, B: Depolarisierung – Hyperpolarisierung.

Eine indirekte schmerzreduzierende Wirkung kann auf eine Zunahme der Gewebedurchblutung und damit verbundener Ausschwemmung von Alogenen (schmerzauslösenden Substanzen) zurückführbar sein. Unter den Elektroden werden durch die Stromeinwirkung polymodale Rezeptoren der Haut gereizt. Es kommt zur Freisetzung von vasoaktiven Substanzen. Die dadurch verursachte Gefäßerweiterung wird als galvanisches Erythem sichtbar. Laser-doppler-flow-Messungen konnten zeigen, dass die Hautdurchblutung unter der Kathode rascher und intensiver erfolgt als unter der Anode. Bei längerer Reizzeit gleichen sich die Erythemgrade von Kathode und Anode jedoch an (Schöps et al).

Regenerationsfördernde Wirkung:
Die Trophik verbessernde Wirkung bei Langzeitanwendung kann bei Wundheilungsstörungen und chronischen Hautulcera therapeutisch genutzt werden (Edel/Freund, Carley/Wainapel 1985).
Die Anregung der Osteogenese im Bereich der Kathode konnte experimentell nachgewiesen werden (Brighton 1981). Die Wirkung elektrischer Felder, wie auch elektromagnetischer bzw. magnetischer Felder auf die Knochenneubildung beruht wahrscheinlich vorwiegend auf den piezoelektrischen Effekt, welcher auch durch mechanische Reize, wie Ultraschallwellen hervorgerufen werden kann. Entsprechende Elektrostimulationsgeräte haben sich bisher in der Praxis nicht durchsetzen können.

Praktische Anwendungstechniken:
▷ Elektroden: Blei, Zinn, leitend gemachter Weichgummi
▷ Standardgrößen: 50 cm² (6 × 8), 100 cm² (8 × 10 cm), 200 cm² (12 × 16 cm), 300 cm² (14 × 22 cm)

Bei der Gleichstromtherapie sollten möglichst große Elektroden, die eine Durchflutung der betroffenen Region ohne lokale Reizerscheinungen gestatten, verwendet werden.
Zwischen Elektroden und Haut muss eine mehrfach gefaltete feuchte Zwischenschicht aus Frottiertuch, Viskoseschwamm oder Vliesstoff gelegt werden. In dieser Schicht sammeln sich die sauren und basischen Reaktionsprodukte, sie müssen daher sorgfältig gewaschen werden!

Elektrodenanordnung:
▷ Anodenanlage erfolgt auf den Hauptschmerzpunkt, die Kathode im Ausstrahlungsgebiet,
▷ Gelenke quer und Muskelketten längs.
▷ Neuralgische Schmerzen an der Extremität: absteigende Längsgalvanisation.

Dosierung: 0,1 mA/cm² Elektrodenfläche
Beispiel: 200 cm² Elektrode/20 mA

Hydroelektrische Bäder

▷ hydroelektrisches Teilbad: Ein-, Zwei-, Vierzellenbad *(Abb. 3.40)*.

▷ hydroelektrisches Vollbad (Stangerbad, *Abb. 3.41*).

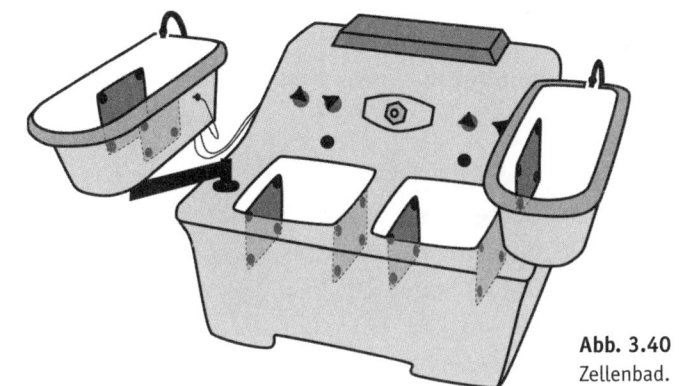

Abb. 3.40
Zellenbad.

Durch das Wasser als großflächig anliegender Elektrodenfläche kann im Zellenbad mit höheren Stromstärken gearbeitet werden und damit eventuell ein größerer Effekt für die Durchblutung und Schmerzlinderung erreicht werden. Vorsicht ist allerdings bei Sensibilitätsstörungen geboten. Die Dosierung darf dann nicht nach dem Stromgefühl erfolgen!

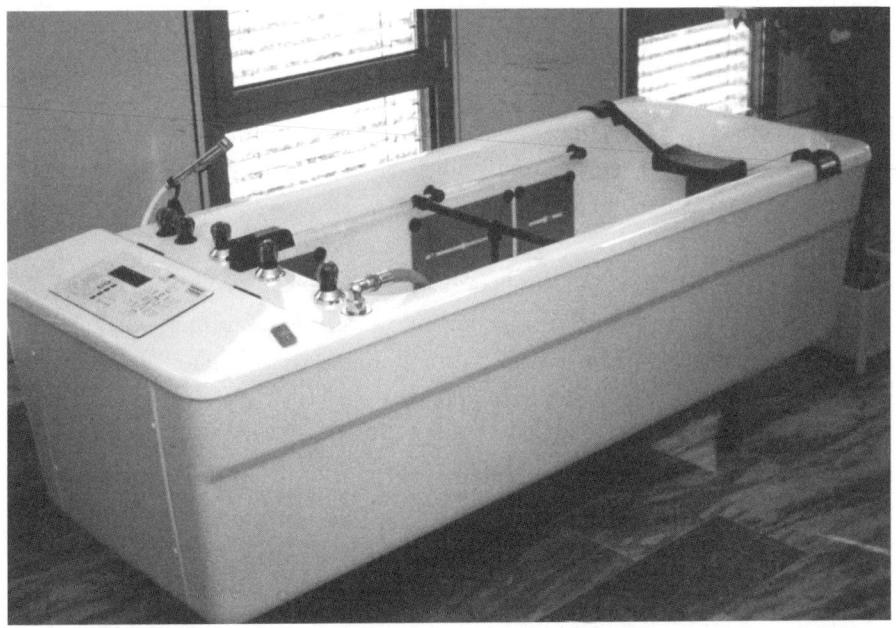

Abb. 3.41 Stangerbad.

Merke

Richtlinie für die Stromintensität:
1 mA Gleichstrom auf 10 cm^2 Elektrode

Vorsicht bei:
- ▷ Patienten mit Sensibilitätsstörungen
- ▷ Patienten mit kleinen Hautverletzungen, wie Kratzern, Abschürfungen – diese müssen mit einer Schutzsalbe abgedeckt werden.
- ▷ Nicht gut sitzende oder abgenützte Elektroden können lokale Stromspitzen und damit Verätzungen verursachen.

Die Dosierung sollte nach dem sensiblen Empfinden des Patienten in den ersten Therapien einschleichend erfolgen. Die Stromintensität ist langsam hoch zu regeln, um unangenehme Muskelzuckungen, welche beim plötzlichen Ein- oder Ausschalten auftreten können (Kathodenschließungszuckung/Anodenöffnungszuckung) zu vermeiden.

Bei Sensibilitätsstörungen dürfen 0,5 mA/10 cm^2 Elektrode nicht überschritten werden.

Indikationen

Die Galvanisation hat bei unterschwelliger Stromintensität eine geringe Reizstärke und wird daher bei akuten Schmerzen des Bewegungsapparates empfohlen.

Zu beachten ist allerdings die hyperämisierende Wirkung, die eventuell Entzündungsreaktionen verstärkt. Die gefäßerweiternde Wirkung wird in der Anwendung bei funktionellen Gefäßerkrankungen, wie Raynaudsyndrom und peripherer arterieller Verschlusskrankheit Stadium I bis IIa genutzt.

Kontraindikationen der Gleichstromtherapie
- ▷ Hautschäden im Behandlungsfeld
- ▷ Metallische Fremdkörper im Behandlungsfeld
- ▷ Lokal entzündliche Prozesse im Behandlungsfeld.

Impulsstrombehandlung

Die niederfrequente Impulsstromtherapie wird auch als Reizstromtherapie bezeichnet, da sie abhängig von Impulsbreite und Frequenz Nervenfasern und Muskeln stimulieren kann. Prinzipiell lassen sich daher zwei therapeutische Anwendungen unterscheiden:

▷ analgetische Reizstromtherapie
▷ elektrische Muskelstimulation (s. Kapitel 3.2, 3.4, 3.5).

Leitungsgeschwindigkeit und Erregbarkeit der Nerven:
Die elektrische Erregbarkeit und die Leitungsgeschwindigkeit der Nervenfasern hängen von der Markscheidendicke ab. Um eine myelinisierte $A\beta$-Nervenfaser, welche die Berührungsempfindung leitet, selektiv zu erregen, sollte ein sehr kurzer Stromimpuls (0,1–0,5 ms) verwendet werden. Die $A\beta$-Fasern haben die dicksten Markscheiden und die schnellste Leitgeschwindigkeit (15–40 m/sec). Ihre Reizschwelle ist niedriger als die von dünnen Fasern. Sie lassen sich mit geringer Reizintensität bei höheren Frequenzen (50–100 Hz) besonders gut stimulieren. Längere Impulse (>1 ms) und höhere Intensität (noch tolerierbar, an der Schmerzgrenze) führen zu einer Stimulation von $A\delta$-Fasern und C-Fasern *(Abb. 3.42)*.

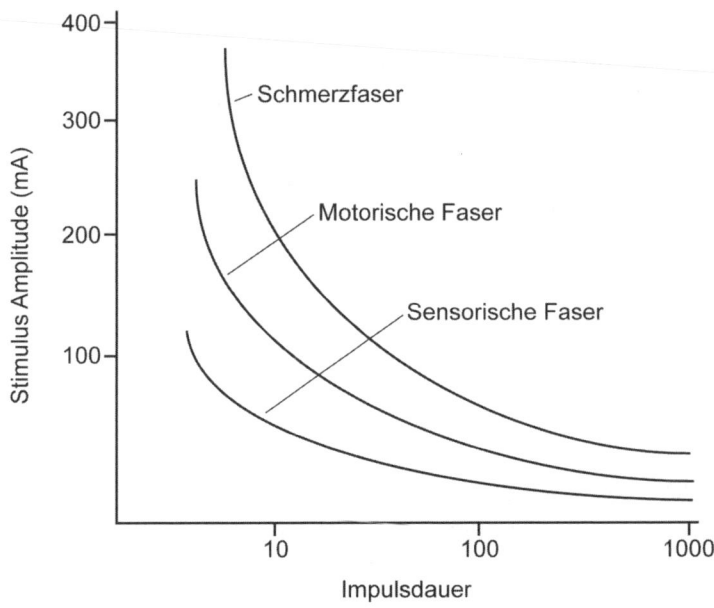

Abb. 3.42 Reizzeit-Intensitäts-Kurve, IT-Kurve.

Analgetische Wirkung:
▷ Direkte Blockade der Schmerzfasern durch Hyperpolarisierung der Nervenmembran.
▷ Verdeckungseffekt entsprechend der Gate-Control-Theorie durch Stimulation der schneller leitenden Berührungsfasern (Aβ-Fasern) bei Verwendung
von kurzen Impulsen mit hoher Frequenz.
▷ Aktivierung des deszendierenden Schmerzhemmsystems, vor allem wenn
längere Impulse mit niedriger Frequenz angewendet werden.

Myogene Wirkung:
Hochfrequente Impulsströme haben eine muskeltonusmindernde Wirkung
und eignen sich zur Anwendung bei myofaszialen Schmerzsyndromen und zur
Triggerpunkt Behandlung (Graff-Radford et al. 1989).

Durchblutung und Stoffwechsel:
(s. auch Kap. 3.2)
Werden durch Stromimpulse auch Muskelkontraktionen erzeugt, so kommt es
zu einer Zunahme des Muskelstoffwechsel mit vermehrter Sauerstoffaufnahme
und Freisetzung verschiedener Stoffwechselprodukte, welche zu einer Zunahme
der intramuskulären Durchblutung führt (Currier 1986). Durch Mukelkon-
traktion und -relaxation steigert sich der venöse und lymphatische Rückfluss
(Muskelpumpe). So konnte im Bereich des M. quadriceps bei Stimulation mit
Impulsen von 0,5 ms, 50 HZ, 4 s on/4 s off eine 18,4%ige Zunahme des Blutflusses in der A. femoralis festgestellt werden (Tracy et al. 1988). Wie auch bei
der Gleichstromtherapie werden durch Impulsströme vasoaktiven Stoffe freige-
setzt. Eine die Trophik verbessernde Wirkung konnte experimentell nachgewiesen werden (Kjartansson et al. 1988).

Reflextherapeutische Wirkung:
Da im Rückenmark nozizeptive Afferenzen sowohl von der Körperoberfläche
als auch aus dem Körperinneren zu den gleichen Neuronen konvergieren
(WDR-Neurone) ist eine Beeinflussung somato-viszeraler Reflexe möglich.
Eine Sympathikus dämpfende Wirkung kann eintreten. Die Aktivierung des
deszendierenden Schmerzhemmsystem beeinflusst zusätzlich das vegetative

Nervensystem. Eine Beeinflussung viszeraler Schmerzen ist durch Impulsströme nur in geringem Maße möglich. Eine gute Wirksamkeit ist allerdings bei Unterbauchbeschwerden bei Dysmenorrhö feststellbar.

Reizstromtherapie zur Ödembehandlung:
Impulsstromformen, insbesondere der Hochvolttherapie wird eine Ödem resorbierende Wirkung zugesprochen. Dieser Effekt soll einesteils durch die Aktivierung der Muskelpumpe und den damit verstärkten Rückfluss in venösen und lymphatischen Gefäßen entstehen, andernteils wird eine elektroosmotische Wirkung auf die negativ geladenen Plasmaproteine sowie eine Kapillarabdichtung postuliert. Experimentelle Untersuchungen zur Ödemreduktion sind widersprüchlich. Positive Effekte sind zumeist auf Tierexperimente beschränkt (Taylor 1991, Bettany 1990). Zu beachten ist jedenfalls, dass bei Lymphödemen hyperämisierende Stromformen kontraindiziert sind!

Placebowirkung – Nonresponder – Stromunverträglichkeit:
Untersuchungen haben gezeigt, dass zu Beginn einer Impulsstrombehandlung mit TENS- Geräten ein relativ hoher Wirkungsanteil (30%) aufgrund eines Placeboeffektes zustande kommt. Dieser lässt jedoch im Laufe der Behandlung nach. Außerdem ist bekannt, dass es Nonresponder (10%) auch bei bewährten Indikationen gibt. Derzeit werden neuroendokrine Faktoren für die Entstehung des Placeboeffektes diskutiert. Es ist denkbar, dass bei Nonrespondern eine verminderte Aktivierungsfähigkeit des Schmerzhemmsystems besteht. Vorsicht ist geboten, wenn Ängste oder Vorbehalte gegen elektrische Ströme bestehen. Diese „Stromangst" ist, falls sie durch entsprechende Information nicht behebbar ist, für eine Therapie mit elektrischen Strömen jedenfalls kontraproduktiv.
Zu beachten ist auch, dass bei starker Schmerzirritation das betroffene Hautareal überempfindlich auf elektrische Reize reagieren kann. Stromimpulse würden dann bei direkter Applikation im Irritationsgebiet die Schmerzsymptomatik noch verstärken. In diesem Fall sollte die Elektrodenlage entweder proximal oder bei weiterer Unverträglichkeit probatorisch auch kontralateral im betroffenen Segment angelegt werden.

Praktische Anwendungstechniken

Elektrodenposition für die Schmerzbehandlung:

▷ Direkt über dem Schmerzareal

▷ Proximal über dem Hauptnervenstamm, der das Schmerzareal versorgt

▷ Triggerpunkte, Akupunkturpunkte (Beispiele in *Abb. 3.43a–h*)

▷ Im betroffenen Rückenmarkssegment (evtl. bilateral, auch kontralateral möglich).

Indikationen der Impulsstrombehandlungen

Ergeben sich aus den genannten Wirkungen und entsprechen den Indikationen der TENS:

▷ Schmerzdämpfung

▷ Muskelentspannung, Triggerpunktbehandlung

▷ Verbesserung der Trophik.

Kontraindikationen der Impulsströme (bei großflächiger Anwendung)

▷ Herzschrittmacher

▷ Hautläsionen und Hautentzündungen im Behandlungsfeld

▷ Maligne Tumore im Behandlungsfeld

▷ Thrombophlebitis /Phlebothrombose im Behandlungsfeld

▷ Metallimplantate im Behandlungsfeld, falls kein Wechselstrommodus möglich ist.

Impulsstromtherapie mit Standgeräten

Impulsgalvanisation:

Bei Gleichstromimpulsen erfolgt die Auslenkung von der Grundlinie stets in einer Richtung. Diese Impulse werden monophasisch genannt. Es verbleibt eine verschobene Ladungsmenge. Sie haben abhängig von der Einzelimpulsdauer daher eine deutliche galvanische Komponente mit elektrolytischen Effekten an den Elektroden.

Bei biphasischen Impulsen wechselt die Stromrichtung innerhalb eines Zyklus. Wenn die positive und negative Phase des Einzelimpulses eine gleiche Fläche aufweist, kommt es zu keiner Ladungsverschiebung und damit zu keiner Gleichstromwirkung. Solche Impulse werden *nullsymmetrische* biphasische Impulse genannt.

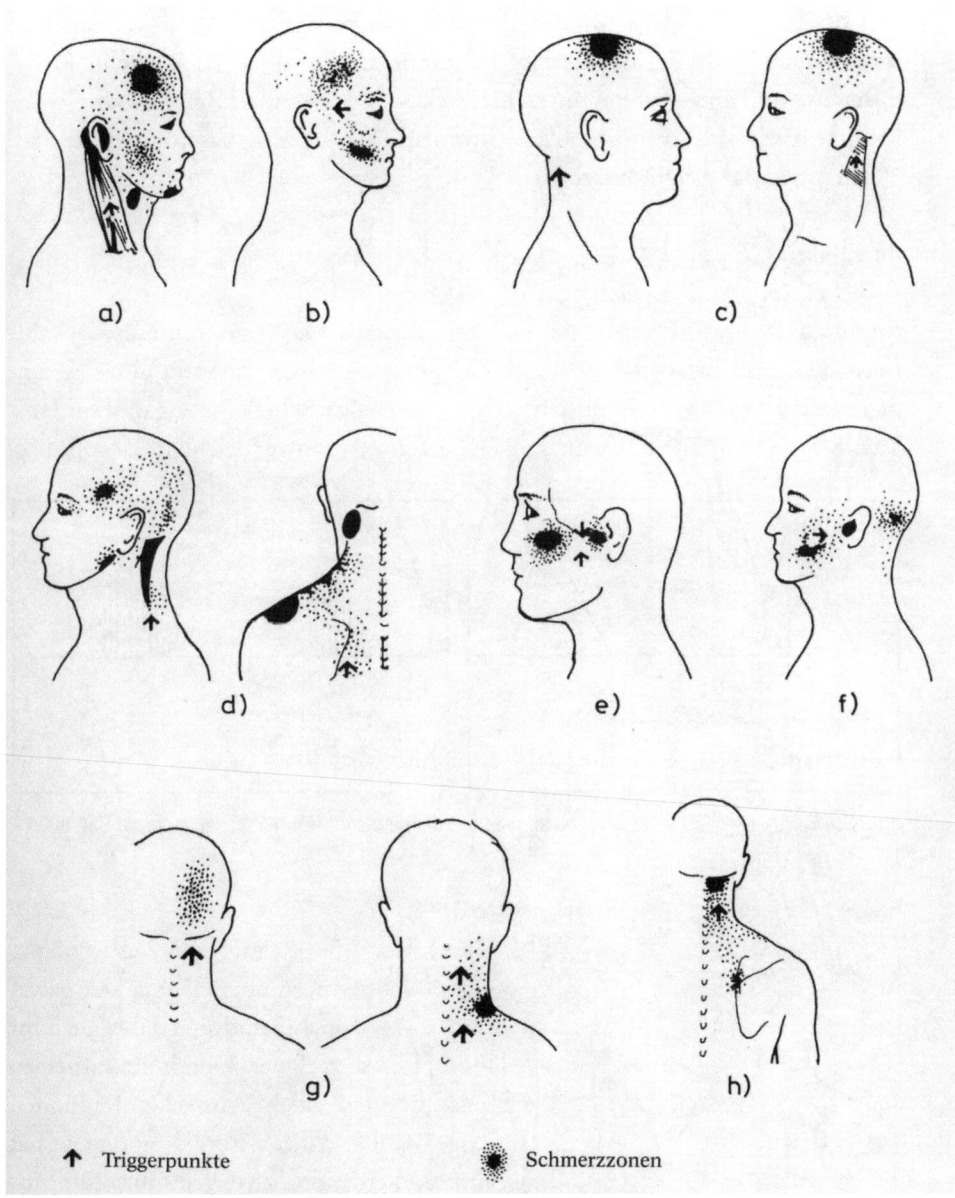

Triggerpunkte   Schmerzzonen

Abb. 3.43a–h Triggerpunkte am Kopf.

Der Begriff monopolar bzw. unipolar bezieht sich dagegen auf die Verwendung unterschiedlich großer Elektroden. Bei unipolarer Stimulation wird eine kleine differente und eine große indifferente Elektrode verwendet. Reizwirksam ist die kleinere Elektrode. Eine bipolare Stimulation bedeutet, dass die Elektroden gleich groß und gleich reizwirksam sind.

Beispiele:

IG 50/ IG 100

Impulspakete mit kurzen amplitudenmodulierten Gleichstromimpulsen, wahlweise auch mit biphasischen Impulsen (Einzelimpuls 0,3ms) mit einer Seriendauer von 50 ms bzw 100 ms haben eine gute analgetische Wirkung und sind mit TENS-Strömen mit hochfrequenter Burst-Stimulation vergleichbar *(Abb. 3.44)*.

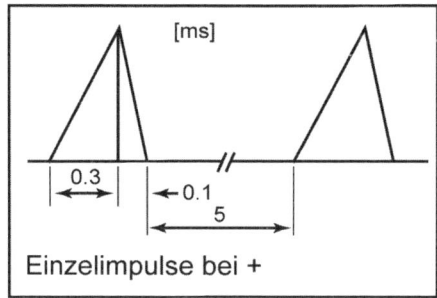
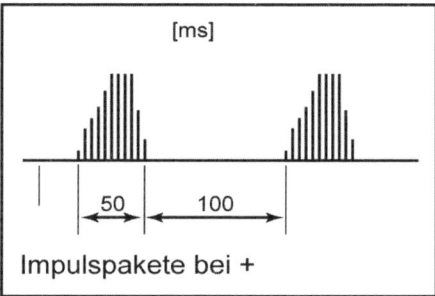

Abb. 3.44 Impulsform IG 50: Amplitudenmodulierte Impulse mit einer Seriendauer von 50 ms.

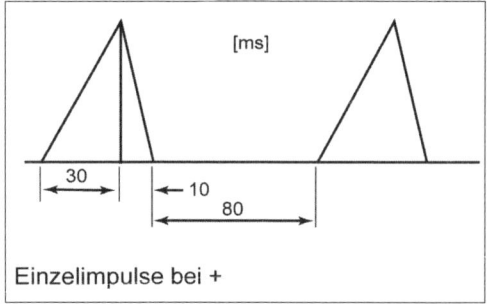

Abb. 3.45 Impulsform IG 30: Langsam ansteigender Gleichstromimpuls von 30ms.

IG 30

Gleichstromimpulse mit einer Anstiegsdauer von 30 ms verfügen über eine stärkere galvanische Komponente und sind daher auch für Iontophorese geeignet. Durch die Einzelimpulse werden auch Muskelkontraktionen ausgelöst. Die Gleichstromkomponente hat eine stärkere vasoaktive Wirkung. Die Anwendung dieser Stromform wird daher auch bei Durchblutungsstörungen bis Stadium II nach Fontaine empfohlen *(Abb. 3.45)*.

Frequenzmodulation

Die Frequenz eines Einzelimpulses (Impulsdauer meist zwischen 0,5–2ms) wechselt irregulär zwischen niederen und höheren Frequenzen (5–100 Hz). Diese Strombehandlungsform mit nach dem Zufallsprinzip aneinander gereihten Frequenzen wird auch als stochastischer Reizstrom bezeichnet. Es soll eine Stromgewöhnung und damit das Nachlassen der analgetischen Wirkung während einer Behandlung vermieden werden *(Abb. 3.46)*.

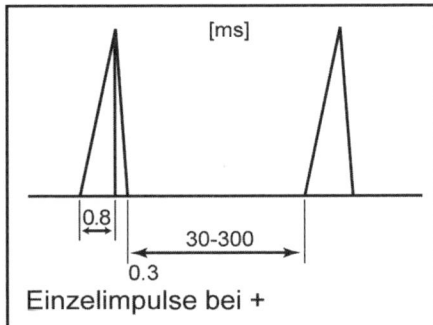
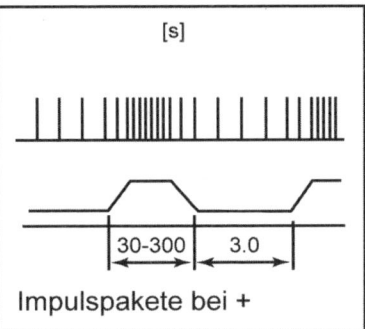

Abb. 3.46 Frequenzmodulation: Einzelimpulse und tetansierende Impulsfolgen wechseln sich ab.

Träbertscher Ultrareizstrom (IG 2/5)
▷ Rechteckimpuls
▷ Impulsdauer: 2 ms
▷ Impulspause: 5 ms
▷ Frequenz: 143 Hz
Dieser empirisch von dem praktischen Arzt Träbert 1966 entwickelte monophasische Reizstrom führt durch seine relativ langen Impulse sowohl zu einer Reizung sensorischer als auch motorischer Nervenfasern. Durch die hohe Frequenz wird ein Muskelwogen und Vibrationsempfinden ausgelöst. Daraus leitet sich die Bezeichnung „Reizstrommassage" ab. Diese Stromform wird wegen ihrer Muskel detonisierenden Wirkung vor allem bei myofaszialen Schmerzsyndromen eingesetzt. Darüber hinaus eignet sie sich wegen ihrer hyperämisierenden Wirkung auch zur Behandlung von Durchblutungsstörungen.
Die Polung am Schmerzort, Triggerpunkt oder Akupunkturpunkt ist kathodisch. Die Anode sollte etwa 3 cm distal der Kathode angebracht werden. Die

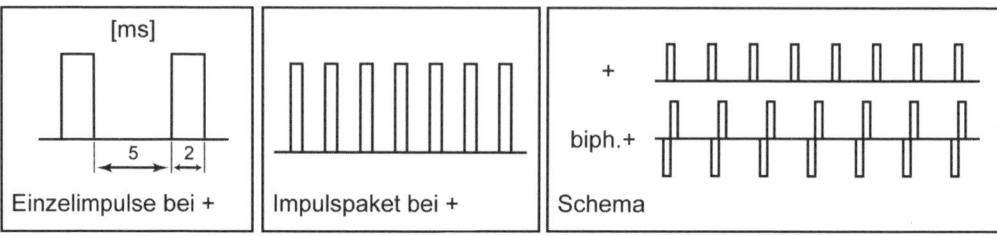

Abb. 3.47 Ultrareizstrom.

Applikation kann mit gut unterpolsterten Plattenelektroden oder mit an einem Elektrobügel befestigten Elektrodenschalen (wie bei diadynamischen Strömen) erfolgen. Wegen eines Gewöhnungseffektes muss während der Behandlung (meist 15 min) die Stromintensität nachgeregelt werden. Die Intensität wird bis zur Toleranzgrenze hochgeregelt, sichtbare Muskelkontraktionen sollten jedoch vermieden werden *(Abb. 3.47).*

Diadynamische Ströme nach Bernard

Von dem französischen Zahnarzt Bernard 1950 empirisch entwickelte Stromform besteht aus einem unterschwelligen (2–3 mA) galvanischen Basisstrom, überlagert von monophasischen Sinushalbwellen *(Abb. 3.48):*
▷ Impulsdauer: 10 ms
▷ Impulspause: 10 ms
▷ Frequenz: 50 Hz, 100 Hz bzw. im Wechsel.

Stromformen:
▷ MF (monophase fixe): 50 Hz
▷ DF (diphase fixe): 100 Hz
▷ CP (courte periodes): je 1 s MF/DF im Wechsel
▷ LP (longues periodes): 5 s MF (50 Hz)/10 s DF (100 Hz), langsam an- und abschwellend
▷ RS (rhythme syncope): 1 s MF/1 s Pause.

Durch die breiten Impulse hat diese Stromform bereits eine deutliche galvanische Komponente. Durch den galvanischen Basisstrom kommt es zu einer Verstärkung des Katelektrotonus unter der Kathode bzw. des Anelektrotonus unter der

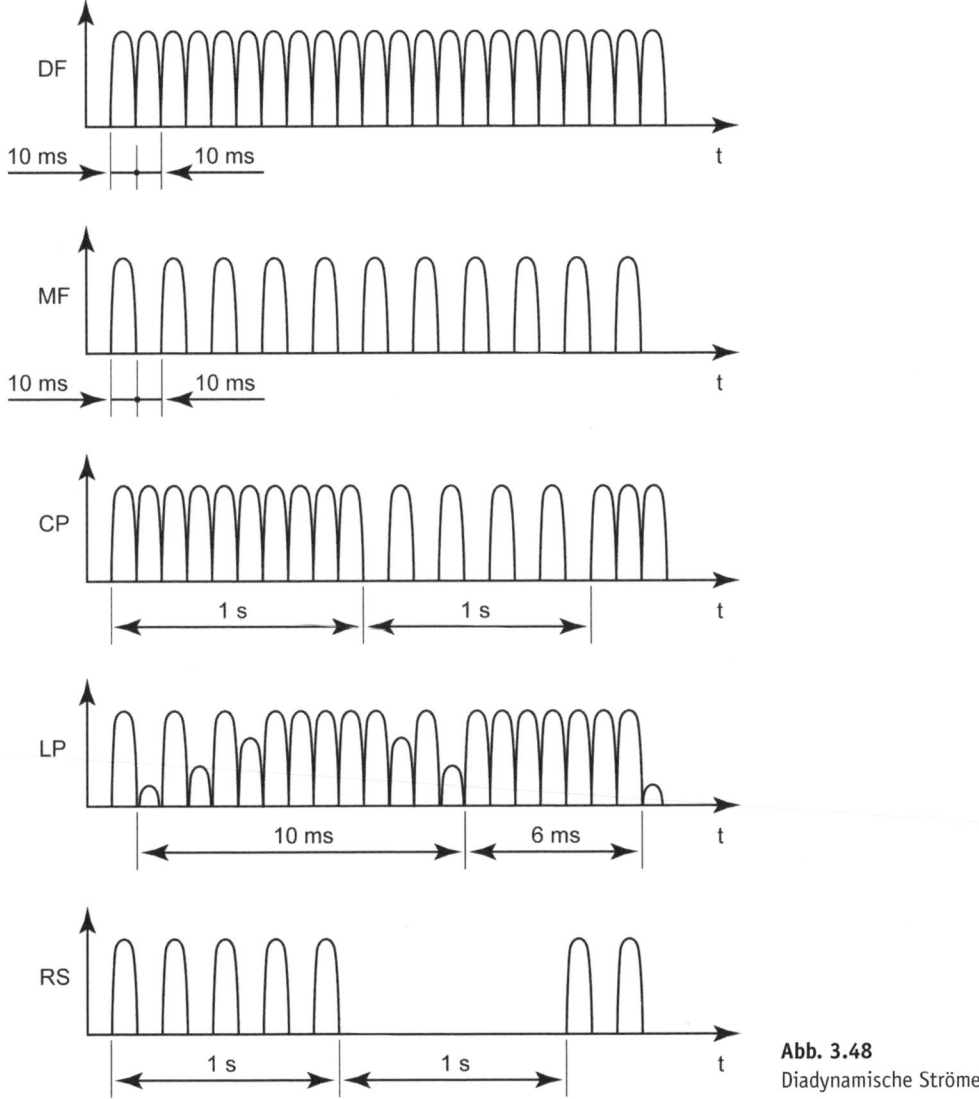

Abb. 3.48
Diadynamische Ströme.

Anode und damit zu einer starken Reizwirkung, die als deutliches Brennen verspürt wird. Die tetanisierenden Frequenzen mit 50 Hz führen zusätzlich zu Muskelkontraktionen. Die Dosierung erfolgt zu Beginn einschleichend. Die Stromintensität sollte dann jedoch bis an die Toleranzgrenze hochgeregelt werden. Auch hier wird die Kathode am Schmerzort appliziert. Die Verwendung von Schalenelektroden, welche an einem Elektrobügel im Abstand von 3–5 cm befestigt sind, eignet sich besonders für eine Schmerzpunktbehandlung. Pro Schmerzpunkt werden kurze Behandlungszeiten von drei bis fünf Minuten empfohlen.

Zu Beginn sollte wegen der geringeren Reizwirkung mit der Stromform DF begonnen werden. Bei chronischen Schmerzen wird bei guter Verträglichkeit nach drei Minuten DF auf LP oder CP gewechselt. Eine Gesamtbehandlungszeit von 15 Minuten sollte nicht überschritten werden.

Die analgetische Wirksamkeit kann durch C-Faserreizung bedingte Aktivierung deszendierender Schmerzhemmmechanismen erklärbar sein. Vorsicht ist allerdings bei akuten Irritationssyndromen geboten!

Durch die rhythmisch erzeugten Muskelkontraktionen und die deutliche galvanische Komponente haben diadynamische Ströme, insbesondere die Stromform CP eine starke vasoaktive Komponente und werden bei Durchblutungsstörungen bis zum Stadium II nach Fontaine empfohlen.

Hochvolttherapie:

Kurze hochgespannte (> 150 V) Doppelimpulse mit hohen Spitzenstromstärken (max 500 mA)

Impulsdauer: 0,1 ms, Frequenz 2–250 Hz.

Aufgrund der sehr kurzen Impulse kommt es zu keiner direkten Stimulation von nozizeptiven Fasern und damit keinem unangenehmen Stromgefühl. Erklärungsmodell: Durch Reizsummation des Doppelimpulses ist eine neuromuskuläre Erregung mit Erzeugung von Muskelkontraktionen möglich. In der Schmerztherapie wird die Anwendung zur detonisierenden Behandlung bei muskuloskeletalen Schmerzsyndromen bei Stromempfindlichkeit empfohlen *(Abb. 3.49).*

Abb. 3.49
Hochvolt: sehr schmale Einzelimpulse von 0,05 ms werden mit hoher Frequenz (250 Hz) abgegeben.

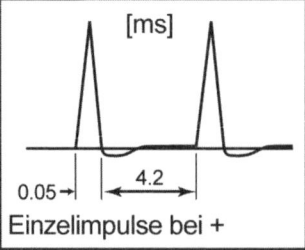

Einzelimpulse bei +

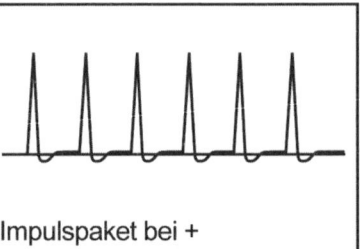

Impulspaket bei +

Elektrodenanlagen für Galvanisation und Impulsgalvanisation
(Beispiele für Standardanlagen und Angabe der maximalen Stromstärke bei einer Galvanisation bezogen auf die Elektrodengröße.)

Obere Extremität:		
1 Schultergelenk quer	2 × 100 Elektroden längs, dorsal u. ventral am Schultergelenk mit elastischer Binde anwickeln *(Abb. 3.50)*	10 mA
2 Schultergelenke quer	4 × 100 Elektroden längs, dorsal u. ventral an beide Schultergelenke mit elastischer Binde anwickeln, die vorderen und die rückwärtigen Elektroden zusammenschalten.	20 mA
1 Ellbogen quer	2 × 100 Elektroden längs auf beide Epikondylen mit Gummigürtel oder Binde	10 mA
2 Ellbogen quer	4 × 100 Elektroden längs, die beiden medialen und die beiden lateralen zusammenschalten.	20 mA
1 Arm längs	2 × 200 Elektroden quer auf Nacken und Hand (Streckseite OA od. UA) *(Abb. 3.51)*	20 mA
2 Arme längs	Parallelschaltung: 300 Elektrode Nacken – 2 × 200 Elektroden, Hände – Parallelschaltung	30 mA
1 Handgelenk quer	2 × 50 (100) Elektroden dorsal und palmar	5 (10) mA
1 Hand quer	2 × 100 Elektroden dorsal u. palmar	10 mA
Finger quer	2 × 50 Elektroden dorsal u. palmar	5 mA

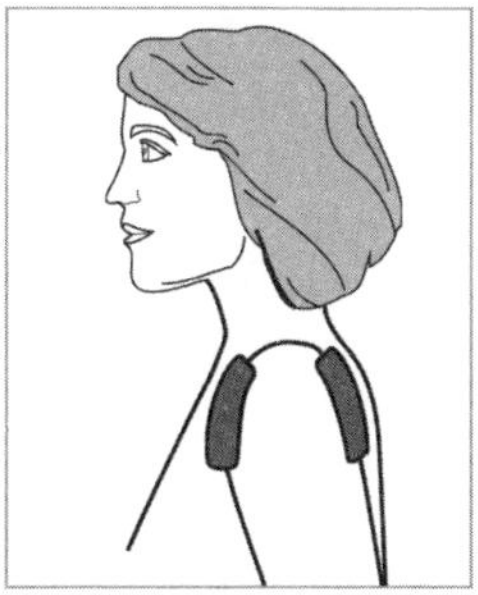

Abb. 3.50
Elektrodenanlage
Schultergelenk quer.

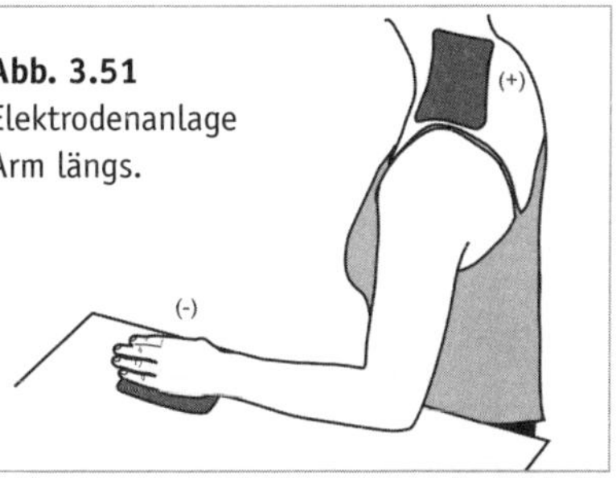

Abb. 3.51
Elektrodenanlage
Arm längs.

Wirbelsäule:

Halswirbelsäule längs	2 × 200 Elektroden quer auf obere HWS und obere BWS (Anode proximal). Patient liegt auf dem Rücken. (20 mA)
Halswirbelsäule lokal	2 × 200 Elektroden längs paravertebral *(Abb. 3.52)* (20 mA)
Lendenwirbelsäule längs	2 × 200 Elektroden quer auf untere BWS und LWS/Sakrum Übergang. Patient liegt auf dem Rücken *(Abb. 3.53)* (20 mA)
Lendenwirbelsäule lokal	2 × 200 Elektroden längs paravertebral *(Abb. 3.54)* (20 mA)
LWS/Sakrum quer	Anode (200 Elektrode) quer auf LWS/Sakrum Übergang und 1 × 300 quer auf den Bauch *(Abb. 3.55)* (20 mA)
Ganze WS längs	2 × 200 Elektroden quer im Nacken und Sakrum, Anode (+Pol) im Nacken
Interkostalneuralgie	einseitig 2 × 200 Elektroden längs unter betroffenen BWS-Bereich und Thoraxseite (Anode zur WS) 20 mA

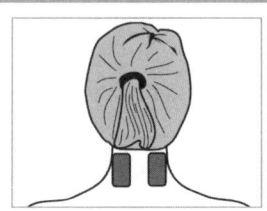

Abb. 3.52 Elektrodenanlage HWS paravertebral.

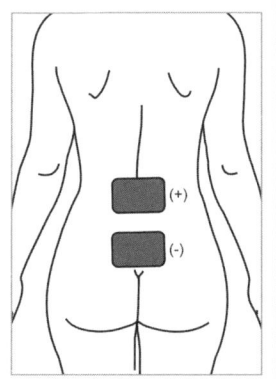

Abb. 3.53 Elektrodenanlage LWS längs.

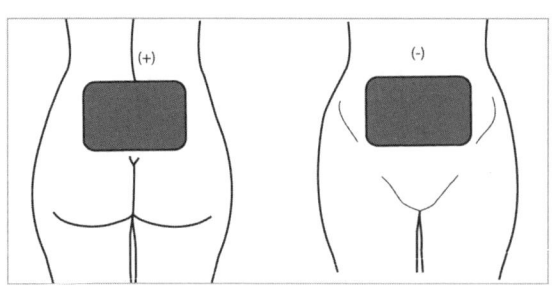

Abb. 3.55 Elektrodenanlage LWS quer.

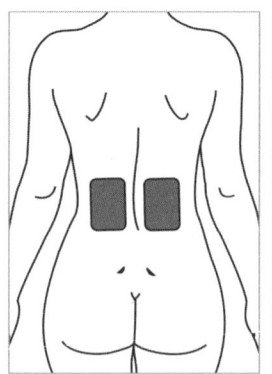

Abb. 3.54 Elektrodenanlage LWS paravertebral.

Untere Extremität:

1 Hüftgelenk längs	2 × 200 Elektroden quer längs auf M. glutaeus und Trochanter *(Abb. 3.56)*	(20 mA)
1 Hüftgelenk quer	2 × 200 Elektroden längs unter gleichseitiges Gesäß und Leistenbeuge	(20 mA)
2 Hüftgelenke quer	4 × 200 Elektroden längs unter beide Gesäßhälften und beide Leistenbeugen, die beiden vorderen und die beiden hinteren Elektroden zusammen schalten	(max. 40 mA)
1 Bein längs	2 × 200 Elektroden quer unter das Kreuz und auf Fuß *(Abb. 3.57)*	(20 mA)
2 Beine längs	300 Elektrode quer unter das Kreuz und 2 × 200 Elektrode auf beide Füße (Parallelschaltung)	
2 Beine in Gegenschaltung	2 × 200 Elektroden quer auf beide Füße	(20 mA)
1 Kniegelenk quer	2 × 100 Elektroden längs auf beide Kondylen	(10 mA)

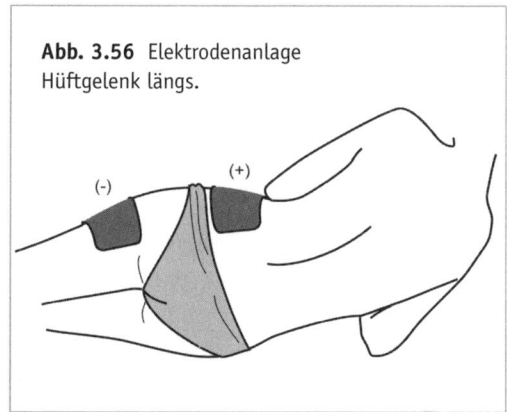

Abb. 3.56 Elektrodenanlage Hüftgelenk längs.

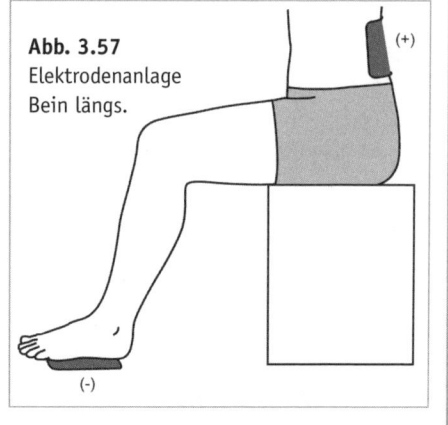

Abb. 3.57 Elektrodenanlage Bein längs.

2 Kniegelenke quer	4×100 Elektroden längs auf Kondylen, die medialen und die lateralen zusammen schalten. (20 mA)
1 Kniegelenk längs	2×100 Elektroden proximal und distal der Kniescheibe (10 mA)
1 Sprunggelenk quer	2×100 Elektroden längs auf Außen- und Innenknöchel (10 mA)
Achillessehne quer	2×50 Elektroden quer auf AS (5 mA)
Achillessehne lokal	2×50 Elektroden lateral und medial der AS (Abb. 3.58) (5 mA)
Fuß quer	Fuß 2×50 Elektroden quer dorsal und plantar (Abb. 3.59) (5 mA)

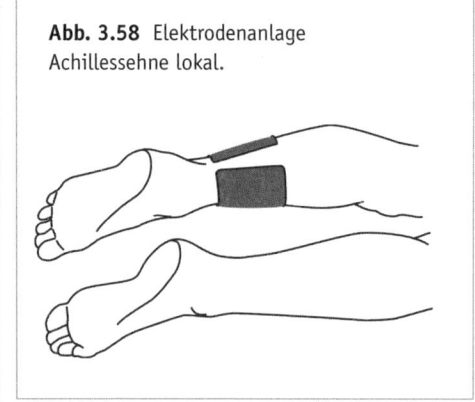

Abb. 3.58 Elektrodenanlage Achillessehne lokal.

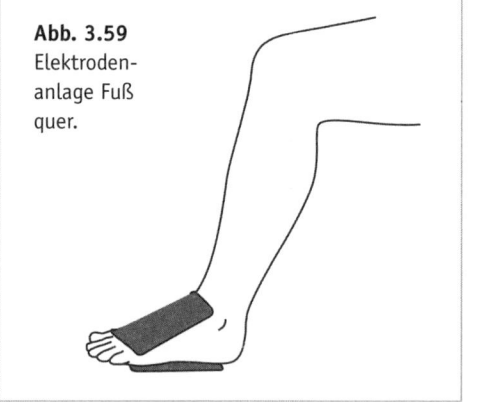

Abb. 3.59 Elektroden-anlage Fuß quer.

Merke

▷ Absteigende Längsgalvanisation: Anode (+Pol) proximal, Kathode (−Pol) distal

▷ Aufsteigende Längsgalvanisation: Kathode (−Pol) proximal, Anode (+Pol) distal

TENS – Transkutane elektrische Nervenstimulation

Durch die Entwicklung tragbarer batteriebetriebener Heimgeräte ist die Anwendung der Reizstomtherapie für viele Patienten praktikabler geworden. Die Hauptformen der derzeit angewendeten Impulsströme basieren entweder auf der so genannten konventionellen TENS, welche durch schmale Impulse und hohe Frequenzen eine analgetische Wirkung nach dem Prinzip der Gate-Control-Theorie entfalten, oder es werden längere, intensive niederfrequente Impulsströme, welche ähnlich wie Akupunktur wirken und eine Aktivierung des Schmerzhemmsytems mit Freisetzung von körpereigenen Opioiden erzeugen, angewendet.

Durch die Zunahme der neurophysiologischen Erkenntnisse, welche keine strikte Trennung spinaler und supraspinaler Schmerzhemmmechanismen nachweisen konnten, entwickelte man zunehmend Stromformen, die beide Mechanismen ansprechen sollen.

Inzwischen ist eine Vielzahl von Stromprogrammen auf den Markt, die sich letztlich jedoch auf diese beiden Wirkmechanismen reduzieren lassen.

Konventionelle TENS

(High-Frequency TENS)

▷ Frequenz: hoch, > 10–150 Hz, meist 70–100 HZ

▷ Impulsdauer: kurz, < 0,1 ms

▷ Intensität: niedrig (2–3fache Schwellendosis).

Die schmalen Stromimpulse sollen selektiv Berührungsfasern (Aβ-Fasern) stimulieren. Die Stromempfindung ist ein angenehm spürbares Kribbeln bis Vibrieren. Untersuchungen haben gezeigt, dass diese Stromform, welche segmentale spinale Hemmmechanismen anregt, nur eine kurze analgetische Nachwirkung zeigt (Kröling). Wegen der geringen Reizwirkung ist sie bei akuten Schmerzzuständen und zu Beginn einer Therapie empfehlenswert *(Abb. 3.60)*.

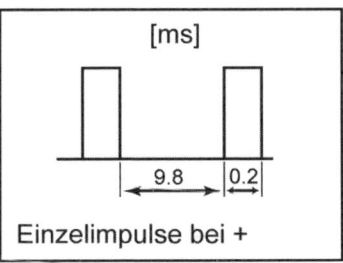

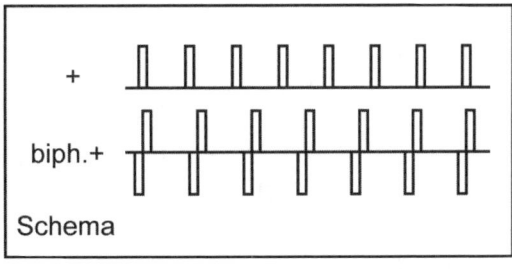

Abb. 3.60 High-Frequency TENS: Schmale Impulse mit hoher Frequenz.

Acupuncture-like-TENS

(Low-Frequency TENS)

▷ Frequenz: niedrig, 2–10 Hz

▷ Impulsdauer: lang, > 0,2 ms

▷ Intensität: hoch, bis zur Toleranzgrenze.

Die breiteren Stromimpulse und die hohe Stromintensität erregen nozizeptive $A\delta$- und C-Fasern. Die Stromempfindung sollte ein deutliches, schmerznahes Stechen bis Brennen sein. Dadurch wird das deszendierende Schmerzhemmsystem aktiviert. Eine vermehrte Freisetzung von Endorphinen auf Höhe des stimulierten Segmentes konnte nachgewiesen werden (Sjölund). Untersuchungen zeigten weiter, dass diese Stromformen eine längere analgetische Nachwirkung haben (Kröling) und, dass auch eine kontralaterale Applikation zu einer Erhöhung der Schmerzschwelle führt *(Abb. 3.61)*.

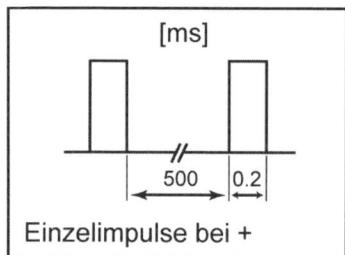 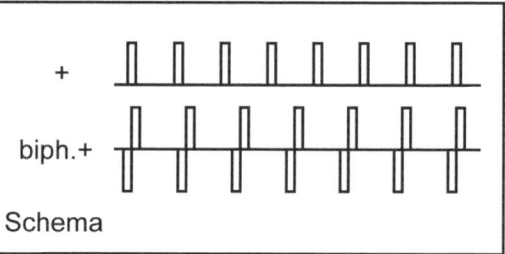

Abb. 3.61 Low-Frequency TENS: Impulse mit niedriger Frequenz um 2 Hz.

Hyperstimulations-TENS

▷ Frequenz: hoch, 100–150 Hz

▷ Impulsdauer: lang, 0,15–0,25 ms

▷ Intensität: hoch, Toleranzgrenze.

Auf Basis der modifizierten Gate-Control Theorie, die das Zusammenwirken von spinalen, vorwiegend über $A\beta$-Fasern und supraspinalen, vorwiegend über C-Fasern, aktivierte Hemmmechanismen postuliert, kam es zur Entwicklung dieser TENS-Form. Durch die Verwendung breiterer Impulse mit hoher Intensität werden auch nozizeptive Fasern stimuliert. Durch die Verwendung hoher Frequenzen fallen die Einzelimpulse in die Refraktärzeit der langsam leitenden nozizeptiven Fasern. Dadurch kann zusätzlich eine Blockade der Schmerzleitung eintreten.

Burst-TENS

▷ Impulspakete aus schmalen Einzelimpulsen (0,1–0,2 ms/100 Hz)

▷ Frequenz: 1–4 Hz

Diese der chinesischen Elektroakupunktur nach entwickelte TENS-Form wurde von Eriksson und Sjölund 1976 vorgestellt. Durch die niedrige Basisfrequenz von 1–4 Hz wird eine der Akupunktur ähnliche Wirkung erzeugt. Die Einzelimpulse sind schmal, die Impulspakete erzeugen ein vibrierendes, kribbelndes Gefühl. Die Intensität sollte so stark sein, dass Muskelkontraktionen ausgelöst werden *(Abb. 3.62)*.

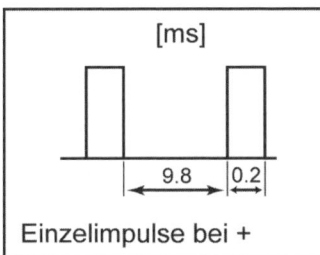
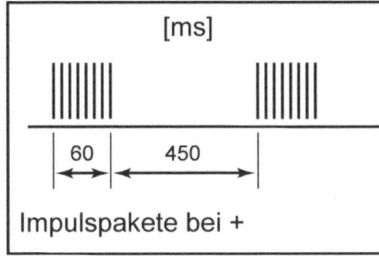

Abb. 3.62
Burst-TENS: Impulspakete mit einer hohen inneren Frequenz werden mit einer Frequenz von 2 Hz abgegeben.

Modulierte TENS

Die meisten am Markt befindlichen Geräte können sowohl frequenzmodulierte als auch amplitudenmodulierte TENS-Ströme erzeugen. Dadurch soll eine Stromgewöhnung und ein Nachlassen der Wirkung vermieden werden.

Sonderformen

Elektrische Nervenblockade nach Jenkner:

▷ Monophasische Rechteckimpulse (0,2–0,4 ms)

▷ Frequenz von 30–40 Hz.

▷ Kleine Anode über Nerv; große Kathode gegenüber.

Diese TENS-Form soll eine dämpfende Wirkung auf dünne nozizeptive Fasern sowie sympathische Nervenfasern erzeugen. Jenkner publizierte gute Erfolge an einem großen Patientenkollektiv. Kontrollierte Studien liegen nicht vor.

Dies ist eine der wenigen TENS-Formen, die explizit mit monophasischen Impulsen arbeitet und damit eine Hyperpolarisierung der Nervenmembran als zusätzliche Wirkkomponente in Anspruch nimmt.

Prinzipiell erzeugen derzeit fast alle Heimgeräte wegen der besseren Hautverträglichkeit biphasische Impulse. Nur einzelne Hersteller bieten Geräte mit sowohl monophasischem als auch biphasischem Modus an.

TENS-Variante nach Kaada
▷ Impulsdauer: 0,2 ms
▷ Frequenz: 2 Hz
▷ Intensität: 20–40 mA
▷ Stimulationsort: Akupunkturpunkte, Kathode Di 4, Anode Dü 3.

Diese ebenfalls monophasische TENS-Form ist im Prinzip eine Sonderform der Akupunktur ähnlichen TENS. Das Besondere ist die Lokalisation an den Handpunkten, welche eine reizferne Durchblutungsförderung und eine allgemeine Leistungssteigerung erzeugen soll. Die von Kaada beschriebenen Fälle zeigen eine verbesserte Durchblutung und Wundheilung. Eine vermehrte Freisetzung von vasoaktiven Substanzen konnte von ihm nachgewiesen werden. Kritisch zu vermerken ist, dass seine Experimente sich auf Fallstudien beschränken. Bisher gibt es keine kontrollierten Studien mit dieser TENS-Form.

PuTENS
(Akupunktur-TENS)
▷ Biphasische Nadelimpulse:0,085 ms
▷ Amplitude: max. 500 V
▷ Frequenz: 2–200 Hz.

Die punktförmige TENS-Therapie mit biphasischen Hochvoltimpulsen nach Heydenreich verwendet eine Nadelelektrode als Kathode, welche an Akupunkturpunkten angesetzt wird, ohne die Haut zu verletzen. Die Indikation zur Behandlung entspricht der klassischen Akupunktur. Heydenreich publizierte erfolgreiche Anwendungen bei Kopfschmerzen und bei vertebragenen Beschwerden.

Anwendungstechniken

Die Elektrodenplatzierung ist für den Erfolg einer TENS-Behandlung essentiell. Eine Anlage direkt über dem Schmerzareal sollte zu Beginn vorsichtig, einschleichend erfolgen. Zu beachten ist, dass bei hyperalgetischen Arealen aufgrund von Sensibilisierungsvorgängen eine Schmerzverstärkung ausgelöst werden kann. Bei Bestehen einer Allodynie auf Berührungsreize ist eine TENS-Anwendung nicht zu empfehlen. Oft ist es hilfreich, sich zu orientieren, ob ein sanfter Druck auf die schmerzhafte Stelle als angenehm empfunden wird. In diesem Fall kann davon ausgegangen werden, dass auch TENS hilfreich sein kann. Eine weitere weniger reizintensive Behandlung ist das Einkreisen des Schmerzareals von zwei oder vier Stellen. Bei neuralgischen Schmerzen ist eine Elektrodenplatzierung *proximal* über dem *Hauptnervenstamm* zu empfehlen. Bei myofaszialen Schmerzsyndromen eignet sich eine Elektrodenposition direkt auf dem *Triggerpunkt*. Die Anlage über *Akupunkturpunkten* ist bei entsprechenden Kenntnissen ebenfalls möglich *(Abb. 3.63–3.69)*.

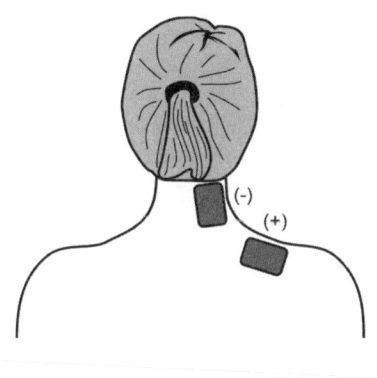

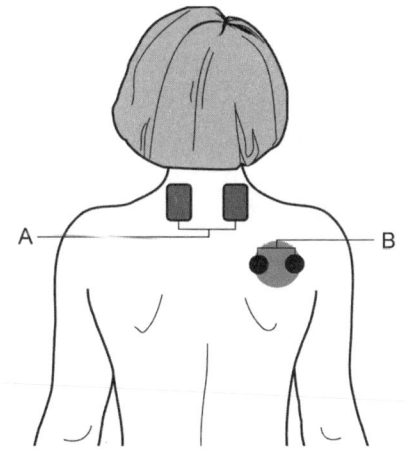

Abb. 3.63 Segmentale Anlage – Zervikalsyndrom.

Abb. 3.64 Einkreisen des Schmerzareals – Zervikalsyndrom.

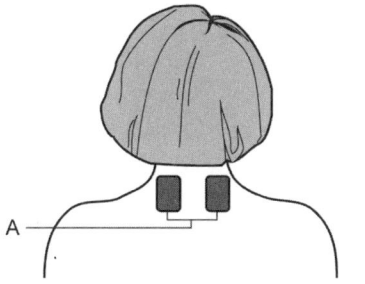

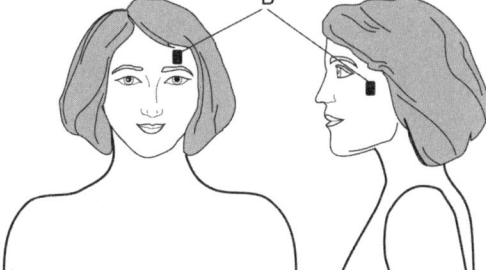

Abb. 3.65 Einkreisen des Schmerzareals – Kopfschmerz.

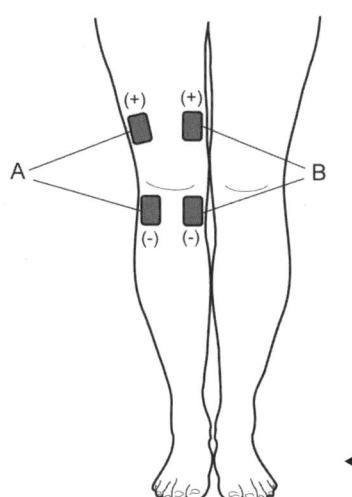

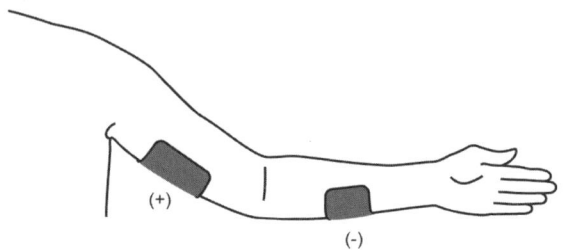

▲ **Abb. 3.67** Anlage über dem Hauptnervenstamm – Sulcus N. ulnaris-Syndrom.

◄ **Abb. 3.66** Einkreisen des Schmerzareals – Gonarthralgie.

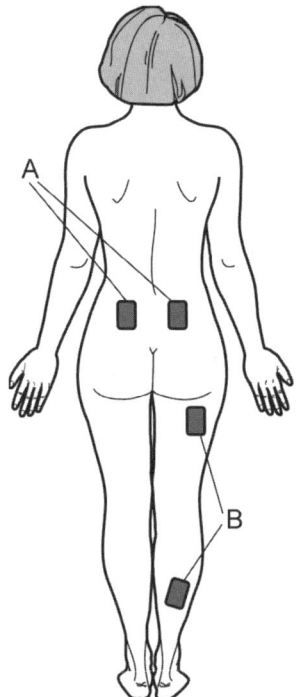

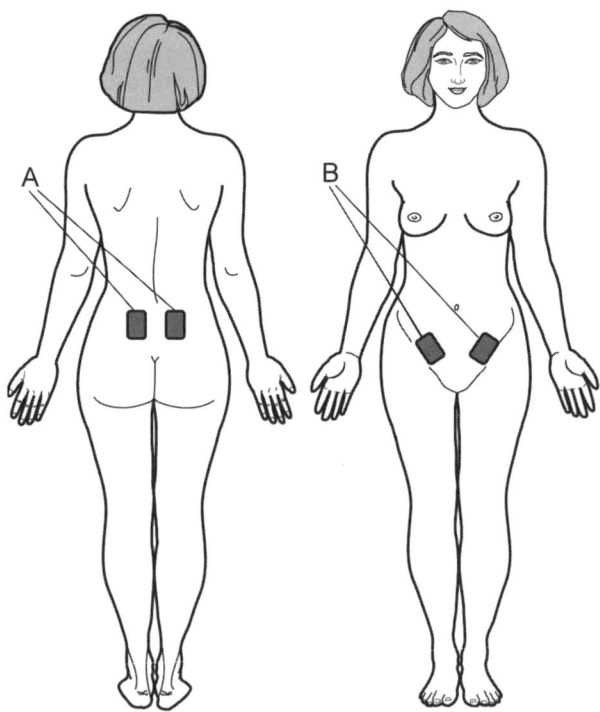

Abb. 3.68 Anlage über dem Hauptnervenstamm – Lumbo-ischialgie.

Abb. 3.69 Anlage bei Unterbauchschmerz.

Weitere Empfehlungen:
- ▷ bilaterale Anordnungen paravertebral, paraumbical, im betroffenen Segment
- ▷ kontralaterale Anordnung z.B. bei Gesichts- oder Stumpfschmerz, wenn das Schmerzareal hyperalgetisch ist.

Eine durchschnittliche Behandlungsdauer von 30 min. drei- bis viermal täglich wird empfohlen. Bei der konventionellen TENS mit biphasischen Impulsen sind auch längere Anwendungen möglich. Zu beachten ist, dass, wie auch bei anderen Impulsströmen, die Intensität während einer Sitzung nachgeregelt werden muss. Eine Behandlung ist nur sinnvoll, wenn Schmerzen bestehen, da keine wesentliche Nachwirkung zu erwarten ist. Bei der monophasischen TENS ist die Gleichstromkomponente zu beachten. Dies um so mehr als bei der TENS-Behandlung oft sehr kleine Elektroden verwendet werden und dadurch bei hoher Stromintensität eine Hautreizung auftreten kann.

Verordnungsanleitung

Die TENS-Therapie ist für die Heimanwendung gedacht. Mehrere Studien konnten zeigen, dass eine Einsparung an analgetischer Medikation erreicht werden kann. Damit ist TENS eine kostengünstige Therapie, die auch die Eigenverantwortung des Patienten stärkt *(Abb. 3.70)*.

Bevor ein TENS-Gerät verschrieben wird, sollte die Effektivität der Behandlung für jeden Patient überprüft werden. Bis zu 10% Nonresponder sind in der Literatur beschrieben.

Die genaue Indikationstellung und gute klinische Kenntnisse sind für den Erfolg der Therapie erforderlich. Die Elektrodenposition und die Stimulationsparameter sollten in wiederholten ambulanten Sitzungen ausprobiert werden. Die Verordnung eines TENS-Gerätes erfolgt zunächst für drei Monate. Kontrolltermine zur Überprüfung der Wirksamkeit und der Compliance des Patienten sind empfehlenswert. Inzwischen verfügen einige Geräte bereits über Möglichkeiten, die Therapiefrequenz des Patienten zu überprüfen. Studien haben auch bei Langzeitanwendung gute Erfolge gezeigt. Es ist jedoch häufig ein Nachlassen der Wirkung nach etwa sechs Monaten feststellbar. In diesem Fall hilft manchmal eine Veränderung der Elektrodenposition und der Stimulationsparameter.

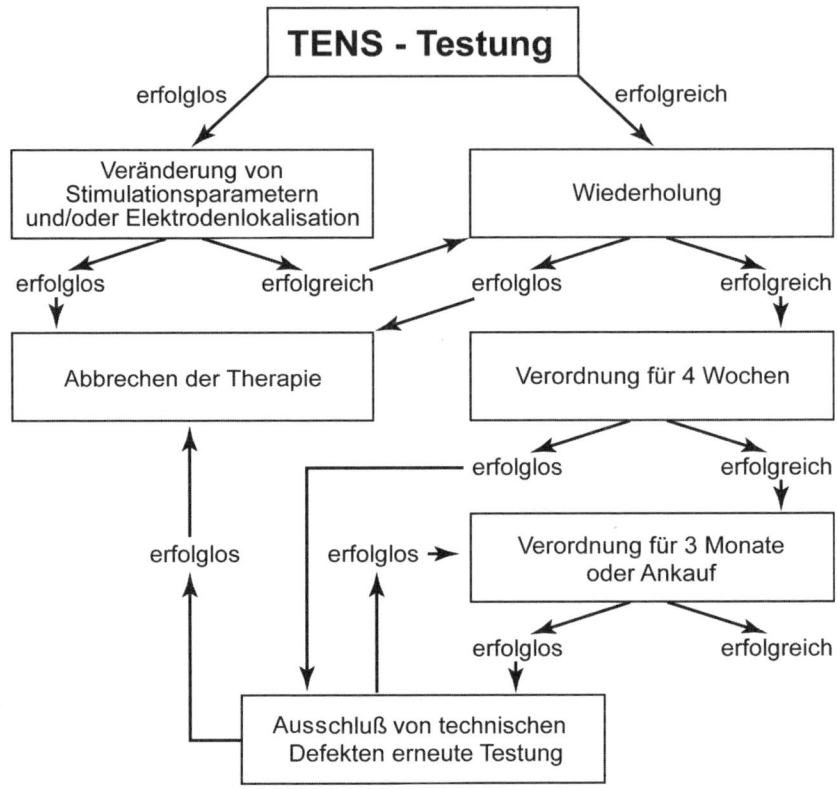

Abb. 3.70 Flussdiagramm für TENS-Verordnung.

Indikationen
▷ Neuralgische Schmerzsyndrome:
- Neuropathien
- Radikulopathien
- Polyneuropathien
▷ Schmerzsyndrome des Bewegungs- und Stützapparates:
- Zervikal-, Thorakal-, Lumbosakralsyndrome
- Myofasziale Schmerzsyndrome, Tendomyopathien, Triggerpunkte
- Arthralgien bei degenerativen/rheumatischen Gelenkerkrankungen
▷ Kopf-Gesichtsschmerz
▷ Stumpf-Phantomschmerz

▷ Tumorschmerz
▷ postoperative Schmerzen
▷ gynäkologische Schmerzsyndrome
▷ Durchblutungsstörungen.

Im klinischen Alltag sind vor allem die ersten drei Punkte in Anwendung. Die Therapie ist praktisch frei von Nebenwirkungen. Die Anwendung bei Tumorschmerzen ist möglich, da bei kleinflächiger Elektrodenanlage keine Wirkung auf das Tumorwachstum anzunehmen ist. In der Schwangerschaft ist bei Vermeidung von Querdurchströmung des Uterus keine direkte Beeinflussung des Fötus zu erwarten. Die Kenntnisse möglicher segmentaler Wirkungen wie auch der Wechselwirkungen bei Verwendung von Akupunkturpunkten ist allerdings Voraussetzung für eine TENS-Therapie in der Schwangerschaft.

Kontraindikationen
▷ Hautirritationen (Elektrodenposition verändern!)
▷ Herzschrittmacher (Elektrodenplatzierung anfangs unter EKG-Monitoring)
▷ Herzrhytmusstörungen (EKG-Monitoring)
▷ Epilepsie-Anfallsleiden
▷ Extreme Stromempfindlichkeit
▷ Mangelnde Kooperationsfähigkeit.

Merke
Die Anwendung von Impulsströmen bei Patienten mit Herzschrittmacher sollte nur nach vorangehender Probebehandlung unter Schrittmacherkontrolle erfolgen und bleibt zurzeit spezialisierten Zentren vorbehalten.

3.3.3 Mittelfrequenztherapie

Mittelfrequenz bezeichnet das Wechselstromfrequenzspektrum zwischen 1000 Hz (1 kHz) und 100000 Hz (100 kHz). In diesem Frequenzbereich ist nicht mehr der Einzelreiz, sondern die Summe aus mehreren Hundert Stromperioden Reiz wirksam. Zur Schmerztherapie mit mittelfrequenten Strömen werden Frequenzen um 4 kHz (z.B. Nemetctrodyn), 5 kHz (z.B. Stereodynator) und 11 kHz (z.B. Wymoton) benutzt. Ziel in der Schmerztherapie ist die Auslösung von Parästhesien im Nervenversorgungsgebiet. Die schmerzlindernde Wirkung von Mittelfrequenzströmen scheint vorwiegend indirekt durch die Veränderung des Muskeltonus zu entstehen.

Amplitudenmodulation: Eine mittelfrequente Grundfrequenz (Trägerfrequenz) wird im Rhythmus und Form einer niederfrequenten Impulsstromes (10–150 Hz) moduliert. Reizwirksam wird die Schwebungsfrequenz der Hüllkurve (2,5–200 Hz). Die Schmerzlinderung wird vorwiegend über Muskeldetonisierung erreicht. Bei starken Schmerzen wird die Modulationsfrequenz hoch (100–150 Hz) und die Modulationstiefe gering (0–25%) gewählt. Bei chronischen Schmerzen wird die Modulationsfrequenz niedriger (30–50 Hz) und die Modulationstiefe auf etwa 50% eingestellt.

Beim **Interferenzstromverfahren** wird eine Überlagerung von 2 oder 3 unabhängigen Stromkreisen erzeugt, sodass die Reizwirkung erst im Körperinneren entsteht Durch die Überlagerung von zwei gleichzeitig applizierten mittelfrequenten Wechselströmen mit unterschiedlicher Frequenz kommt es zu einer niederfrequenten Schwebung im Kreuzungspunkt der Stromfelder. Es entsteht durch diese Überlagerung der therapiewirksame niederfrequente Strom erst im Gewebe ohne unangenehmes Stromgefühl. Mit zweikreisigen oder dreikreisigen Mittelfrequenzverfahren kann die gewünschte größtmögliche niederfrequente Reizung aus dem unmittelbaren Elektrodenbereich in die Tiefe verlagert werden.

Vorteil der Mittelfrequenztherapie ist der geringe elektrische Hautwiderstand bei diesem hohen Frequenzspektrum. Damit ist die schmerzfreie Überbrückung der Haut und ein leichteres Eindringen des Stroms ins Gewebe möglich.

Indikationen

Bei Unverträglichkeit für niederfrequente Ströme, bei schmerzreflektorischen Muskelverspannungen, wenn eine myogene Schmerzkomponente im Vordergrund steht. Durch die niederfrequent modulierten Hüllkurven (30–70 Hz) kann auch eine schmerzfreie Muskelstimulation erzeugt werden (s. Kapitel 3.2).

Kontraindikationen

Die Kontraindikationen entsprechen denen der NF-Therapie. Die mittelfrequenten Wechselströme können bei Metallimplantaten angewendet werden. Eine mögliche Gefahr von Prothesenlockerungen durch die muskelstimulierende Wirkung wird diskutiert.

Zusammenfassung

Impulsstromverfahren können Schmerzzustände zumindest vorübergehend dämpfen. Wie auch bei jeder anderen Therapieform ist eine Placebowirkung zu beachten. Analysen der derzeit vorhandenen wissenschaftlichen Arbeiten (Cochrane Reports) zeigen eine geringe Effektivität bei alleiniger Anwendung. Meist ist daher eine Kombination mit anderen Therapien erforderlich. Insbesondere bei chronischen Schmerzzuständen sind zusätzliche aktive, die Eigenverantwortung, Funktion und soziale Rolle des Patienten stärkende Therapieverfahren (aktive Bewegungstherapie, medizinische Trainingstherapie) zu empfehlen.

TENS-Geräte eignen sich, da sie in Heimtherapie vom Patienten selbst angewendet werden, bei länger bestehenden Schmerzsyndromen. Generell gilt, dass bei jedem länger bestehenden Schmerz eine umfassende medizinische Abklärung erforderlich ist.

Impulsstromverfahren mit Standgeräten sind zu Beginn einer Therapie zur Auslotung der Wirksamkeit, bei größeren Behandlungsflächen und bei Unvermögen zur Heimtherapie anzuwenden.

Literatur

1. Bettany J.A., D.R. Fish, F.C. Mendel (1990). Influence of high voltage pulsed direct current on edema formation following impact injury. Phys.Ther.70; 219–24
2. Brighton C.T., Z.B Friedenberg, J. Black (1981). Electrically induced osteogenesis. Clin. Orthopaedics 161:122–132
3. Carrol D, R.A. Moore, H.J. McQuay, F.Fairman, M. Tramer, G. Leijon: TENS for chronic pain (Cochrane Review). The Cochrane Library 2003, Issue 1
4. Carley P.J., S.F. Wainapel S.F.(1985): Electrotherapy for acceleration of wound-healing with low intensity direct current. Arch. Phys Med.Rehab. 66;443–446
5. Currier D.P., Petrilli C.R., Threlkeld A.J.: Effects of medium frequency electrical

stimulation on local blood circulation to healthy muscle. Phys.Ther. (1986) 66; 937–43.

6. Edel H.: Fibel der Elektrodiagnostik und Elektrotherapie; 6.Aufl. (1991) Verlag Gesundheit GmbH, Berlin

7. Edel H. Freund R.(1975) Gleichstrombehandlung chronischer Hautulcera und sekundär heilender Wunden. Zschr. Physiother. 27: 457–464.

8. Graff-Radford S.B., J.L. Reeves, R.L. Baker; Chiu D.(1989) Effects of transcutaneous electrical nerve stimulation on myofascial pain and trigger point sensitivity. Pain 37: 1–5

9. Heydenreich A. (1988) Die punktförmige transkutane elektrische Nervenstimulation bei funktionellen vertebragenen Störungen und Migräne. Z.gesamte inn. Med. 43; 551–654

10. Jenkner F.L.(1980) Die elektrische Blockade von sympathischen und somatischen Nerven von der Haut aus. Wiener Klinische Wochenschrift 92; 233–240

11. Kjartansson J., T. Lundeberg, UE. Samuelson, CJ. Dalsgaard (1988). Transcutaneous electrical nerve stimulation (TENS) increases survival of ischaemic musculocutaneous flaps. Acta. Physiol. Scand. 134: 95–99

12. Kröling P. et al. (1999) TENS hebt die Druckschmerzschwelle in Abhängigkeit von elektrischen und topischen Parametern. Phys. Med.Rehab.Kur.1999; 48–55

13. Low J. A. Reed Electrotherapy explained: principles and practice 3.Aufl., Verlag Butterworth Heinemann, Oxford.

14. Schöps P., P. Kröling, E. El-Tahlaoui, W. Schnitzer (1998). Die Unterschiedliche Ausprägung des galvanischen Erythems an Kathode und Anode ist auf die unterschiedliche Bedeutung der Stromflusszeit zurückzuführen. Phys Rehab Kur Med 8; 25–26.

15. Sjölund B., L.Terenius, M. Erikson (1977). Increased cerebrospinal fluid levels of endorphins after electroacupuncture. Acta Physiol. Scand. 100; 352–35

16. Taylor K, DR. Fish, FC Mendel et al. (1991). Effect of a single thirty minute treatment of high voltage pulsed current on edema formation in frog hind limbs. Phys.Ther. 72, 63- 68.

17. Tracy J.E., Currier D.P., Threlkeld A.J. (1988). Comparison of selected pulse frequencies from two different electrical stimulatiors on blood flow in healthy subjects. Phys.Ther. 68; 1526–32.

18. Trnavsky G. (1981) Änderung der maximalen motorischen Leitgeschwindigkeit durch konstante Quergalvanisation. Z. Phys. Med. 4: 256–261

19. Walsh D.M. (1997) TENS: Clinical applications and related theory. Churchill Livingston, London

3.4 Elektrostimulation denervierter Muskulatur

Tatjana Paternostro-Sluga, Martina Stieger

3.4.1 Grundlagen

Die Denervation der Muskulatur ist Folge einer Läsion des zweiten motorischen Neurons. Es kann sich dabei um eine Läsion der Vorderhornzellen, der motorischen Wurzeln, der Plexus oder einzelner peripherer Nerven handeln. Mechanische, vaskuläre, metabolische, entzündliche oder hereditär-degenerative Ursachen sind möglich. Die Affektion des peripheren Nervensystems kann lokal (z.B. mechanisch) oder systemisch (z.B. metabolisch) sein.

Durch eine Läsion des peripheren Nervensystems kommt es an der Muskulatur zu folgenden typischen pathophysiologischen Veränderungen.

Reizzeitbedarf

Durch das Fehlen der intramuskulären Nervenfasern und durch die veränderten Membraneigenschaften der Muskelfasern bei Denervation kommt es zu einer Zunahme des Reizzeitbedarfes (Wynn Parry 1982). Der Reizzeitbedarf ist jene Zeit, die ein Impuls fließen muss, um eine Kontraktion auszulösen. Die normal innervierte Muskulatur hat einen Reizzeitbedarf von 0,1–0,5 ms, d.h. diese Impulsdauer kann eine Kontraktion hervorrufen (Paternostro-Sluga et al. 2002). Die komplett denervierte Muskulatur hat einen Reizzeitbedarf von 100–500 ms, damit sind Einzelzuckungen, aber keine tetanischen Muskelkontraktionen auszulösen. Bei chronisch teildenervierter Muskulatur kann der Reizzeitbedarf zwischen 10 – 30 msec liegen. Das hat den großen Vorteil, dass ab einer Impulsbreite von 30 msec tetanisierende Frequenzen möglich werden. Tetanisierende Frequenzen sind Einzelzuckungen vorzuziehen, da sie stärkere Muskelkontraktionen mit besserem Bewegungseffekt auslösen können *(Tab. 3.3)*.

Akkommodationsstörung

Ein weiteres reizphysiologisches Phänomen bei Denervation ist die Akkommodationsstörung. Die Akkommodationsfähigkeit ist die Fähigkeit einer erregbaren Membran einen langsam ansteigenden Impuls durch Ionenvorgänge an der

Tabelle 3.3 Stimulationsparameter denervierter und teildenervierter Muskulatur

1) Exponentialstromtherapie	
Impulsbreite	100–500 ms
Verhältnis Impulsdauer/-pause	1:3–1:5
Frequenz	0,5–2 Hz
Impulsform	Dreieckimpuls
On Zeit	Einzelzuckung
Therapiezeit pro Sitzung	10–15 min
2) Tetanische Stimulation	
Impulsbreite	5–25 ms
Verhältnis Impulsdauer/-pause	1:1–1: 5
Frequenz	20–50 Hz
Impulsform	biphasicher Rechteckimpuls
On Zeit	2–5 s
Verhältnis On/Off	1:2–1:5
Therapiezeit pro Sitzung	10–45 min

Membran zu neutralisieren und nicht mit einer Kontraktion zu reagieren. Diese Akkommodationsfähigkeit verliert der denervierte Muskel und reagiert daher auf langsam ansteigende Impulse mit einer Kontraktion (Liberson 1971). In der Praxis werden diese langsam ansteigenden Impulse als Exponentialstrom bezeichnet und zur selektiven Behandlung peripher-paretischer Muskeln eingesetzt.

Nervendegeneration und -regeneration

Eine Nervenläsion löst Degenerations- und Regenerationsvorgänge im peripheren Nervensystem aus. Man kann hier prinzipiell zwischen proximalen und distalen Regenerationsvorgängen unterscheiden.

Bei der proximalen Regeneration, die begleitet ist von der Degeneration des distal der Läsion liegenden Nervenabschnittes kommt es am Ort der Läsion zur Ausbildung eines Wachstumskolbens, von dem aus Nervenregenerate in die Peripherie wachsen. Dieser proximale Degenerations- und Regenerationsvorgang wird als Wallersche Degeneration bezeichnet. Ein wichtiger Aspekt dieser Wallerschen Degeneration ist ihre zeitliche Gesetzmäßigkeit, die besagt, dass es einige Tage bis Wochen dauert, bevor der Degenerationsprozess vollständig an der Muskelfaser angekommen ist (Mumenthaler und Schliack 1987). Die Kenntnis dieser zeitlichen Gesetzmäßigkeit ist im klinischen Alltag wichtig, um zu verstehen, dass eine Muskulatur kurz nach Beginn der Läsion noch keinen erhöhten Reizzeitbedarf hat und dieser erst innerhalb einiger Tage auftritt. Man darf daher die Tatsache, dass eine Muskulatur kurz nach Beginn einer Nervenläsion mit kurzen Impulsen zur Kontraktion gebracht werden kann, nicht als günstiges prognostisches Zeichen werten. Die Degenerationsprozesse sind zu diesem Zeitpunkt nur noch nicht an der Muskelfaser angekommen.

Unter der distalen Regeneration versteht man das kollaterale Aussprossen neuer Nervenfasern von den verbliebenen intramuskulären Nervenstämmen (Abb. 3.71). Voraussetzung für diesen Regenerationsmechanismus ist eine Teilläsion des versorgenden Nerven. Bei Teilläsionen stellt die distale Regeneration den relevanten Regenerationsmechanismus dar. Durch das kollaterale Sprouting kann ein Verlust bis zu 80% der motorischen Einheiten eines Muskels kompensiert werden, ohne dass es zu einer funktionell relevanten Parese kommt (Dumitru 1995). Das kollaterale Sprouting bewirkt eine charakteristische intramuskuläre Umstrukturierung. Die einzelnen motorischen Einheiten werden größer, d.h. eine motorische Vorderhornzelle hat nun wesentlich mehr Nervenfasern zu versorgen. Sind weniger als 20% der motorischen Einheiten vorhanden, wird die Kompensationsgrenze der verbliebenen motorischen Einheiten überschritten, und es kommt zur sekundären Denervation einzelner Muskelfasern. Der Mechanismus der Überforderung einer bereits an ihrer Kompensationsgrenze agierenden Nervenzelle ist auch bei der muskulären Elektrostimulation zu beach-

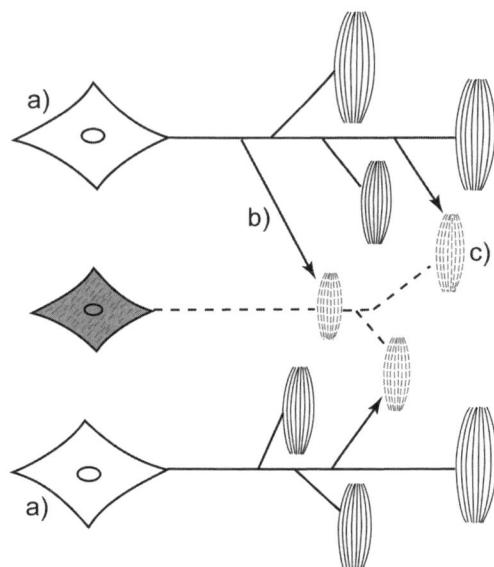

Abb. 3.71
Kollaterales Sprouting:
Von den erhaltenen Nervenfasern (a)
sprossen neue Nervenfasern (b) aus
und schließen sich an die denervierten
Muskelfasern (c) an.

ten. Stimuliert man einen chronisch teildenervierten Muskel mit dem Ziel, die Kraft zu steigern (also höherdosiert, zumindest 2 × 30 min/Tag), so kann die elektrisch induzierte Faserhypertrophie oder der durch die elektrische Aktivität gesteigerte Metabolismus zu einer Überforderung der Nervenzelle führen und ebenfalls eine sekundäre Denervation bewirken. Klinisch zeigt sich in diesem Fall eine Abnahme der Kraft. Dieses Problem ist besonders dann zu beachten, wenn der Kraftgrad des Muskels kleiner/gleich einem Kraftgrad 3 (BMRC 0–5) (Medical Research Council 1976) ist oder, wenn es sich um eine progrediente Läsion handelt.

Wechselwirkung Elektrostimulation und Nervenregeneration

Eine funktionell relevante Beschleunigung der Regenerationsvorgänge durch Elektrostimulation konnte bisher nicht nachgewiesen werden.

Bei Langzeitstimulation (mehrere Stunden/Tag) ist eine negative Interaktion zwischen muskulärer Elektrostimulation und den distalen Reinnervationsmechanismen bei höhergradigen neurogenen Teilläsionen im Tierversuch beschrieben. Es wird beschrieben, dass bei acht Stunden täglicher Stimulation über vier Wochen (Tam et al. 2001) die Anzahl der kollateralen Sprouts sowie die Anzahl der erfolgreich reinnervierten Endplatten signifikant abnimmt. Man nimmt an, dass die unphysiologische Mehraktivität die axonalen Sprouts daran hindert, die denervierten Endplatten erfolgreich zu kontaktieren, und dass weniger neue Synapsen entstehen. Die Fähigkeit terminaler Schwann-Zellen, Brücken zwischen den neu aussprossenden Nervenfasern und den neu geformten Synapsen zu bilden, wird ebenfalls durch die Mehraktivtät inhibiert. Diese negative Rückkoppelung ist dann relevant, wenn man höhergradige Teilläsionen im akuten Stadium über mehrere Stunden stimuliert. Das ist keine Indikation im klinischen Bereich. Bei inkompletter Parese im akuten Stadium ist eine hochdosierte Stimulation definitiv nicht indiziert, hier kann eine Kurzzeitstimulation (1 × 10 min/Tag) mit Exponentialstrom zur Förderung des motorischen Musters sinnvoll sein. (Paternostro-Sluga 1996)

Als positive Wechselwirkung wird die Förderung des motorischen Lernens angenommen. Der Patient findet die paretische Bewegung leichter und der funktionelle Einsatz wird früher möglich. Der verbesserte funktionelle Einsatz durch Elektrostimulation konnte tierexperimentell gezeigt werden. (Sebille und Bondoux-Jahan 1980)

Wirkung auf die Muskelfaser

Im Tierversuch und klinischen Studien wurden die Zunahme von Muskelmasse und Kraft gezeigt. Dafür sind beim Menschen lange Stimulationszeiten notwendig (> 1 Std./Tag über 6–12 Monate). Ferner ist für die Beeinflussung von Muskelkraft und Masse eine Stimulation mit tetanisierenden Frequenzen notwendig (Valencic et. al. 1986). Diese sind aber frühestens mit einer Impulsbreite von 30 msec möglich. Will man daher bei einer denervierten Muskulatur einen Kraft- und Massenzuwachs erzielen, muss zunächst der Muskel solange stimuliert werden bis der Reizzeitbedarf auf 30 msec absinkt. Dafür sind hohe Stromintensitäten und lange Stimulationszeiten notwendig (Kern 1995). Auch sind breite Impulse mit hohen Stromintensitäten sehr schmerzhaft, sodass in der Regel eine Sensibilitätsstörung erforderlich ist, um diese Intensitäten zu ertragen.

Wirkung auf die Hauttrophik

Es gibt keine Studien, die einen Effekt der Muskelstimulation auf die Trophik von Haut und Unterhautbindegewebe der Extremitäten gezeigt haben. Auch aufgrund eigener klinischer Erfahrung können wir keine eindeutige Schlussfolgerung ziehen. Ausnahme ist hierbei die gluteale Haut bei Patienten mit Querschnittläsionen, hier kann durch eine Stimulation der Glutealmuskulatur das Dekubitusrisiko gesenkt werden.

3.4.2 Praktische Anwendungstechniken

Die Wahl der Stimulationsparameter hängt vom Therapieziel sowie von Ausmaß, Stadium und Dynamik der Denervation ab.

Therapieziele

▷ motorische Reedukation (Expo, EMG getriggerte ES)
▷ muskuläre Kräftigung (tetanisierende Stromformen)
  • zur Verbesserung der Willkürmotorik
  • zur Vorbereitung einer FES.

Denervationstypen

a) die akute Denervation (komplett oder inkomplett) mit zu erwartender Reinnervation
b) die chronische Teildenervation ohne Progredienz
c) die chronisch-progrediente Denervation
d) die komplette Denervation ohne Aussicht auf Regeneration.

a) Das Therapieziel ist die Bahnung des motorischen Musters, eine Beeinflussung von lokalen Muskeleigenschaften ist nicht gewünscht. Das Ausmaß der Parese soll zwischen Kraftgrad (KG) 0 und 3 liegen, ab KG 3 (Kraftgrad nach der BMRC-Studie) ist eine ausreichende aktive Übungsfähigkeit gegeben und eine Stimulationsbehandlung nicht notwendig. Die geeignete Therapieform ist die selektive Lähmungsbehandlung mit Exponentialstrom, Therapiezeiten von 1–2 × 10 min pro Tag sind zu empfehlen. Eine Behandlung mittels Heimgerät ist ratsam, um die tägliche Stimulation zu ermöglichen. Die Gesamttherapiezeit richtet sich nach dem klinischen Verlauf der Nervenläsion, eine Stimulation bis zum Erreichen der aktiven Übungsfähigkeit ist sinnvoll. Falls absehbar ist, dass diese nicht erreicht wird, kann die Stimulation beendet werden.

b) Das Therapieziel ist neben der Bahnung des motorischen Musters in erster Linie die Kraftsteigerung. Um einen Effekt erwarten zu können, soll das Ausmaß der Parese einen KG 2–3 (Bewegung gegen die Schwerkraft, aber nicht über den gesamten passiven Bewegungsumfang) nicht unterschreiten, nach oben ist keine Grenze zu definieren, auch ein KG 4–5 kann von einer Kraftsteigerung profitieren. Die geeignete Therapieform ist die Stimulation mit tetanisierenden Frequenzen, diese sind ab einer Impulsbreite von 30 ms gerade möglich. In der Regel können chronisch teildenervierte Muskeln mit einem KG 3 bereits mit kurzen Impulsen (z.B. 0,3 ms) stimuliert werden, sodass Frequenzen von 30–50 Hz eingesetzt werden können. Die tägliche Therapiezeit darf 2 × 30 min nicht unterschreiten, und kann je nach Muskelermüdung bis zu 4 × 1 Std. täglich gesteigert werden. Aus persönlicher klinischer Erfahrung sind Therapiezeiten von 2 × 45–60 min effektiv für eine Kraftsteigerung und noch in einem Zeitbereich, den man ohne wesentliche Einschränkungen im Alltag managen kann. Weiterhin zeigt die klinische Erfahrung, dass die besten Effekte ab einem Ausgangskraftniveau von KG 3–4 zu erwarten sind. Eine Behandlung mittels Heimgerät ist notwendig, um die täglichen Stimulationszeiten zu erreichen.

Bei den schwächeren Kraftgraden (KG 2–3 und 3) können Fasern von unterschiedlichem Reizzeitbedarf nebeneinander im Muskel vorkommen. Hier kann man zwei unterschiedliche Stimulationsregime einsetzen, z.B. 2 × 30 min 20 Hz/Impulsbreite 20 msec und 2 × 30 min 50 Hz/Impulsbreite 0,3 msec. Die Gesamttherapiezeit sollte zumindest drei Monate betragen, um einen Effekt beurteilen zu können.

Eine weitere Therapieoption für teildenervierte Muskeln ist die EMG-getriggerte Elektrostimulation. Hier wird der bahnende Effekt der Stimulation durch die EMG Triggerung noch hervorgehoben. Voraussetzung ist ein KG 2–3 der paretischen Muskulatur, um die elektrische Aktivität des Muskels mittels Oberflächenelektroden abtasten zu können.(Paternostro-Sluga et al. 2002)

c) Die chronisch progredienten Läsionen (z.B. im Rahmen einer axonalen Polyneuropathie) entsprechen in ihren prinzipiellen Therapiezielen dem Punkt b). Allerdings ist hier der Kraftzuwachs nicht zur Kraftsteigerung, sondern zur Verzögerung der Progredienz der Muskelschwäche zu sehen, also zum Erhalt des Status quo für eine bestimmte Zeit. Auch die Stimulationsparameter entsprechen Punkt b), mit Ausnahme der Therapiezeiten, die kürzer zu wählen sind, um die an ihrer Dekompensationsgrenze „kämpfenden" motorischen Einheiten nicht zu überfordern. Ein Vorschlag für die Therapiezeiten sind 2×15 Minuten pro Tag, wobei jeweils nach 5 Minuten Stimulation 1 min Pause eingelegt wird. Als Richtlinie für die Gesamttherapiezeit kann drei bis sechs Monate angegeben werden, wobei individuell auch über längere Perioden stimuliert werden kann, besonders dann, wenn der Patient nach Absetzen der Stimulation eine Verschlechterung bemerkt. Zu Therapiebeginn muss der Patient engmaschig kontrolliert werden, ob die Elektrostimulation keine Zunahme der Parese bewirkt. Da hier Dosierung und Stromart intensiver sind als bei der rein bahnenden Exponentialstromtherapie ist rein prinzipiell an die mögliche negative Rückkoppelung von elektrisch vermehrter Muskelaktivität und dem kollateralen Sprouting zu denken. Die Entscheidung, ob die Stimulation fortgeführt wird, soll nach dem klinischen Verlauf getroffen werden.

d) Bei der kompletten Denervation ohne Aussicht auf Regeneration dient die Stimulation in erster Linie der Muskelkräftigung zur Vorbereitung einer funktionellen Elektrostimulation (FES). Dazu müssen hohe Stimulationsintensitäten und lange Stimulationszeiten verwendet werden. Die häufigste Form der FES bei peripheren Paresen ist die Stimulation des M. quadriceps femoris bei schlaffen Querschnittsläsionen (Kauda-Konusläsionen), um eine Steh-und Gehfähigkeit im Gehbarren zu ermöglichen. Neben dem großen psychologischen Gewinn einer zwar eingeschränkten, aber doch selbständigen Steh- und Gehfähigkeit, sind positive Wirkungen auf das Herz-Kreislaufsystem, auf die Knochendichte und die Verbesserung der glutealen Trophik beschrieben. Die Methode ist sehr aufwendig und speziellen Rehabilitationszentren vorbehalten.

3.4.3 Indikationen

Im Prinzip kann jede peripher-nervöse Parese mit einer Muskelstimulation behandelt werden. Indiziert ist die Behandlung dann, wenn eines der oben genannten Therapieziele zutrifft. Eine wichtige praktische Voraussetzung ist, dass der zu behandelnde Muskel für die Stimulation mittels Oberflächenelektroden zugänglich ist. Auszuschließen sind Erkrankungen mit einer raschen Progredienz, streng ist die Indikation bei Erkrankungen mit langsamer Progredienz zu stellen.

Häufige Indikationen

▷ Radialisparese (Folge einer Läsion d. N. radialis, mittlerer Plexusanteil, einer radikulären Läsion C 7): stimuliert werden die Handgelenks- und Fingerstrecker mittels einer Elektrodenanlage *(Abb. 3.72)*.

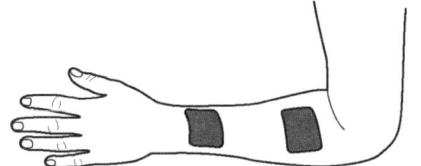

Abb. 3.72 Elektrodenanlage zur Stimulation der Handgelenks- und Fingerstrecker.

▷ Deltoideusparese (Folge einer Läsion des N.axillaris, der oberen Plexusanteile oder einer radikulären Läsion C 5): Stimuliert werden alle drei Anteile des M. deltoideus mit einer Elektrodenanlage oder selektiv einer der Anteile, falls bei chronischer Teildenervation ein Pareseschwerpunkt besteht *(Abb. 3.73)*.

▷ Femoralisparese (meist Folge einer N. femoralis-Läsion, Plexus lumbalis, radikulären Läsion L3): Stimuliert wird der M. quadriceps femoris, bei Exponentialstrombehandlung mit möglichst großen anatomisch anliegenden Elektroden *(Abb. 3.74)*, bei Teilreinnervation mit vorhandenen Motor Points ist auch eine Stimulation mit drei Kanälen (je ein Kanal für M. vast. med., M. rectus fem und M. vast. lat.) sinnvoll.

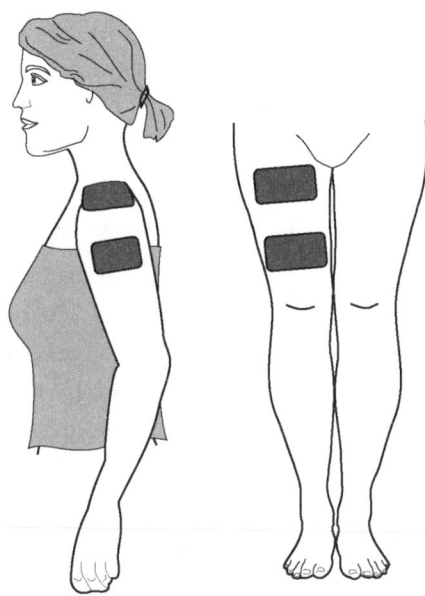

Abb. 3.73 Elektrodenanlage zur Stimulation des M. deltoideus.

Abb. 3.74 Elektrodenanlage zur Stimulation des M. quadriceps femoris.

▷ Peroneusparese (Folge einer Läsion des N.peroneus, des N.ischiadicus, des Plexus lumbosacralis oder einer radikulären Läsion L5): Stimuliert werden die Fußheber, in der Regel genügt eine Elektrodenanlage für alle Fuß- und Zehenheber gemeinsam *(Abb. 3.75)*.

▷ Kleine Handmuskulatur: Stimuliert werden Thenarmuskulatur, Mm. interossei und Mm. lumbricales *(Abb. 3.76)*. Eine Kraftsteigerung durch ES konnte bisher in Studien nicht nachgewiesen werden und konnte auch im eigenen Patientenkollektiv nicht sicher beobachtet werden. Ein bahnender

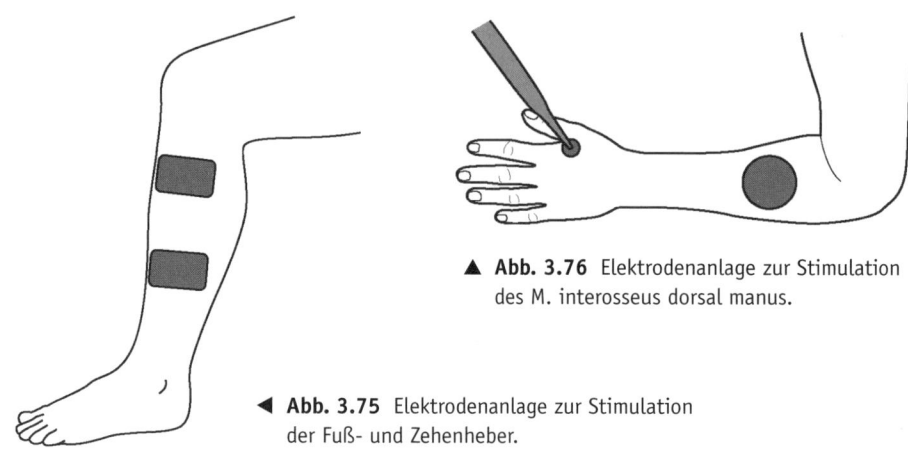

▲ **Abb. 3.76** Elektrodenanlage zur Stimulation des M. interosseus dorsal manus.

◀ **Abb. 3.75** Elektrodenanlage zur Stimulation der Fuß- und Zehenheber.

Effekt ist möglich, allerdings ist das Mitdenken oder Mitspannen der Bewegung schwierig, da der Bewegungseffekt der Mm. lumbricales und interossei sehr komplex ist.

▷ Periphere Fazialisparese: Hierbei kann die mimische Muskulatur mit Exponentialstrom (meist monopolare Elektrodenanlage) zur Kontraktion gebracht werden mit dem Ziel einer motorischen Reedukation. Die Indikation ist sehr restriktiv zu stellen. Absolute Kontraindikationen sind die Ruhesymmetrie der Gesichtsmuskulatur, eine partielle Fazialisparese und die ersten drei Monate nach Läsion, wenn Aussicht auf eine Regeneration besteht.

3.4.4 Kontraindikationen

▷ Metalle im Strömungsfeld
▷ implantierte elektronische Geräte
▷ Infektionen an der behandelten Extremität
▷ Hautläsionen im Stimulationsgebiet
▷ rasch progrediente Denervationsprozesse.

Relative Kontraindikationen:
▷ kognitive Defizite
▷ Epilepsie.

Merke

▷ Bei neurogenen Läsionen mit Aussicht auf Regeneration ist eine Exponentialstromtherapie zur Bahnung des paretischen motorischen Musters indiziert bis die aktive Übungsfähigkeit erreicht wird.

▷ Bei chronischen Teilläsionen ohne Progredienz ist eine Elektrostimulation mit tetanisierenden Frequenzen zur Kraftsteigerung indiziert, das Ausgangskraftniveau soll einen KG 2–3 nicht unterschreiten.

▷ Bei chronischen Teilläsionen mit langsamer Progredienz ist die Indikation sehr streng zu stellen.

▷ Bei neurogenen Läsionen mit rascher Progredienz ist eine Elektrostimulation nicht indiziert.

Literatur

1. Dumitru D: The electrodagnostic medicine consultation: Report generation and approach, in Dumitru D (ed) Electrodaignostic Medicine. St. Louis, Mosby 1995; 387–412

2. Kern H. Funktionelle Elektrosimulation Paraplegischer Patienten. ÖZPMR 1995; 5/1: Supplementum.

3. Liberson WT. Progressive and alternating currents in Licht S (ed): Electrodiagnosis and Electromyography. Baltimore. Waverly Press, 1971:272–85

4. Medical Research Council: Aids to examination of the peripheral nervous system. Memorandum No45. London: Her Majesty's Stationary Office 1976

5. Mumenthaler M, Schliack H: Läsionen peripherer Nerven. Georg Thieme Verlag 1987

6. Paternostro-Sluga T. Elektrostimulation der Muskulatur mit nieder- und mittelfrequenten Strömen. In: Naturheilverfahren. Berlin. Springer Loseblatt Systeme 1996; (6.05): 1–11

7. Paternostro-Sluga T, Schuhfried O, Vacariu G, Lang T, Fialka-Moser V: Chronaxie and accommodation index in the diagnosis of muscle denervation. Am J Phys Med Rehabil 2002; 81:253–260

8. Paternostro-Sluga T, Rakos M, Hofer C, Mayr W, Schuhfried O, Fialka-Moser V. EMG-getriggerte Elektrostimulation chronischer Armplexusparesen – eine Pilotstudie. Phys Med Rehab Kuror 2002;12: 1–5

9. Sebille A, Bondoux-Jahan M. Effects of electrical stimulationd and previous nerve injury on motor function recovery in rats. Brain Res. 1980;193:562–565

10. Tam SL Archibald V, Jassar B, Tyreman N, Gordon T. Increased neuromuscular activity reduces sprouting in partially denervated muscles. J Neurosci 2001; 21(2): 654–667.

11. Valencic V, Vodovnik L, Stefancic M, Jelinkar T. Improved motor response due to chronic electrical stimulation of denervated tibialis anterior muscle in humans. Muscle Nerve 1986;9:612–617

12. Wynn Parry CB: Electrodiagnosis in Wynn Parry CB (ed): Rehabilitation of the Hand. London. Butterworths.1982: 208–14

3.5 Funktionelle Elektrostimulation (FES) zentral-nervöser Paresen

Tatjana Paternostro-Sluga, Othmar Schuhfried

3.5.1 Grundlagen

Die Funktionelle Elektrostimulation (FES) wird in der Behandlung zentral-nervöser Paresen mit dem Ziel eingesetzt, Kraft und motorische Kontrolle zu verbessern, Spastizität zu reduzieren sowie Kontrakturen der passiven Strukturen (Gelenke, Bänder, Sehnen) entgegenzuwirken. Insgesamt soll damit die Funktion der betroffenen Extremität verbessert werden.

Anwendungsprinzipien

Prinzipiell kann man bei der FES zentraler Paresen zwei Anwendungsprinzipien unterscheiden:

▷ Die FES als therapeutische Intervention

Hierbei wird die Elektrostimulation als therapeutische Intervention eingesetzt, die zu einer Verbesserung der willkürlichen motorischen Kontrolle führen soll.

▷ Die FES als Funktionsersatz

Hierbei wird die Elektrostimulation direkt zum Funktionsersatz eingesetzt, z.B. wird die fehlende Willküraktivität der Fußheber durch einen Peroneusschrittmacher ersetzt. Der Patient benützt die Stimulation, um eine Funktion auszuführen. Sekundär kann auch ein therapeutischer Effekt, z.B. Spastikreduktion, erzielt werden.

Wirkmechanismen

Für die therapeutische Wirkung der FES wird die Förderung der neuronalen Plastizität des ZNS durch Steigerung des afferenten Inputs, insbesondere der propriozeptiven Impulse, mittels elektrisch-induzierter Muskelaktivität postuliert. Dadurch sollen vorbestehende, bisher funktionell nicht genutzte neuronale Verbindungen vermehrt aktiviert, bzw. deren Hemmung aufgehoben werden. Zusätzlich werden antispastische Effekte angenommen. Es wird postuliert, dass die elektrische Kontraktion der paretischen Muskelgruppen durch die Erregung spinaler Interneurone zu einer reziproken Inhibition der spastischen Antagonisten führt.

Eine Form der FES ist die rein sensorische Stimulation, die eine Tonusreduktion bewirken kann. Als Wirkmechanismus wird ein inhibitorischer Effekt auf die Spastizität durch Beeinflussung der Erregbarkeit der alpha-Motoneurone (Robinson 1995) und eine Triggerung der sensomotorischen Reorganisation (Peurala et al. 2002) angenommen.

Es wird diskutiert, dass die Lokalisation der zentralen Schädigung einen Einfluss auf den therapeutischen Effekt der FES hat. So berichten Sonde et al. 2001, dass bei Patienten, deren Basalganglien von der Läsion ausgespart waren, ein guter Effekt mittels FES erzielt werden konnte, während bei hochgradiger Läsion des periventrikulären Marklagers ein therapeutischer Effekt ausblieb.

3.5.2 Arten der Anwendung

FES als therapeutische Intervention

Für die FES als therapeutische Intervention gibt es mehrere Anwendungsmodalitäten:

Die „einfache" FES ist die direkte elektrische Stimulation der paretischen Muskelgruppen. Hierfür ist keine Mitarbeit des Patienten erforderlich. Die Elektroden werden auf die zu stimulierenden Muskelgruppen angebracht und eine Muskelkontraktion wird elektrisch ausgelöst (Powell et al. 1999). Die Wirkung dieser Stimulation kann dadurch verstärkt werden, dass der Patient aufgefordert wird, die Bewegung mitzudenken, bzw. – wenn möglich – aktiv mitzuspannen. Ein aktives Mitspannen ist dann nicht indiziert, wenn der Patient durch den Versuch der aktiven Kontraktion das spastische Muster verstärkt, also z.B. beim Versuch die Handgelenksextensoren anzuspannen, die Langfinger in die spastische Flexionsstellung gezogen werden.

Bei der *EMG-getriggerten Elektrostimulation* paretischer Muskelgruppen wird die Elektrostimulation durch die willkürliche Aktivierung der zu stimulierenden Muskelgruppen ausgelöst (Kraft et al. 1992). Voraussetzung für diese Art der Stimulation ist die Fähigkeit, den paretischen Muskel soweit willkürlich anspannen zu können, dass mittels Oberflächenelektrode ein EMG-Signal abgetastet werden kann. Das entspricht einem KG 2 nach der MRC- Skala 0–5 (KG 2 = Bewegung unter Ausschaltung der Schwerkraft) (Medical Research Council 1976). Die mittels Oberflächenelektrode erfasste Mukelaktivität triggert die elektrische Stimulation. Die Ansteuerung der richtigen Muskelgruppe wird mit einer elektrischen Kontraktion „belohnt", und die willkürlich begonnene Bewegung wird elektrisch vollendet. Im Gegensatz zur einfachen FES, wo der Patient einem elektrisch vorgegebenen Bewegungsmuster folgt, muss er bei der EMG-getriggerten FES das Bewegungsmuster eigenständig starten. Diese Therapie benötigt mehr motorische Eigenkontrolle und kognitive Fähigkeiten als die einfache FES. Bei entsprechender Klinik kann es sinnvoll sein, mit einer einfachen FES zu beginnen und bei Verbesserung der motorischen Kontrolle auf eine EMG-getriggerte FES umzusteigen *(Abb. 3.77–3.78)*.

Die *submotorische FES* verzichtet auf das Auslösen einer motorischen Antwort. Die Stimulationsintensität wird entweder sensorisch-schwellig oder subsensorisch eingestellt (Peurala et al. 2002). Stimuliert wird mittels Oberflächenelektroden an der betroffenen Extremität. An der oberen Extremität kann die Stimulation

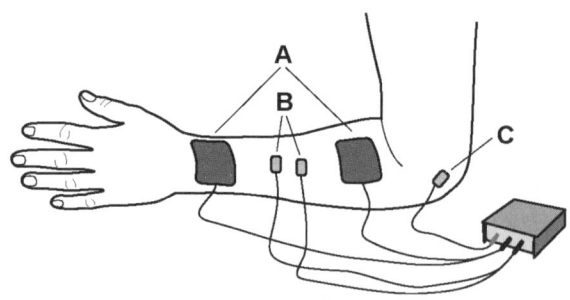

Abb. 3.77 EMG-getriggerte Stimulation der Handgelenks- und Fingerstrecker.
A: Stimulationselektroden, B: EMG-Oberflächenelektroden, C: Erdungselektrode.

dorsal und ventral am Unterarm erfolgen. An der unteren Extremität erfolgt die Stimulation über den N. peronaeus communis und dem N. suralis. Es gibt spezielle Handschuhelektroden (Mesh-Glove, *Abb. 3.79*) oder Sockenelektroden, die als Anode geschalten werden und die Gegenelektroden als Kathode dorsal und ventral am Unterarm bzw. Unterschenkel appliziert werden (Dimitrijevic et al. 1996). Die submotorische Stimulation zielt in erster Linie auf die Spastikreduktion und über den vermehrten afferenten Input auf eine verbesserte motorische Kontrolle.

Eine weitere Form der Feedback-getriggerten FES ist die *positionsgetriggerte FES* (Bowman et al. 1979).

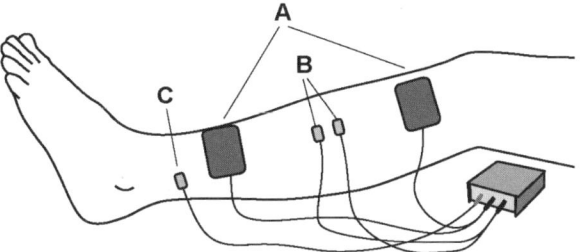

Abb. 3.78 EMG-getriggerte Stimulation der Fußheber. A: Stimulationselektroden, B: EMG-Oberflächenelektroden, C: Erdungselektrode.

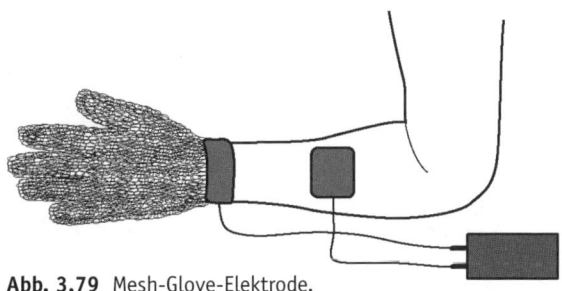

Abb. 3.79 Mesh-Glove-Elektrode.

Dabei wird die betroffene Extremität in einer speziellen dynamischen Orthese mit Winkelmessungssensor gelagert. Der Patient muss nun in dem Zielgelenk, z.B. Handgelenk, einen bestimmten Winkel in eine Bewegungsrichtung erreichen (z.B. 20 Grad Handgelenksextension aus maximaler Flexion). Hat er diesen Winkel erreicht, wird über den Winkelsensor die elektrische Stimulation (z.B. der Handgelenks- und Fingerstrecker) ausgelöst. Bei dieser Therapieform muss der Patient nicht nur eine Muskelgruppe aktiv anspannen, sondern auch einen Bewegungseffekt über mehrere Grade in die gewünschte Bewegungsrichtung erzielen. Eine Einschränkung dieser Therapieform ist, dass die notwendige technische Ausrüstung schwierig zu erhalten ist, während Stimulationsgeräte mit EMG-Triggerung problemlos im Handel zu finden sind.

Die *reziproke Stimulation* von Agonisten und Antagonisten der Unterarmmuskulatur ist ebenfalls eine Form der FES. Rationale dieser Stimulationsanlage ist das Training der reziproken Ansteuerung. Indikation für diese Stimulationsform ist die stark verzögerte motorische Ansteuerung des Richtungswechsels einer Bewegung. Es gibt hierfür speziell konstruierte Orthesen mit integrierten Stimulationselektroden und zyklischem Wechsel der Stimulation von Handgelenks-/Fingerextensoren und Handgelenks-/Fingerflexoren (Alon et al. 1998). Es kann dieses Stimulationsprinzip auch mittels Mesh-Glove als Anode und zwei Oberflächenelektroden als Kathoden angewandt werden. Dabei wird eine Kathode über den Handgelenksextensoren und eine über den Handgelenksflexoren angebracht. Mittels manueller Triggerung werden alternierend die Flexoren und Extensoren elektrisch aktiviert (Dimitrijevic et al. 1996).

3.5.3 FES als Funktionsersatz

Die am weitesten verbreitete Elektroorthese ist der Peroneusschrittmacher (Merletti et al. 1979) *(Abb. 3.80)*. Dabei wird der Vorfuß während der Schwungbeinphase über Stimulation des N. peroneus communis hinter dem Capitulum fibulae elektrisch angehoben und damit das Gehen verbessert. Die Steuerung der Stimulation erfolgt entweder über einen Fußschalter, der meist unter der Ferse platziert ist oder über einen Bewegungssensor am Kniegelenk.

Eine weitere Elektroorthese ist der Beinschrittmacher, der in erster Linie bei querschnittgelähmten Patienten verwendet wird. Hierbei wird die Stimulation des M. quadriceps femoris und M. glutaeus maximus in der Standbeinphase durch einen manuellen Trigger oder einen Bewegungssensor ausgelöst, sodass der Patient mit Hilfe der elektrischen Stimulation stehen und gehen kann. Als Hilfsmittel benützt er entweder Unterarmstützen oder ein reziprokes Gehgestell. Voraussetzung ist eine ausreichende Kraft und Ausdauer der Muskulatur, diese muss vor Beginn der FES durch eine Kraft-Ausdauerstimulation im Sinne einer NMES Behandlung erzielt werden (Kern 1995).

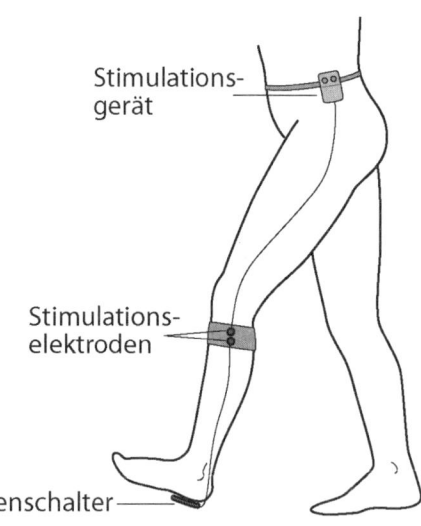

Abb. 3.80 Peroneusschrittmacher.

3.5.4 Stimulationsparameter

In Tabelle 3.4 sind die Parameter für die motorische Stimulation beschrieben, in Tabelle 3.5 die Parameter für die submotorische Stimulation. Aus persönlicher klinischer Erfahrung sind für das Training von Bewegungsabläufen On-Zeiten von 2–5 Sekunden ausreichend und eine On/Off Ratio von 1:1 bis 1:2 günstig. Für die Dauer der Anwendung, sowohl für die tägliche Stimulationszeit als auch für die Gesamtdauer, gibt es keine einheitlichen Richtlinien. In den vorliegenden Studien kann man zwei Strategien unterscheiden: einerseits kurze tägliche Stimulationszeiten über mehrere Monate (z.B. 2×10 min/Tag für drei Monate) oder lange tägliche Stimulationszeiten über wenige Wochen (z.B. 3×30 min/Tag für drei Wochen). Aufgrund der publizierten Ergebnisse ist jedoch nicht klar, welchem Zeitregime der Vorzug zu geben ist. Wir stimulieren in der

Tabelle 3.4 Stimulationsparameter der motorischen Stimulation

Frequenz	20–50 Hz
On-Zeiten	2–15 sec
On/Off Ratio	1:1 bis 1:10
Impulsbreite	0,2–0,5 msec
Impulsform	Biphasische Impulse sind vorzuziehen
Stimulationsintensität	gerade so hoch, dass die elektrisch induzierte Bewegung den gesamten passiven Bewegungsumfang erreicht, limitierend für die Intensität ist die direkte Mitstimulation der Antagonisten (z.B. der Fingerflexoren bei Stimulation der Fingerextensoren) oder das Auslösen des spastischen Musters, beides soll vermieden werden.
Elektroden	Oberflächenelektroden, 5×5 bis 5×9 cm, abhängig von der Muskelgröße

Tabelle 3.5 Stimulationsparameter submotorischer Stimulation

Frequenz	1,7–100 Hz
Intensität	unterhalb oder an der sensorischen Schwelle
Stimulation	kontinuierliche
Impulsbreite	0,1–0,3 ms
Elektroden	Oberflächenelektroden, 5 × 5 bis 5 × 9 cm oder Mesh-Glove-Elektrode/Stocking Elektrode

Regel 2 × 15 min/Tag für drei Monate. Das entspricht den Ergebnissen einer Studie von Bocker und Smolenski 2003, die zeigen konnten, dass bei täglicher Stimulation von 2 × 10 min eine Behandlungszeit von sechs Monaten gegenüber einer Behandlungszeit von drei Monaten bei chronischer spastischer Hemiparese keinen Vorteil brachte.

Bei der Elektrodenanlage für die motorische Stimulation ist auf eine korrekte Bewegungsachse und ein gleichmäßiges Anspringen der gewünschten Zielmuskeln zu achten. So soll bei Stimulation der Handgelenks- und Fingerextensoren ein ulnares Abweichen im Handgelenk bei Dorsalextension vermieden werden und auf die elektrisch induzierte Daumenabduktion geachtet werden. Unter Berücksichtigung der individuellen Situation sind in der Regel Elektrodengrößen von 5 × 5 cm ausreichend. Im Sprunggelenk ist auf ein ausreichendes Gegensteuern der spastischen Inversion zu achten, dabei hilft es die jeweiligen Elektroden gleichzeitig über M. tibialis anterior und M. peroneus longus zu kleben. Elektrodengrößen von 5 × 9 cm haben sich dafür bewährt.

3.5.5 Indikationen

Die elektrische Muskelstimulation kann eine physiotherapeutische oder ergotherapeutische Behandlung nicht ersetzen und sollte immer in Kombination angewendet werden. Neue Untersuchungen zeigen einen additiven therapeutischen Effekt der Kombination dieser Behandlungen (Bocker und Smolenski 2003).

Eine Kombination mit einer Botulinumtoxin A Behandlung ist sehr sinnvoll. Oft macht erst die fokale medikamentöse Tonusreduktion mittels Botulinumtoxin A eine FES möglich.

Eine FES kann sowohl im akuten Stadium als auch im chronischen Stadium einer zentral-nervösen Parese erfolgreich angewendet werden.

Die Sorge, eine Spastiksteigerung durch die Elektrostimulation auszulösen, wird in der Literatur nicht bestätigt und auch die eigene klinische Erfahrung zeigt, dass eine FES-Behandlung bisher zu keiner Spastikzunahme geführt hat.

Die FES ist eine kostengünstige Therapieform ohne personellem Aufwand, die unter ärztlicher Anleitung vom Patienten oder seiner Pflegeperson durchgeführt werden kann. Das ist in Zeiten des steigenden Kostenbewusstseins und der zunehmend limitierten finanzieller Ressourcen im Gesundheitswesen ein wichtiger Aspekt.

Spastische Hemiparese

Die spastische Hemiparese nach Schlaganfall (Kroon et al. 2002), Schädel-Hirn-Trauma oder infantiler Zerebralparese ist die häufigste Indikation zur Elektrotherapie bei zentralnervösen Läsionen. An der oberen Extremität ist in erster Linie die Verbesserung der Handfunktion das angestrebte Ziel. Hierbei soll durch die motorische Stimulation der Handgelenks- und Fingerextensoren (mit oder ohne Biofeedbackmechanismus) deren Kraft und motorische Ansteuerung verbessert und der Tonus der Handgelenks- und Fingerflexoren verringert werden. An der unteren Extremität ist die Verbesserung der Gehfunktion das häufigste Ziel. Die motorische Stimulation der Fußdorsalextensoren soll eine Kräftigung und verbesserte Ansteuerung dieser Muskelgruppe erzielen. Die submotorische Stimulation dient primär sowohl an der oberen als auch an der unteren Extremität der Spastikreduktion und sekundär ebenfalls der verbesserten motorischen Ansteuerung. Als Elektroorthese kann der Peroneusschrittmacher zur Verbesserung der Gangfunktion eingesetzt werden.

Spastische Tetra- oder Paraparese

Spastische Tetra-und Paraparesen nach Querschnittsläsionen unterschiedlicher Genese sind sinnvolle Indikationen für eine FES. Die therapeutische motorische FES wird dann eingesetzt, wenn eine Restwillküraktivität in den zu behandelnden Muskeln vorhanden ist. An den oberen Extremitäten findet sich öfters die Besonderheit, dass periphere und zentrale Parese in einem Muskel kombiniert vorkommen (Schädigung der langen Bahnen und der Vorderwurzeln/Vorderhörner im Areal der traumatischen Läsion). Überwiegt die periphere Parese muss eine längere Impulsdauer (Kern 1995) angewandt werden (z.B. 20 msec Dauer/ 20 msec Pause, 25 Hz; On-Phase: 3 sec, Off-Phase: 5 sec), überwiegt die zentrale Parese können die oben beschriebenen Stimulationsparameter eingesetzt werden. Auch eine Kombination beider Stimulationsparameter ist sinnvoll.

Bei fehlender Willküraktivität kann der Einsatz einer FES als Elektroorthese sinnvoll sein. Diese sind an der oberen Extremität selten, an den unteren Extremitäten wird die FES als Elektroorthese bei Querschnittläsionen in speziellen Rehabilitationseinrichtungen immer wieder eingesetzt. Der Patient kann mit Hilfe der Elektrostimulation seiner Oberschenkelmuskulatur selbständig mit Unterarmstützen gehen. Das zyklische An- und Abschalten der Stimulation erfolgt meist mittels Handschalter an der Stütze durch den Patienten selbst. So kann er seinen eigenen Gangrhytmus bestimmen *(Abb. 3.80)*.

Die submotorische Stimulation zur Spastikreduktion wird in der Rehabilitation von Querschnittläsionen häufiger verwendet als bei den spastischen Hemiparesen.

3.5.6 Kontraindikationen

Es gelten die üblichen bei Elektrotherapie angegeben Kontraindikationen, wobei vorwiegend an Herzschrittmacher und implantierte Defibrillatoren zu denken ist. Bei Patienten mit Epilepsie ist die Indikation sehr streng zu stellen. Bei metallischen Implantaten dürfen nur biphasische Stromformen angewendet werden.

Merke

▷ Die FES zentraler Paresen kann die Funktion der betroffenen Extremität verbessern.

▷ Als Wirkmechanismus wird die Anregung der neuronalen Plastizität durch die elektrische bedingte Steigerung des afferenten Inputs angenommen.

▷ Man unterscheidet die FES als therapeutische Intervention und die FES als Funktionsersatz.

Literatur

1. Alon, G., Dar A., Katz-Behiri, D., Weingarden, H., Nathan, R.: Efficacy of a Hybrid Upper Limb Neuromuscular Electrical Stimulation System in Lessening Selected Impairments and Dysfunctions Consequent to Cerebral Damage. J. Neuro. Rehab. 12 (1998), 73–80.

2. Bocker, B., Smolenski, U.C.: Motorisches Lernen mittels EMG-getriggerter Elektrostimulation bei Hemiparese. Phys. Med. Rehab. Kuror. 13 (2003), 139–144.

3. Bowman, B.R., Baker, M.S., Waters, R.L.: Positional Feedback and Electrical Stimulation: an Automated Treatment for Hemiplegic Wrist. Arch. Phys. Med. Rehabil. 60 (1979), 497–502.

4. Dimitrijevic, M.M., Stokic, D.S., Wawro, A.W., Wun, C.C.: Modification of Motor Control of Wrist Extension by Mesh-Glove Electrical Afferent Stimulation in Stroke Patients. Arch. Phys. Med. Rehabil. 77 (1996), 252–258.

5. Kern, H.: Funktionelle Elektrostimulation bei paraplegischen Patienten. Österr. Z. Phys. Med. Suppl.1 (1995), 1–78.

6. Kraft, G.H., Fitts, S.S., Hammond, M.C.: Techniques to Improve Function of the Arm and Hand in Chronic Hemiplegia. Arch. Phys. Med. Rehabil. 73 (1992), 220–227.

7. Kroon, J.R. Lee, J.H., Ijzerman, M.J. Lankhorst, G.J.: Therapeutic Stimulation to Improve Motor Control and Functional Abilities of the Upper Extremity after Stroke: a Systematic Review. Clin. Rehabil. 16 (2002), 350–360.

8. Medical Research Council. Aids to examination of the peripheral nervous system. Memorandum No.45. London: Her Majesty's Stationary Office, 1976.

9. Merletti, R., Andina, A., Galante, M., Furlan, I.: Clinical experience of electronic peroneal stimulators in 50 hemiparetic patients. Scand.J.Rehab.Med. 11 (1979), 111–121.

10. Peurala, S.H., Pitkänen, K., Sivenius, J., Tarkka, I.M.: Cutaneous Electrical Stimulation May Enhance Sensorimotor Recovery in Chronic Stroke. Clin. Rehabil. 16 (2000), 709–716.

11. Powell, J., Pandyan, A.D., Granat, M., Cameron, M., Stott, D.J.: Electrical Stimulation of Wrist Extensors in Poststroke Hemiplegia. Stroke 30 (1999), 1384–1389.

12. Robinson, A.J.: NMES for Control of Spasticity: in Robinson A.J., Snyder-Mackler L.: Clincal Electrophysiology, 2.Aufl., Verlag Williams & Wilkins, Baltimore1995.

13. Sonde, L., Bronge, L., Kalimo, H., Viitanen, M.: Can the Site of Brain Lesion Predict Improved Motor Function after Low-TENS Treatment on the Post-Stroke Paretic Arm? Clin. Rehabil. 15 (2001), 545–551.

4 Ultraschalltherapie

Gerold R. Ebenbichler

4.1 Grundlagen

4.1.1 Definition und Geschichte

Schall bezeichnet akustische Vibrationen und wird entsprechend seiner Frequenz in drei Bereiche unterteilt. Der Infraschall umfasst einen Schwingungsbereich bis 16 Hz und kann vom menschlichen Gehör nicht wahrgenommen werden. Der Hörschall definiert sich durch die vom menschlichen Ohr wahrnehmbaren akustischen Frequenzen. Beim Hörgesunden liegt diese normalerweise zwischen 16 Hz und 20000 Hz. Unter Ultraschall versteht man alle akustischen Vibrationen mit einer Frequenz von 20 kHz aufwärts, die vom menschlichen Gehör nicht mehr wahrgenommen werden (Abb. 4.1).

Die Entwicklung des Ultraschallgerätes geht auf J & P Curie zurück, welche 1880 den piezoelektrischen Effekt am Quarzkristall nachwiesen. Sie fanden bei einem Quarzkristall, der mechanischen Belastungen im Sinne eines Druckes oder einer Dehnung ausgesetzt wurde, das Entstehen wechselnder elektrischer Ladungen an der Kristalloberfläche. Dieser Effekt kann bei allen Kristallen aus-

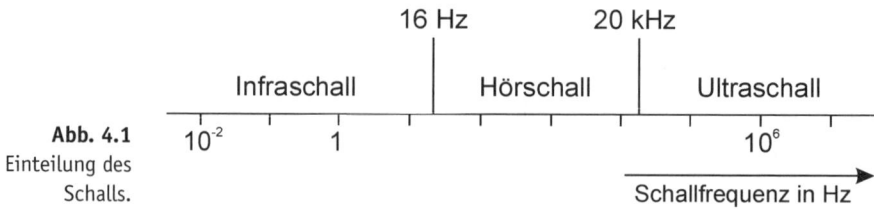

Abb. 4.1 Einteilung des Schalls.

gelöst werden. Paul Langevin entwickelte dann die technischen Grundlagen von Ultraschallgeräten auf Basis des umgekehrten piezoelektrischen Effekts. Legt man einem piezoelektrischen Material (z.B. Blei-Zirkonat-Titanat) einen Wechselstrom an, so verformt sich dieses, i.e. es wird im Rhythmus des Wechselstroms größer und kleiner. Je höher die Frequenz der Wechselspannung, desto höher ist auch die Frequenz des abgegeben Schalls. In der Messtechnik werden Schallfrequenzen bis zu mehreren Millionen Hz verwendet.

Die ersten praktischen Anwendungen von Ultraschallgeräten dienten vornehmlich der Ortung von Unterseebooten. Insofern ist es nicht verwunderlich, dass die biologische Wirksamkeit des Ultraschalls erstmals an Fischen nachgewiesen wurde.

Ein für die Therapie am Menschen taugliches Ultraschallgerät konstruierte Pohlmann und brachte es 1939 erstmals in der Berliner Charité zur Behandlung von Ischialgien, Plexusneuralgien und Arthroseschmerz zum klinischen Einsatz. Seit den 50er Jahren wurde der therapeutische Ultraschall vor allem zur Behandlung schmerzhafter Zustände des Bewegungsapparates immer mehr propagiert und eingesetzt. Er gehört heute noch, zumindest im deutschsprachigen Raum, zur Grundausstattung einer jeden physikalisch-therapeutischen Behandlungseinheit.

4.1.2 Biophysikalische Charakteristik des Ultraschalls

Die Besonderheit des Schalls/ Ultraschalls liegt darin, dass sich im Gegensatz zu den elektromagnetischen Wellen die Ausbreitung der Schallwellen nur in Medien, nicht aber in einem Vakuum möglich ist. Der Ultraschall breitet sich als longitudinale Kompressionswelle aus, wobei die Massepartikel des Mediums sich in Ausbreitungsrichtung des Ultraschalls periodisch um ihre Ruhelage auslenken *(Abb. 4.2)*. Das heißt, die Ultraschallwellen stoßen die Moleküle im angekoppelten Material beispielsweise im Körpergewebe, entsprechend ihrer Frequenz zu rhythmischen Schwingungen um ihre Ruhelage an. Diese Pendelbewegungen um die Ruhelage sind selbstverständlich nur sehr klein (etwa 1% des Zelldurchmessers oder weniger), das Ausmaß der Teilchenbeschleunigung kann aber bis zum 100.000-fachen der Erdbeschleunigung erreichen. Die so entstehenden Verdichtungen und Verdünnungen der Partikel des Mediums

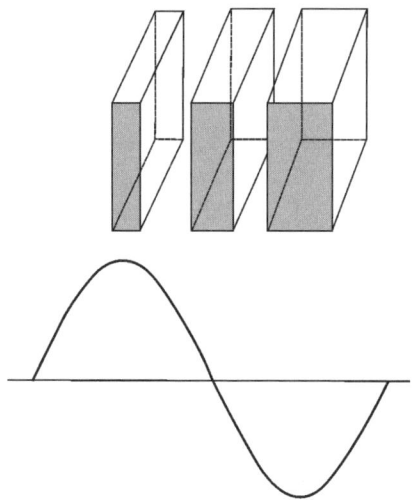

Abb. 4.2 Umgekehrter piezoelektrischer Effekt: Die Blöcke eines piezoelektrischen Materials verdichten und dehnen sich entsprechend den Sinusschwankungen des angelegten Wechselstroms.

führen zu wechselnden Druckzuständen im Medium/Gewebe.

Die Ausbreitungsgeschwindigkeit der Ultraschallwellen hängt von der Dichte des Mediums ab, das sie durchlaufen. Bei einer Frequenz von 1 MHz wird die Ausbreitungsgeschwindigkeit der Longitudinalwellen des Ultraschalls wie folgt angegeben: in der Luft (bei 0° C in Bodennähe) mit 331,45 m/s, im Wasser (bei 25° C) mit 1497 m/s, im Fettgewebe mit ca. 1450,0 m/s, im Weichteilgewebe mit ca. 1540 m/s, im Knochengewebe mit 4080 m/s, und in Eisen mit 5850 m/s *(Abb. 4.3)*.

Physikalische Parameter wie Schallwellenwiderstand (akustische Impedanz), Reflexion und Absorption prägen das physikalische Verhalten des Ultraschalls in den unterschiedlichen Ausbreitungsmedien. Ändert sich die akustische Impedanz zweier Medien, so wird der Schall teilweise reflektiert. Besonders große Impedanzänderungen, wie Luft zwischen Schallkopf und Körperoberfläche, führen zur totalen Reflexion des Ultraschalls; sie können aber mit Ankoppelungsmedien (Gel, Öl ...) vermieden werden. Neben der Reflexion bestimmt die Absorption die Ausbreitung des Ultraschalls im Gewebe. Die Absorption bezeichnet die Umwandlung mechanischer Energie in andere Energie-

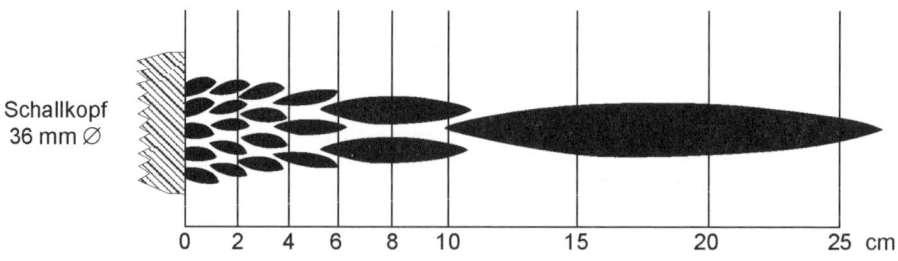

Abb. 4.3 Intensitätsmaxima (schwarz) im Ultraschallfeld.

formen, vornehmlich in Wärme und verhält sich frequenzabhängig. Für den Absorptionskoeffizienten besteht eine nahezu lineare Abhängigkeit von der Ultraschallfrequenz und der Eindringtiefe des Ultraschalls in das Gewebe. Er wird von der Ultraschallfrequenz, der Ultraschallintensität und von der Schallcharakteristik bestimmt. Bei niedrigen Ultraschallfrequenzen bis etwa 100 Hz ist die Absorption praktisch vernachlässigbar. Niederfrequenter Ultraschall führt im Vergleich zum hochfrequenten Ultraschall bei den therapeutisch relevanten Intensitäten 1–2 W/cm^2 nur zu einer geringen Gewebserwärmung. Auch die Erwärmung zu tiefer liegenden Grenzschichten (Implantaten) ist geringer. Nur in den oberen Hautschichten findet eine Erwärmung bedingt durch die Grenzschichtabsorption und Schallfeldcharakteristik statt.

Die Halbwertsdicke bezeichnet die Eindringtiefe des Ultraschalls in menschliches Gewebe, bei der nur noch die Hälfte der Ausgangsenergie nachweisbar ist. Sie wird bei Schallfrequenzen von 1 MHz für Knochen mit 0,5 cm, für Muskelgewebe bei Schallausbreitung quer zur Faser mit 2 cm und längs zur Faser mit 5 cm, und für Fettgewebe mit 8 cm angegeben [Kottke & Lehman, 1990]. Auch die Eindringtiefe ist frequenzabhängig und reduziert sich bei Frequenzen von 0,8 MHz bis 3,5 MHz um das Achtfache. Bei der Suche nach der optimalen Frequenz für die Ultraschalltherapie wurde auf eine möglichst hohe Energieübertragung in das Gewebe durch Absorption bei einer therapeutisch nutzbaren ausreichend großen Eindringtiefe geachtet. Als günstiger Kompromiss erwies sich eine Ultraschallfrequenz von ca. 800 kHz. Auch heute werden bevor-

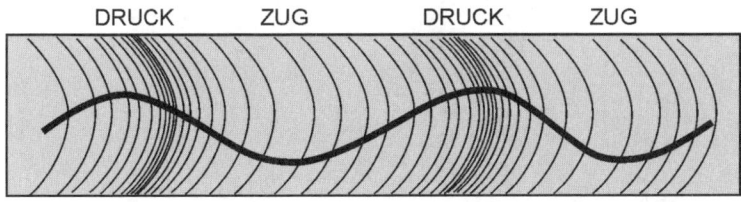

DRUCK und ZUG Wirkungen auf die Molekülstrukturen des Gewebes

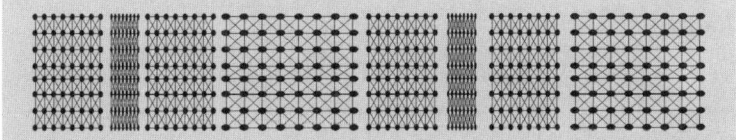

Abb. 4.4 Longitudinale Kompressionswelle: Im beschallten Medium führen die einzelnen Teilchen Schwingungen in Richtung der Ausbreitung der Ultraschallwellen aus. Sie verlassen ihren Ruheort nicht. Diese periodische Teilchenauslenkung bedingt Abschnitte mit höherer und niedrigerer Teilchendichte, i.e. unterschiedlichen Schalldrucks.

zugt Ultraschallfrequenzen im Bereich von etwa 750 kHz bis 1 MHz appliziert. Viele Ultraschallgeräte verfügen zusätzlich über eine zweite Ultraschallfrequenz von 3 MHz. Im menschlichen Körper bewirken all diese physikalischen Phänomene ein spezifisches Wärmeverteilungsspektrum, wobei tiefergelegene knochennahe Strukturen besonders erwärmt werden *(Abb. 4.4)*.

4.1.3 Technische Grundlagen eines therapeutischen Ultraschallgerätes

Das Ultraschallgerät setzt sich aus Generator und Transducer zusammen *(Abb. 4.5)*. Im Generator wird ein regelbares Hochfrequenzenergiefeld mit einem Frequenzbereich von 0,5–3,5 MHz erzeugt. Mittels eines Transducers (Schallkopf) wird die elektromagnetische Energie auf ferromagnetischer Grundlage in mechanische Energie gleicher Frequenz mit Intensitäten bis zu 3 W/cm² umgewandelt. Die Schallköpfe für den hochfrequenten Ultraschall sind durch ein stark konvergentes Schallfeld mit Wellenfronten gleichbleibender Energiedichte im Fernfeld und Intensitätsmaxima und -minima im Nahfeld gekennzeichnet. Schallköpfe mit sehr kleinen Durchmessern erzeugen ein beinahe zylinderförmiges Schallfeld. Die Inhomogenitäten im Nahfeld führen zu einer

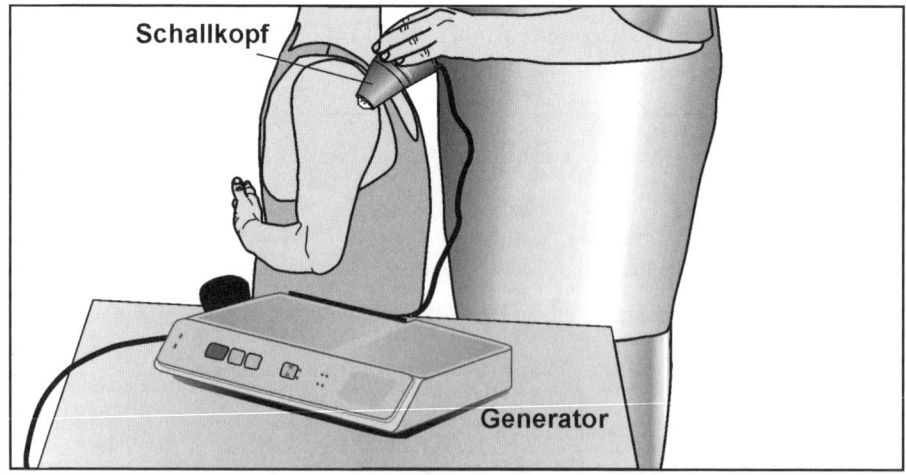

Abb. 4.5 Ultraschalltherapiegerät mit Schallkopf. Beispiel einer direkten Schulterbehandlung.

ungleichmäßigen Energieverteilung, welche die sichere therapeutische Anwendung beeinträchtigen können.

Schallköpfe für den niederfrequenten Ultraschall haben ein stark divergierendes Schallfeld. Das Nahfeld ist nahezu homogen bei nahezu fehlendem Fernfeld. Durch das divergente Schallfeld nimmt die abgestrahlte Ultraschallenergie bei gleichzeitig breitflächiger Durchflutung des Gewebes rasch ab. Die Schallabgabe der Ultraschallgeräte erfolgt entweder als Gleichschall oder als Impulsschall. Im Patientenbetrieb gebräuchliche Geräte arbeiten mit Festfrequenzen von 0,8, 1 oder 3 MHz und mit Intensitäten bis zu 3 W/cm². Eine meist mit einer Warnlampe gekoppelte Schaltuhr ermöglicht die Bestimmung der Beschallungszeit. Die niederfrequenten Ultraschallgeräte sind im Patientenbetrieb noch nicht so gebräuchlich und arbeiten mit einer Frequenz zwischen 30 und 120 kHz.

Die vom Gerät über die Monate abgegebene Schallfrequenz bleibt relativ stabil und schwankt gewöhnlich um weniger als 5% der von den Herstellern angegebenen Werte. Die abgegebene Leistung eines Ultraschallgerätes ändert sich jedoch mit der Anzahl der Betriebsstunden und sollte daher mit einem Ultraschall-Leistungsmessgerät (Ultraschallwaage) regelmäßig überprüft werden.

4.1.4 Physiologische Wirkung des Ultraschalls

Die physiologische Primärwirkung des Ultraschalls auf menschliches Körpergewebe ist komplex. Der therapeutische Effekt wird nicht direkt dem Schall zugeschrieben, sondern der Umwandlung des Schalls in andere Energieformen. Die oben schon erwähnte Wärmeentwicklung durch Absorption ist wohl die bedeutendste und die bislang am besten nachvollziehbare Wirkungsweise des Ultraschalls. Neben der thermischen Reaktion spielen auch die vorwiegend mechanischen Reaktionen für die Wirkmechanismen des Ultraschalls eine Rolle (Abb. 4.6).

Da physiologisch effektive Temperaturerhöhungen im Gewebe induziert werden können, ist es nur logisch, dass alle Effekte, die durch Temperaturerhöhung im Gewebe erzielt werden können, auch mit Ultraschall möglich sind. In zahlreichen Untersuchungen konnte gezeigt werden, dass mit Ultraschall Hyper-

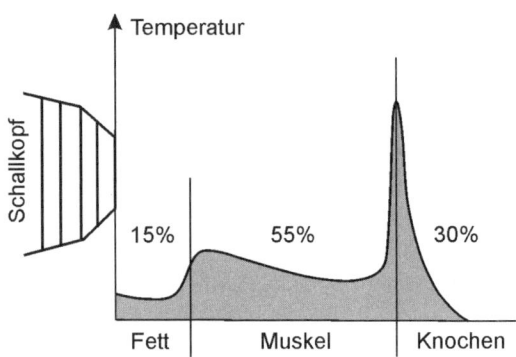

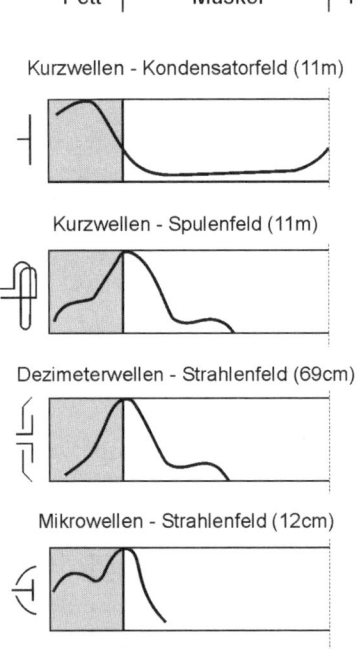

Abb. 4.6 Wärmeverteilung des therapeutischen Ultraschalls im Gewebe im Vergleich zur charakteristischen Temperaturverteilungen bei verschiedenen Hochfrequenz-Wärme Verfahren.

ämie, Stoffwechselsteigerung, verbesserte Dehnbarkeit kollagener Fasern, Schmerzbeeinflussung bis hin zur Entzündung und Gewebsnekrose ausgelöst werden können. Dieser thermische Effekt führt mit therapeutischen Ultraschalldosen zu einer Reihe stimulierender Sekundärwirkungen auf Blutfluss und Stoffwechsel aller Gewebe. Einige Untersucher konnten eine vermehrte Zellaktivität und erhöhte Proliferationsrate von Fibroblasten in vitro und auch in Tierversuchen zur Wundheilung zeigen und vermochten diese Befunde durch die thermische Wirkung des Schalls alleine nicht zu erklären (Knoch und Knauth 1984, Byl 1992).

Es wurde daher eher angenommen, dass die akustischen Vibrationen die Zellmembranpermeabilität der Fibroblasten ändert und dies unter anderem zu einem vermehrten Kalziumeinstrom in die Zelle führt. Kalziumionen ihrerseits könnten dann als „Second Messenger" eine Reihe von Zellfunktionen stimulieren. Andere, nichtthermische Wirkungen, sind vor allem durch Überdosierungsphänomene, wie der Bildung von Kavitationen, bekannt. Als Kavitation wird die Bildung von Gasbläschen im Gewebe bezeichnet, welche dann ihrerseits Zellzerstörung und petechiale Blutungen zur Folge haben können. Spekulationen über weitere physikalisch-chemische Wirkungsmechanismen auf molekularer Ebene wurden angestellt, eine eindeutige Klärung steht aber noch aus (Conradi 1983). Ebenso ist die nervale Fernwirkung, wie sie bei der Beschallung im neuraltherapeutischen Aufbau früher häufig verwendet wurde, nicht gesichert.

4.2 Praktische Anwendungstechniken

Im Rahmen der praktischen Anwendung des Ultraschalls seien an dieser Stelle zwei wichtige Hinweise angezeigt: Die angewendeten Intensitäten (zwischen 0,5 und 2,5 W/cm^2) können zu Verletzungen im Gewebe führen, und die Größe des Ultraschallkopfes (meistens 5–10 cm^2) limitiert das zu behandelnde Areal während einer Sitzung.

4.2.1 Ankoppelung

Wie oben bereits erwähnt, ist es notwendig, dass sich zwischen Abstrahlfläche des Schallkopfes und Haut keine Luft befindet, da diese zur totalen Reflexion des Ultraschalls führt. Es hat also eine gute Ankoppelung zu erfolgen. Abhängig von der Ankoppelungsform unterscheiden wir die direkte und die indirekte Beschallung. Bei der *direkten Beschallung* steht der Schallkopf in direktem Kontakt zur Haut. Als Ankoppelungsmedium wird meistens ein Gel verwendet. Diese Methode ist hygienisch und einfach zu handhaben. Die Gele besitzen eine ausgezeichnete Durchlässigkeit für Ultraschall und eine hervorragende Gleitfähigkeit. Öl (Paraffinöl) ist ebenfalls ein gutes Gleitmittel, allerdings kommt es bei unebenen Behandlungsflächen wie beispielsweise den Fingergelenken leicht zum Ankoppelungsfehler durch Verkanten des Schallkopfes. Öle und Gele unterscheiden sich hinsichtlich ihres Schalldurchlässigkeitverhaltens nur unwesentlich voneinander. Die *Phonophorese* ist eine Sonderform der direkten Beschallung. Mit dieser Methode wird die Penetration und Resorption lipophiler Arzneimittelmoleküle durch die Haut unter Beachtung einer pH-Abhängigkeit durch therapeutischen Ultraschall verstärkt. Diese biologisch aktiven Substanzen sind in das Ankopplungsmedium eingebunden. Für die Effizienz des phonophoretischen Arzneimitteltransports ist zum einen die Ultraschalldosis und

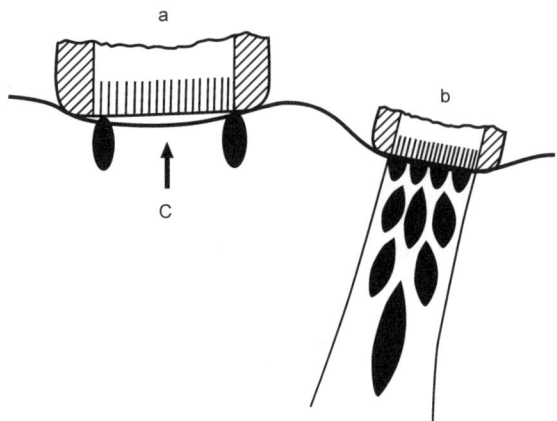

Abb. 4.7 a) Ankopplungsfehler bei der Verwendung eines großen Schallkopfes bei kleinen unregelmäßig geformten Arealen. Nicht beschallte Zone infolge fehlender Ankopplung. b) regelrechtes Ultraschallfeld bei Anwendung eines kleineren Schallkopfes.

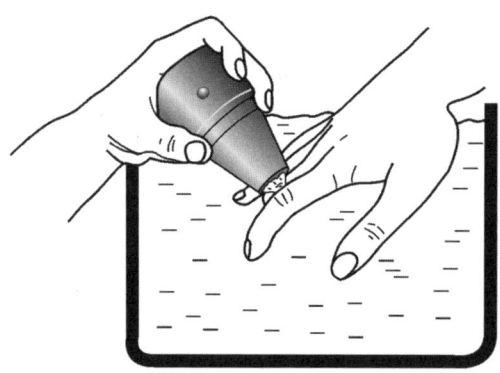

Abb. 4.8 Beispiel einer direkten Fingergelenksbehandlung.

Applikationszeit und zum anderen die adäquate Galenik und die Pharmakokinetik des verwendeten Arzneimittels von Bedeutung. Leider sind die Grundlagen für diese Methode kaum untersucht worden und ihr klinischer Einsatz ist weitgehend empirisch begründet *(Abb. 4.7)*.

Bei der *indirekten Beschallung* dient Wasser als Ankoppelungsmedium *(Abb. 4.8)*. Bei dieser Behandlungsform wird der Körperteil gemeinsam mit dem Schallkopf in ein Wasserbad getaucht und letzterer in 1–3 cm Entfernung zur statischen oder dynamischen Behandlung verwendet. Vor Therapiebeginn ist die Hautreinigung zweckmäßig. Das Wasser darf keine Luftblasen enthalten. An behaarten Körperteilen angelagerte Luftblasen sind zu entfernen da sie den Eintritt der Ultraschallenergie behindern. Die Unterwassermethode ist bei den kleinen Gelenken, bei denen der Schallkopf nur ungenügend aufliegt, die Methode der Wahl.

4.2.2 Anwendungstechnik

Eine entspannte Lagerung der zu behandelnden Gelenke oder Körperteile ist Voraussetzung für die Ultraschallbehandlung. Der Schallkopf wird dabei mit geringem Druck und meist langsam über das Behandlungsfeld geführt.

Die Schallkopfführung während der Behandlung erfolgt mit geringem Druck entweder dynamisch, semistatisch oder statisch. Bei der statischen Beschallung ruht der Schallkopf auf dem zu behandelnden Areal. Diese Behandlungsmethode wird vor allem in der Knochenbruchheilung mit sehr niedrig dosierten Ultraschall verwendet, da eine dynamische Schallkopfführung über der Fraktur meist mit erheblichen Schmerzen verbunden wäre. Für die meisten übrigen Indikationen kommt diese Beschallungsform nicht zur Anwendung, da das Ultraschallfeld inhomogen ist und es durch Interferenz bedingte hohe und niedrige Intensitäten nebeneinander aufweist. Vor allem die Intensitätsmaxima bergen das Risiko einer lokalen Ultraschallüberdosis mit reaktiven Zellzerstörungen und petechialen Blutungen. Bei der semistatischen und dynamischen Beschallung führt der Therapeut den Schallkopf in linearen oder zirkulären, sich überlappenden Streichungen mit unterschiedlicher Geschwindigkeit über das zu behandelnden Areal. Diese Behandlungsform erreicht größere Flächen, reduziert die Temperaturinhomogenitäten im Schallfeld und verringert dadurch das Risiko thermischer und mechanischer Effekte des Ultraschalls. Kleinere Gelenke mit unregelmäßigen Oberflächen, die nur eine unzureichende Ankoppelung des Schalls erlauben, erreicht man mit indirekter Beschallung.

Appliziert wird der therapeutische Ultraschall entweder als Dauerschall mit einer konstanten, unmodulierten Schallabgabe oder als Impulsschall. Bei letzterem wird die Energie pulsweise abgegeben, wobei Pulsdauer und Pulspause je nach Gerättype variieren können. Da aber gepulste Ultraschallgeräte keineswegs über höhere Spitzenintensitäten verfügen, führt die Behandlung mit gepulstem Schall zur Reduktion der mittleren Ausgangsleistung und folglich auch zur Verringerung der Wärmeentwicklung im Gewebe pro Zeiteinheit. Ob jedoch gepulster Ultraschall die nichtthermischen Effekte besonders anzuregen vermag, ist nicht geklärt.

4.2.3 Dosierung des Ultraschalls

Die Dosierung des Ultraschalls erfolgt in den meisten Fällen auf empirischer Basis. Grund dafür ist das weitgehende Fehlen von klinischen Dosis-Wirkungsstudien und für viele Indikationen der Mangel an positiven Wirksamkeitsnachweisen. Für die Dosierung des Ultraschalls sind zwei Aspekte zu berücksichtigen. Das individuell geprägte Reaktionsverhalten und Reaktionsvermögen des Patienten sowie die exakte Verteilung der Ultraschallenergie im Behandlungsfeld sind nur sehr begrenzt beurteilbar. Trotz dieser Umstände kann aber die Empfehlung abgegeben werden, dass ultraschallsensible Krankheitsprozesse wie Neuralgien, Erkrankungen in einem akuten Stadium wie Wundheilung, Frakturheilung mit niedrigen Dosisstufen zu behandeln sind. Chronische und tiefsitzende Krankheitsprozesse wie die Insertionstendinose können mit mittleren oder hohen Dosisstufen behandelt werden.

Behandlungsparameter, welche die Dosierung entscheidend bestimmen, sind für die Einzelbehandlung in erster Linie die Intensität und die Behandlungsdauer. Für die Behandlungsserie kommen die Anzahl der Einzelbehandlungen (meist 10) und das Intervall zwischen den Behandlungen (täglich oder 2 ×/Woche) hinzu. Hinsichtlich der Behandlungsserie richtet sich die Anzahl der Behandlungen nach der Schwere und Chronizität des Behandlungsprozesses. Sie beträgt bei schwer beeinflussbaren Erkrankungen etwa 20 Therapien, hingegen können bei leicht beeinflussbaren akuten/subakuten Krankheitsprozessen sechs bis zehn Therapien ausreichen.

4.3 Indikationen

Das angebliche Wirkungsspektrum der Ultraschalltherapie scheint breit und erstreckt sich über die Anwendung bei schmerzhaften Zuständen, insbesondere bei degenerativen Erkrankungen und Überlastungssyndromen des Bewegungsapparates, bei neurologischen und rheumatischen Erkrankungen bis hin zu gestörter Wundheilung (Tab. 4.1). Obgleich die Ultraschalltherapie schon mehr als fünf Jahrzehnte durchgeführt wird, scheint ihr Einsatz größtenteils empirisch begründet. Unter den zahlreichen internationalen Publikationen imponieren relativ wenige mit aussagekräftigen Daten. Im Folgenden werden die Behandlungsziele der Ultraschalltherapie für die wichtigsten Indikationen beschrieben. Auf eine kritische Analyse der Evidenz zur Wirksamkeit der Ultraschalltherapie wird hier verzichtet und auf systematische Reviews verwiesen (Ebenbichler et al. 1996; van der Heijden et al. 1997; van der Windt et al. 1999; Welch et al. 2001).

Tabelle 4.1 Gebräuchliche Indikationen des Ultraschalls.

Chronisch entzündliche und degenerative Erkrankungen des Bewegungsapparates
    Arthrose
    vertebragene Syndrome bei degenerativen Wirbelsäulenerkrankungen
    Periostose, Tendinose
    Muskelhartspann, (Fibro-)Myalgie

Erkrankungen des rheumatischen Formenkreises
    Arthrose
    M. Bechterew
    progressive Sklerodermie
    Weichteilrheumatismus

Neurologische Erkrankungen
    Neuralgien
    Nervenkompressionssyndrome

Verzögerte Kallusbildung nach Frakturen
Narben
Dupuytrensche Kontraktur
Ganglion
Wundheilung
Resorption von Hämatomen

4.3.1 Orthopädie, Chirurgie, Traumatologie, Rheumatologie

Vertebragene Schmerzsyndrome

Behandlungsziel mit Ultraschalltherapie ist die Schmerzlinderung und Entzündungshemmung aktivierter Arthrosen und die Tonusminderung und Durchblutungsverbesserung der verspannten paravertebralen Muskulatur. Möglicherweise können auch sekundär entstandene Nervenwurzelreizsymptome günstig beeinflusst werden. Es ist zu beachten, dass erst nach einer ausführlichen klinischen und manualtherapeutischen Untersuchung der Wirbelsäule und der dazugehörigen Strukturen (z.B. der Muskulatur) der Arbeitshypothese entsprechend die Behandlung mit Ultraschalltherapie begonnen werden kann. Die Autoren Knoch und Knauth empfehlen zusätzlich zur lokalen Ultraschallbehandlung einen neuraltherapeutischen Behandlungsaufbau (Knoch und Knauth).

Obwohl einige Ultraschalltherapiestudien zu diesen Thema publiziert wurden, ist derzeit nur ungenügend Evidenz für die Wirksamkeit bzw. Nichtwirksamkeit dieser Therapieform für diese Indikationen gegeben (Ebenbichler et al. 1996; van der Heijden et al. 1997; van der Windt et al. 1999; Welch et al. 2001; Green et al. 1998). Die Ultraschalltherapie kann nur dann erfolgreich sein, wenn sie entsprechend der erhobenen funktionellen Befunde gezielt an die gestörten Strukturen in richtig gewählter Dosierung appliziert wird. Meist ist die Ultra-

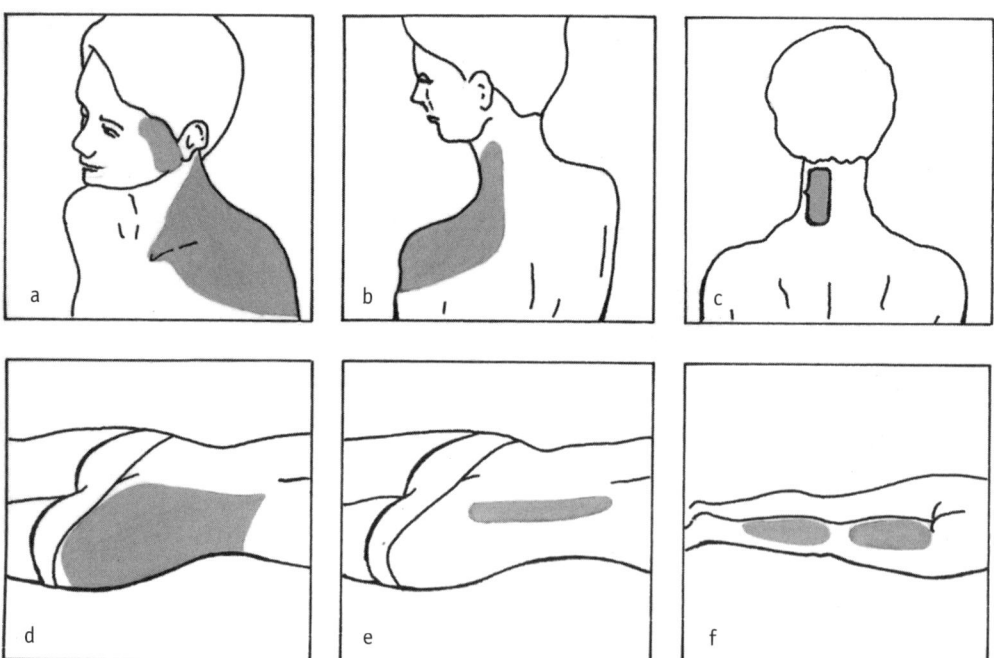

Abb. 4.9 a–b) Behandlungsfelder bei Zervikalsyndrom. c) Große Elektrode paravertebral bei Simultanbehandlung. d–e) Behandlungsfelder bei Lumbalgie, f) Lumboischialgie.

schalltherapie Bestandteil eines umfassenden Behandlungsprogrammes, welches sich aus verschiedenen sich gegenseitig in ihrer Wirkungsweise ergänzenden und verstärkenden physikalischen Therapien zusammensetzt *(Abb. 4.9a–f)*. Ultraschalltherapie scheint auch in der Behandlung von Kreuzschmerzen, bei denen ein Bandscheibenvorfall ursächlich diagnostiziert wurde, einen günstigen therapeutischen Effekt auszuüben. Nwuga und Mitarbeiter (Nwuga et al., 1983) behandelten Kreuzschmerzen mit nachgewiesenem Diskusprolaps 11mal über vier Wochen hindurch und stellten einen günstigen Effekt des Ultraschalls hinsichtlich der Besserung aller subjektiven und objektiven Untersuchungsparameter fest.

Gelenkerkrankungen

Die Therapie der großen und kleinen Gelenke der Extremitäten erfolgt meist lokal, wobei die Behandlungsziele bei rheumatischer Arthritis, und der aktivierten Arthrose weitgehend deckungsgleich sind: Schmerzlinderung, Entzündungshemmung, Tonusreduktion und Durchblutungsförderung der um das Gelenk ansetzenden verspannten Muskulatur und Funktionsverbesserung *(Abb. 4.10a–c)*. Bei akut entzündlichen Reaktionen wird der Impulsschall bevorzugt. Später, nach Abklingen der akuten Symptomatik, kann in den Behandlungsmodus mit Dauerschall übergewechselt werden. Auch hier ist wieder zu erwähnen, dass die Ultraschalltherapie in vielen Fällen nicht als Monotherapie zur Behandlung der Gelenkerkrankung durchgeführt wird, sondern einen wichtigen Bestandteil einer Kombination aus verschiedenen sich gegenseitig ergänzenden physikalischen Therapien darstellt.

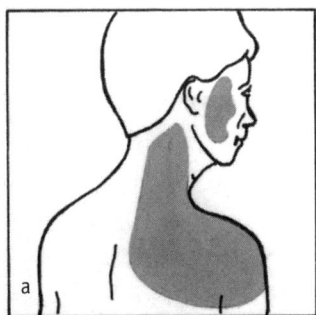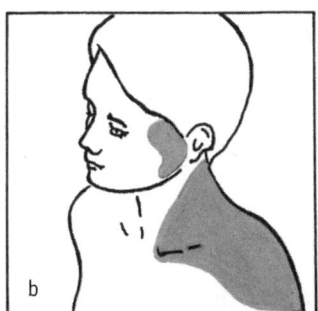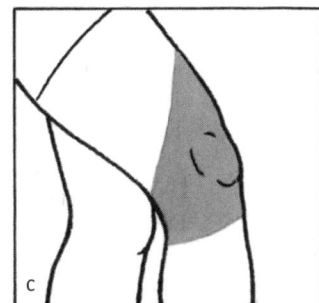

Abb. 4.10 a–b) Behandlungsfelder bei Periarthropathia humeroscapularis. c) Behandlungsfeld bei Kniearthrose.

Entsprechend der zur Zeit existierenden besten Evidenz scheint der vielfach beobachtete günstige Effekt der Ultraschalltherapie auf Schmerzreduktion und verbesserter Beweglichkeit bei chronisch entzündlichen periartikulären Erkrankungen bzw. Arthrosen hauptsächlich auf einem Placeboeffekt zu beruhen (Ebenbichler et al. 1996; van der Windt et al. 1999; Welch et al. 2001). Der Einsatz der Ultraschalltherapie als Monotherapie für diese Indikationen ist zum gegenwärtigen Zeitpunkt nicht ausreichend abgesichert. Schmerzreduktion durch Placebobehandlung ist ein bekanntes Phänomen und wird mit u.a. endorphinabhängigen Veränderungen der Schmerzperzeption in Zusammenhang gebracht. Diese Annahme wurde durch die Untersuchungen von Hashish bekräftigt (Hashish et al.) und wird unten näher ausgeführt. Dieser Autor zeigte, dass analgetische und antiphlogistische Wirkungen durch Placebobeschallung auftreten können.

Muskuloskeletale Überlastungssyndrome

Zu diesen Erkrankungen zählen schmerzhafte Veränderungen von Muskelursprüngen und Muskel-/Sehnenansätzen, die in vielen Fällen durch chronische Fehlbelastung bedingt sind. Dazu zählen die Insertionstendinosen der Muskeln verschiedener Gelenke, die kalzifizierenden Tendinitiden der Schulter und der Ferse, die Epicondylitis humeri lateralis und viele idiopathische Nervenengpasssyndrome (Yassi, 1997).

Epicondylitis humeri lateralis

Der sogenannte Tennisellbogen ist eines der häufigsten Überlastungssyndrome des Bewegungsapparates (Wadsworth et al. 1987). So kommt die Epicondylitis entweder als eigenständiges Krankheitsbild vor oder wird mit anderen Störungen assoziiert beobachtet. Seine Ätiologie ist bis heute nicht geklärt, und nur in wenigen Fällen ist ein direktes Überbelastungssyndrom ursächlich zu erheben. So überrascht es nicht, dass eine Vielzahl unterschiedlicher Therapien beschrieben worden ist, unter ihnen die Ultraschalltherapie. Aus den bislang dazu publizierten Studien scheint die gepulste Ultraschalltherapie zwei- bis dreimal wöchentlich lokal über dem schmerzhaften Areal appliziert über einen Zeitraum von 4–6 Wochen eindeutig günstigere Effekte auf Schmerz und Kraft auszuüben als die konstante Ultraschalltherapie, wenn damit zweimal wöchentlich 4–5 Wochen lang behandelt wird (Ebenbichler, 1996).

Insertionstendinitis der Schulter, Tendinitis calcarea

Mehrere vor kurzem veröffentlichte Metaanalysen fanden einheitlich eine negative Wirksamkeit des therapeutischen Ultraschalls für die Behandlung von Schulterbeschwerden (Ebenbichler, 1996; van der Heijden et al. 1997; van der Windt et al. 1999; Welch et al. 2001). Die meisten der in die Metaanalyse eingeschlossenen Studien wiesen allerdings größtenteils gröbere technische Mängel seitens Studiendesign, Therapiehäufigkeit und Dosierung der Ultraschalltherapie auf. Ferner wurde in keiner Studie Ultraschall gezielt auf verletzten Strukturen appliziert. Der Mangel an aussagekräftigen Therapiestudien lässt in Übereinstimmung mit einigen der Autoren die generelle Schlussfolgerung einer Unwirksamkeit der Ultraschalltherapie für die Behandlung von Schulterbeschwerden zweifelhaft erscheinen.

Diese negativen Wirksamkeitsnachweise der Ultraschallbehandlung stehen im Gegensatz zu den alltäglichen Erfahrungen der Patienten und Therapeuten, da nach wie vor diese Therapieform ein beliebter und fester Bestandteil physikalischer Therapiepläne zur Behandlung von Schulterbeschwerden unterschiedlichster Genese ist.

Eine jüngst publizierte Studie wies nach, dass gepulste Ultraschalltherapie, wenn sie oft genug und gezielt appliziert wurde, Schulterverkalkungen günstig beeinflussen konnte (Ebenbichler et al., 1999). Es wurde gezielt die verkalkte Struktur mit Ultraschall behandelt. Jede Behandlung dauerte 15 Minuten, die gewählte Frequenz war 0,89 MHz und die Intensität 2,5 W/cm^2 im gepulsten Applikationsmodus. Um ein optimales Behandlungsergebnis zu erzielen, wurden die Schulter und der Oberarm vor jeder Behandlung in eine günstige Behandlungsposition gebracht. War die Verkalkung in der Supraspinatus-/Infraspinatussehne lokalisiert, so wurde der Arm des Patienten in Flexion und Innenrotation/Außenrotation gelagert. Die Therapeutin bewegte dann den Schallkopf langsam, in kleinen Kreisen von distal her bis hin zum lateralen Teil des Akromions und bis zur Pars acromialis claviculae. Bei Patienten mit Verkalkungen des M. subscapularis erfolgte die Behandlung mit dem Arm in Abduktion und Außenrotation. Neben der radiologisch nachgewiesenen Resorption der Verkalkungen waren die Patienten nach einer Serie mit 24 Ultraschalltherapien, die ersten 15 5 ×/Woche, 9 weitere 3 ×/Woche appliziert, entweder ganz oder weitgehend klinisch beschwerdefrei.

Nervenkompressionssyndrom, Karpaltunnelsyndrom

Die Ursache der meisten Nervenkompressionssyndrome der oberen Extremitäten sind bislang unbekannt. Gehäuft treten diese bei Personen auf, bei denen die Kombination von Risikofaktoren wie körperliche Belastung, Wiederholung von Tätigkeiten, ungünstige, schlechte Arbeits- und Körperhaltung und Vibration zutrifft (Yassi 1997). Die Wirksamkeit der Behandlung des beginnenden und moderat ausgeprägten Karpaltunnelsyndroms, ein Nervenkompressionssyndrom des Nervus medianus im Handgelenksbereich, mit Ultraschalltherapie scheint derzeit kontrovers. Ultraschalltherapie mit 1.0 MHz, niedrig dosiert (gepulster Behandlungsmodus, Intensität der Behandlung bis 1 W/cm^2) als alleinige Therapie oder in Kombination mit anderen Behandlungen wie der chiropraktischen Manipulation zeigte einen positiven therapeutischen Effekt auf Schmerz, Handfunktion und elektroneurographische Parameter bei Patienten mit KTS (O'Connor et al. 2003). Hingegen führte die Ultraschalltherapie mit 3 MHz, 1 W/cm^2, konstanter Beschallungsmodus zwar zur Linderung der klinischen Beschwerden des CTS, auf den Nerv selbst wirkte sich diese Therapie allerdings in dieser Studie schädigend aus. Diese Befunde stehen im Einklang mit experimentellen Studien, die zeigen konnten, dass niedrig dosierte und gepulste Ultraschalltherapie die Nervenregeneration fazilitieren kann. Ob die Verbesserung der Beschwerden und Funktion des Karpaltunnelsyndroms durch gepulste Ultraschalltherapie unmittelbare Folge einer direkten regenerierenden Wirkung auf den Nerv ist oder sekundäre Folge einer entzündungshemmenden und durchblutungsfördernden Wirkung des Ultraschalls, ist derzeit ungeklärt. Die Wirksamkeit der Ultraschalltherapie für die Kompressionssyndrome des Nervus ulnaris, N. radialis und N. peroneus oder tibialis ist derzeit durch keine RCTs belegt.

4.3.2 Muskuläres Überlastungssyndrom („Muskelkater")

Zwei Arbeiten wurden zum Einsatz des Ultraschalls in der Behandlung des sogenannten Muskelkaters publiziert. In der einen wurde dieses Syndrom in beiden Ellbogenbeugern dreimal mit konstanter Ultraschalltherapie anscheinend wirkungslos behandelt (Ciccone et al. 1991). In der anderen Arbeit wurde ein Muskelkater der Oberschenkelmuskulatur mit gepulstem Ultraschall erfolgreich therapiert (Hasson et al. 1990).

4.3.3 Wundheilung, Ulcus cruris

Für die Wundbehandlung mit therapeutischem Ultraschall stehen drei Techniken zur Verfügung:

1. die indirekte Technik mit Behandlung der unverletzten Wundränder
2. die direkte Technik mit Behandlung des gesamten Wundgebietes, und
3. die subaquale Technik mit Behandlung der Wunde im Wasserbad *(Abb. 4.11)*.

Bei der *indirekten und direkten Technik* werden sterile Ultraschallgele oder andere Koppelmedien für die Ankopplung des Schallkopfes an das Gewebe verwendet. Die Vorgehensweise unterscheidet sich nicht von der allgemein eingeführten Praxis. Die

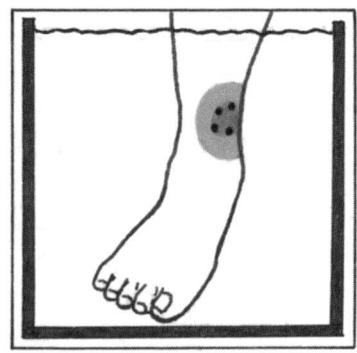

Abb. 4.11 Subaquale Beschallung von Ulcusgrund und Ulcusrand bei Ulcus cruris varicosum.

subaquale Technik wird eingesetzt bei Wunden mit sehr unregelmäßigem Wundrand und Wunden auf Knochenvorsprüngen. Dabei wird der Wundbereich in ein thermoindifferentes Wasserbad von 32–37° C eingebracht und muss vollständig vom Wasser bedeckt sein. In Abhängigkeit von der Indikation werden dem Wasserbad bakterizide und/oder fungizide Präparate zugesetzt. Die Methode ist bevorzugt geeignet für den Extremitätenbereich.

Gepulste Ultraschalltherapie scheint in der Behandlung chronisch venöser Beinulzera wirksam zu sein (Ebenbichler et al. 1996). Gepulste Ultraschalltherapie wird dabei drei- bis fünfmal pro Woche zusätzlich zur Basistherapie. Nach einer 12 Wochen langen Behandlungsdauer heilen etwa 60% der Ulcera, die übrigen zeigen in den meisten Fällen eine klinisch relevante Reduktion der Ulcusgröße.

Die Ultraschalltherapie in der Behandlung posttraumatischer Wunden wurde zwar untersucht, ihre Wirksamkeit in klinischen Studien aber bislang noch nicht gezeigt (Hay-Smith et al. 2000).

4.3.4 Frakturheilung

In einer Reihe von tierexperimentellen Studien konnte ein positiver Wirkungsnachweis der Ultraschalltherapie für die Stimulation der Heilung frakturierter Knochen gezeigt werden.

Zwei neuere Metaanalysen (Rubin C et al., 2001; Schortinghuis et al., 2003) ergaben, dass Ultraschalltherapie der Knochenheilung von langen Röhrenknochen und der Kieferknochen klinisch relevant zu beschleunigen vermag und die Zeit bis zur vollständigen Ausheilung der Fraktur deutlich verkürzt. Für die Ultraschalltherapie eignen sich konservativ oder mit Fixateur externe versorgte Frakturen. Ab dem siebten Tag nach Frakur wird mit gepulstem Ultraschall (0.3 W/cm^2, $1{,}5$ MHz, 20 Minuten) täglich direkt über der Fraktur (durch ein Gipsfenster) im statischen Behandlungsmodus behandelt. Die Behandlung wird nach der Gipsabnahme weitergeführt und sollte insgesamt 20 Wochen dauern.

4.3.5 Tinnitus

In ihrer Pilotstudie behandelten Carrick et al. Patienten mit Tinnitus (Carrick et al. 1986). Sie applizierten einmalig Ultraschall oder Placebo über dem Processus mastoideus durch 20 Minuten (500 kHz, 4 mW/cm^2). Zu Therapieende fanden sie in der mit Verum behandelten Gruppe 40% der Patienten gebessert und in der mit Placebo behandelten Gruppe nur 7% gebessert.

4.4 Kontraindikationen

Grundsätzlich ist Ultraschalltherapie bei denjenigen Erkrankungen nicht angebracht, bei welchen die Applikation von Wärme kontraindiziert ist. Dies gilt besonders für akute Infektionen, Thrombophlebitis, hämorrhagische Diathese, und andere. Spezielle Kontraindikationen der Ultraschalltherapie stellen die direkte Beschallung der Augen, des Uterus bei Schwangeren, der Testes und der Strukturen des zentralen Nervensystems dar. Bei der Beschallung dieser Organe ist die Bildung von Kavitationen mit konsekutiver Gewebszerstörung und -untergang schon bei Anwendung geringer Intensitäten möglich.

Ebenso können durch die mechanische Wirkung des Ultraschalls bei allgemeiner Blutungsneigung verstärkt Blutungen auftreten. Vorsicht ist bei der Beschallung anästhetischer Areale geboten. Sie stellen eine relative Kontraindikation für die Ultraschalltherapie dar, da es dem Patienten nicht möglich ist, übermäßige Wärmeentwicklung im therapierten Areal rückzumelden. Auch Gelenkersatz aus Methylmetacrylat oder Polyethylen soll nicht beschallt werden. Diese Werkstoffe zeigen aufgrund ihres besonderen Absorptionsverhaltens starke Wärmeentwicklung. An dieser Stelle sei darauf hingewiesen, dass metallische Fremdkörper, wie Platten und Schrauben keine Kontraindikation für die Ultraschalltherapie darstellen.

Spezielle Kontraindikationen (direkte Beschallung):
▷ Augen
▷ Uterus bei Schwangeren
▷ Herzschrittmacher, Defibrillator
▷ anästhetische Areale
▷ Areale mit vaskulärer Insuffizienz
▷ Rückenmark bei Zustand nach Laminektomie
▷ Gelenkersatz aus Methylmetacrylat oder Polyethylen
▷ Herz
▷ Gehirn
▷ maligner Tumor
▷ Blutungsneigung
▷ zusätzlich allgemeine Kontraindikationen gegen Wärmetherapie.

Merke

▷ Ultraschall bezeichnet akustische Vibrationen mit einer Frequenz größer als 20 kHz.
▷ Die Ausbreitung des Schalls als longitudinale Kompressionswelle ist nur in Medium möglich.
▷ Schallwellenwiderstand, Reflexion und Absorption bestimmen das physikalische Verhalten des Ultraschalls im Gewebe.
▷ Therapeutische Effekte erfolgen durch thermische und mechanische Wirkung des Ultraschalls.

▷ Entsprechend der Ankoppelungsform unterscheiden wir die direkte und die indirekte Beschallung.

▷ Entsprechend der Schallkopfführung unterscheiden wir die statische, semistatische und dynamische Beschallung.

▷ Die therapeutische Schallabgabe erfolgt im Dauerschall oder im Impulsschall.

▷ Die klinische Anwendung des therapeutischen Ultraschalls erstreckt sich von schmerzhaften Zuständen, insbesondere bei degenerativen Erkrankungen und Überlastungssyndromen des Bewegungsapparates, bei neurologischen und rheumatischen Erkrankungen bis hin zur Frakturheilung und zu gestörter Wundheilung.

Literatur

1. Brosseau L, Casimiro L, Robinson V, Milne S, Shea B, Judd M, Wells G, Tugwell P.Therapeutic ultrasound for treating patellofemoral pain syndrome. Cochrane Database Syst Rev. 2001;(4):CD003375.

2. Byl NN, McKenzie AL, West JM, Whitney JAD, Hunt T, Scheuenstuhl H: Low-dose ultrasound effects on wound healing: a controlled study with Yucatan pigs. Arch. Phys. Med. Rehab., 1992, 73, 656–664.

3. Carrick DG, Davies WM, Fielder CP, Bihari J: Low-powered ultrasound in the treatment of tinnitus: a pilot study.

4. Brit.J.Audiol. 1986,20, 153–155.

5. Ciccone CD, Leggin BG, Callamaro JJ: Effects of ultrasound and trolamine salicylate phonophoresis on delayed-onset muscle soreness. Phys.Ther.,1991,71, 666–675.

6. Conradi E, Schuldes H, Fritze U, Winterfeld HJ: Zum gegenwärtigen Stand der Therapie mit Impulsultraschall. Z.Physioth., 1983,35, 85–93.

7. Ebenbichler G, Resch KL: Kritische Überprüfung des therapeutischen Ultraschalls. Wiener Medizinische Wochenschrift 1994; 144:51–53.

8. Ebenbichler G: Ultraschall. Österreichische Zeitschrift für Physikalische Medizin und Rehabilitation 1996;6, 3–8.

9. Ebenbichler GR, Erdogmus CB, Resch KL, Funovics MA, Kainberger F, Barisani G, Aringer M, Nicolakis P, Wiesinger GF, Baghestanian M, Preisinger E, Fialka-Moser V. Ultrasound therapy for calcific tendinitis of the shoulder. N Engl J Med. 1999 May 20; 340(20): 1533–8

10. Flemming K, Cullum N.Therapeutic ultrasound for pressure sores. Cochrane Database Syst Rev. 2000;(4): CD001275.

11. Green S, Buchbinder R, Glazier R, Forbes A. Systematic review of randomised controlled trials of interventions for painful shoulder: selection criteria, outcome assessment, and efficacy. BMJ 1998; 316: 354–60.

12. Hasson S, Mundorf R, Williams J, Fujii M: Effect of pulsed ultrasound versus placebo on muscle soreness perception and muscular performance. Scand. J. Rehab. Med., 1990, 22, 199–205.

13. Hay-Smith EJ. Therapeutic ultrasound for postpartum perineal pain and dyspareunia. Cochrane Database Syst Rev. 2000;(2):CD000495.

14. Knoch HG, Knauth K: Therapie mit Ultraschall. VEB G.Fischer Verlag Jena, 3. Auflage,1984.

15. Kottke FJ, Lehmann JF: Krusen's handbook of Physical Medicine and Rehabilitation. WB Sounders Company; fourth edition,1990, 313–331.

16. Mortimer AJ and Dyson M: The effect on therapeutic ultrasound on calcium uptake in fibroblasts. Ultras. Med. Biol. 1988, 14/6, 499–506.

17. Nwuga VCB: Ultrasound in treatment of back pain resulting from prolapsed intervertebral disc. Arch. Phys. Med. Rehab., 1983, 64, 88–89.

18. O'Connor D, Marshall S, Massy-Westropp N. Non-surgical treatment (other than steroid injection) for carpal tunnel syndrome. Cochrane Database Syst Rev. 2003; (1): CD003219.

19. Rubin C, Bolander M, Ryaby JP, Hadjiargyrou M. The use of low-intensity ultrasound to accelerate the healing of fractures. J Bone Joint Surg Am. 2001 Feb; 83-A (2): 259–70.

20. Schortinghuis J, Stegenga B, Raghoebar GM, de Bont LG. Ultrasound stimulation of maxillofacial bone healing.Crit Rev Oral Biol Med. 2003;14(1):63–74.

21. van der Heijden G J, van der Windt DA, de Winter AF. Physiotherapy for patients with soft tissue shoulder disorders: a systematic review of randomised clinical trials. BMJ 1997; 315: 25–30.

22. van der Windt DA, van der Heijden GJ, van den Berg SG, ter Riet G, de Winter AF, Bouter LM. Ultrasound therapy for musculoskeletal disorders: a systematic review. Pain. 1999 Jun;81(3):257–71.

23. Welch V, Brosseau L, Peterson J, Shea B, Tugwell P, Wells G. Therapeutic ultrasound for osteoarthritis of the knee. Cochrane Database Syst Rev. 2001;(3):CD003132. Yassi A. Repetitive strain injuries. Lancet. 1997 Mar 29;349:943–7

5 Hochfrequenztherapie

Peter Nicolakis

5.1 Grundlagen

5.1.1 Definition

Die Hochfrequenztherapie ist ein Teilgebiet der Elektrotherapie. Hierbei werden hochfrequente Wechselströme von 100000 bis 2 Milliarden Schwingungen zu Heilzwecken angewendet. Aufgrund der Erwärmung des bestrahlten Areals, die durch die auf den Körper übertragene Energie entsteht, wird sie auch der Thermotherapie zugeordnet, weshalb im angloamerikanischen Raum von der Diathermie gesprochen wird.

Die enge Nachbarschaft zu Funk- und Fernsehfrequenzen erfordert, um in diesem Bereich keine Störungen zu erzeugen, eine genaue Einhaltung von gewissen Frequenzen. Die in der Hochfrequenztherapie in Europa üblichen Frequenzen betragen 27,12 MHz (Kurzwellentherapie, entsprechend einer Wellenlänge von 11 m), 433,92 MHz (Dezimeterwelle, entsprechend einer Wellenlänge von 69 cm) und 2450 MHz (Mikrowelle, entsprechend einer Wellenlänge von 12,5 cm).

Es ist daher nur gestattet, Geräte zu verwenden, die den vom Fernmeldetechnischem Zentralamt aufgestellten Richtlinien entsprechen, und eine Genehmigung zum Betrieb erhalten haben. Zusätzlich muss der Betrieb bei der Post unter Angabe des Betriebsortes angemeldet werden.

Die oben angeführten verschiedenen Frequenzen bedingen aufgrund verschiedener physikalischer Phänomene unterschiedliche Erwärmung verschiedener

Strukturen *(Abb. 5.1)*, so dass sich differente Anwendungsbereiche ergeben. Gleich ist allen Frequenzen, dass die Wärme nicht über die Haut zugeführt wird, sondern im Körper durch Umwandlung von elektrischer Energie in Wärme (= Konversion) entsteht. Neben der Variation der Frequenzen kann auch über eine Veränderung der Applikationstechnik und der Elektroden in gewissem Ausmaß die Erwärmung verschiedener Gewebsschichten (Haut, Fettgewebe, Muskulatur, Knochen, innere Organe) variiert werden.

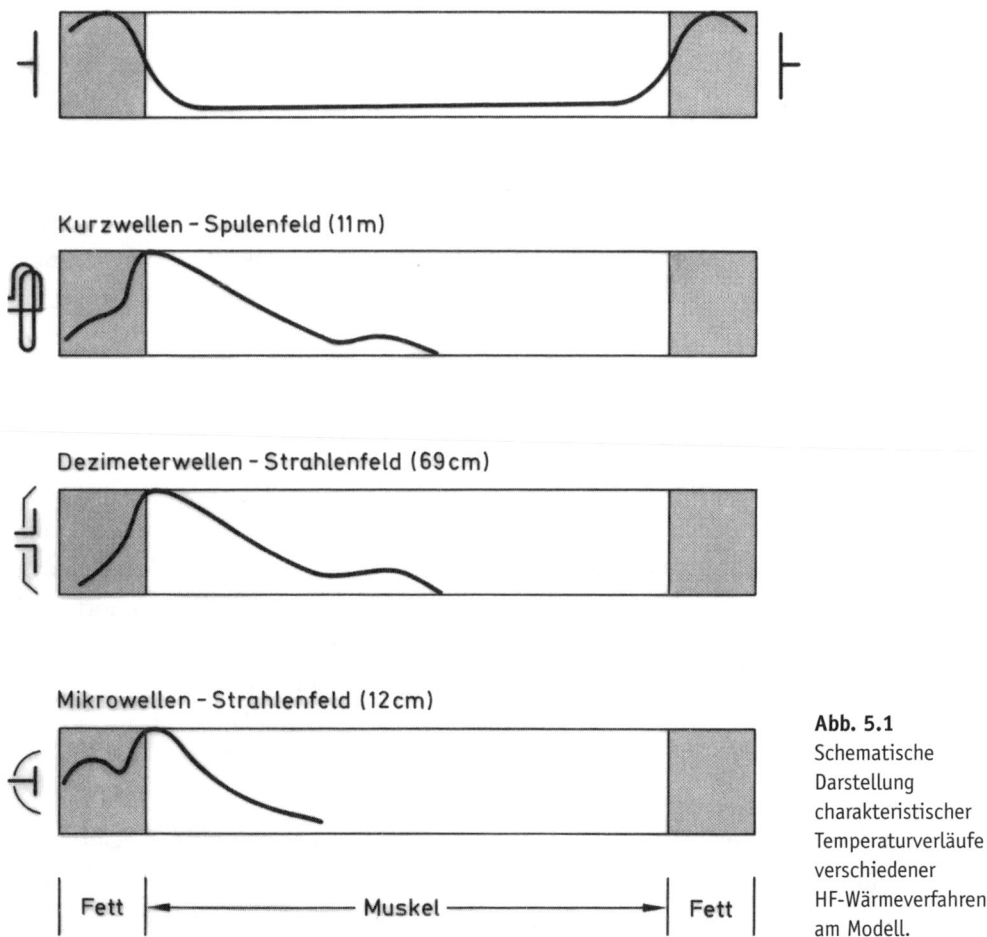

Abb. 5.1 Schematische Darstellung charakteristischer Temperaturverläufe verschiedener HF-Wärmeverfahren am Modell.

5.1.2 Physikalische Grundlagen

Die Wirkung des hochfrequenten Wechselstroms auf den Körper ist grundsätzlich anders, als diejenige von elektrischen Gleich- und niederfrequenten Wechselströmen. Es kommt weder zu elektrolytischen noch zu elektrochemischen Vorgängen, noch können nervale Strukturen direkt erregt werden. Durch das Fehlen dieser Wirkungen lässt sich daher die Stromdichte im Gewebe so weit steigern, dass es zu einer Erwärmung im Körper kommt.

Kurzwelle

In der Kurzwellentherapie werden periodische Schwingungen in einem Schwingkreis erzeugt. Dieser besteht aus einem Kondensator und einer Spule. Zwischen den Kondensatorplatten befindet sich ein isolierendes Medium wie z.B. Luft (Dielektrikum). Wird an die Kondensatorplatten eine Spannung angelegt, so lädt sich die eine Platte positiv, die andere Platte negativ auf. Hierdurch entsteht zwischen den beiden Platten ein elektrisches Feld, das Kondensatorfeld. Wird der Strom abgedreht, so erzeugt dieses elektrische Feld einen phasenverschobenen Stromfluss im Leiter, der dem ursprünglichen Ladestrom entgegen gerichtet ist.

Ein elektrischer Leiter, der von Strom durchflossen wird, erzeugt ein Magnetfeld. Wird dieser Leiter spulenförmig um einen Kern gewickelt, verstärkt sich das entstehende magnetische Feld. Wird der Strom abgedreht, so erzeugt dieses magnetische Feld einen phasenverschobenen Stromfluss im Leiter (Induktion). Durch Zusammenschluss einer Spule (Magnetfeld) und eines Kondensators (elektrisches Feld) entsteht ein so genannter Schwingkreis *(Abb. 5.2)*: Hierbei wird zuerst der Kondensator aufgeladen. Nachdem der Ladestrom aufhört, (das elektrische Feld ist nun am Maximum) beginnt der Kondensator sich zu entladen. Durch den hierbei entstehenden Stromfluss durch die Spule entsteht ein magnetisches Feld. Wenn der Kondensator komplett entladen ist, fließt kein weiterer Strom, dadurch bricht das Magnetfeld zusammen. Hierdurch entsteht in der Spule ein Strom, der nun seinerseits die Kondensatorplatten auflädt, nun aber in entgegengesetzter Polarität zum Anfang – die vorher positive Kondensatorplatte ist nun negativ geladen, es entsteht neuerlich ein elektrisches Feld zwischen den Kondensatorplatten. Mit Zusammenbrechen des Magnetfeldes hört

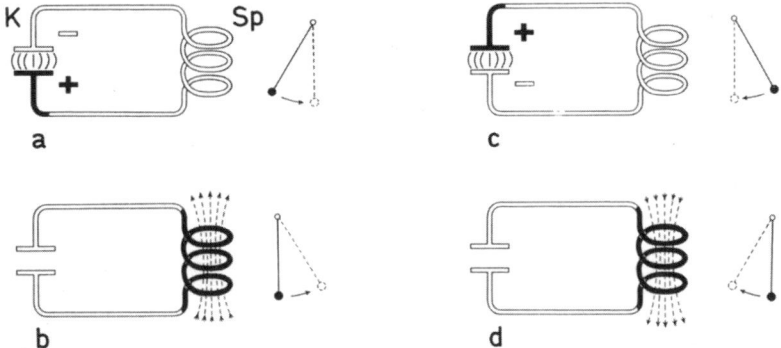

Abb. 5.2 Funktion eines Schwingkreises (K = Kondensator, Sp = Spule)
a) Kondensator beginnt sich über die Spule zu entladen. b) Kondensatorspannung ist auf Null abgesunken, das magnetische Feld in der Spule ist jetzt am stärksten. c) Magnetfeld der Spule ist zusammengebrochen und hat durch den dabei entstehenden Induktionsstrom den Kondensator wieder aufgeladen, jedoch mit umgekehrten Vorzeichen. d) Kondensator hat sich wieder entladen (in umgekehrter Richtung), das Magnetfeld in der Spule ist wieder aufgebaut.

auch die Aufladung des Kondensators auf, dieser beginnt sich nun wieder zu entladen, nur eben in umgekehrter Richtung. Dieser Auf und Entladevorgang spielt sich in wenigen Bruchteilen von Millisekunden ab, so dass ein sehr schnelles Hin- und Herschwingen entsteht, eben ein Schwingkreis. Durch die vorhandenen Widerstände im Schwingkreis (Ohm-Widerstand) entsteht Wärme, welche die Energie aus dem Schwingkreis entzieht (Wärmeverlust). Hierdurch würde die Schwingung rasch abnehmen. Um diese Dämpfung auszugleichen, ist daher eine Verstärkereinrichtung notwendig, die die durch Wärmeverluste verlorene Energie wieder ausgleicht, um eine ungedämpfte Schwingung zu erzielen.

Der Kondensator und die Spule sind die beiden Faktoren, die die Frequenz beeinflussen, mit der die Schwingung abläuft. Je länger der Kondensator braucht, sich zu entladen (hängt von seiner Stromspeicherfähigkeit = Kapazität ab), und je länger das Magnetfeld Strom in den Leiter induziert (= Trägheit, hängt von der Wickelungsanzahl und der Länge des Leiters ab), desto langsamer ist die Schwingung. Das heißt, je kleiner die Kapazität des Kondensators und je kleiner die Induktivität der Spule ist, um so schneller schwingt der Schwingkreis.

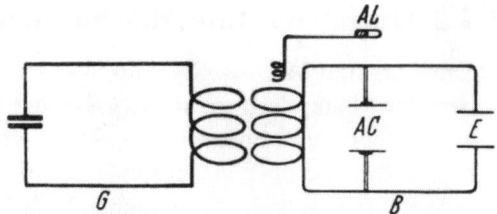

Abb. 5.3 Sekundärkreis (2. Schwingkreis) AL = Abstimmungslämpchen, AC = Abstimmungs-kondensator, B = Behandlungskreis, E = Elektroden, G = Generatorkreis.

In der Kurzwellentherapie wird diese Schwingung im Gerät, im sogenannten Primärkreis, erzeugt, und über sogenannte Schwingungsspulen auf den Sekundärkreis übertragen *(Abb. 5.3)*. In diesem zweiten Schwingkreis befindet sich die Behandlungselektrode und der Patient. Eine ungestörte, d.h. verlustfreie Übertragung vom Primär- auf den Sekundärkreis ist nur möglich, wenn beide Schwingkreise mit der selben Frequenz arbeiten. Da im Sekundärkreis große individuelle Unterschiede der in den Schwingkreis eingebrachten Körperabschnitte in Hinsicht auf Gewebestruktur und Größe bestehen, und sich die Verhältnisse auch während der Behandlung verändern können, ist eine konstante Abstimmung notwendig, die durch eine in den Geräten vorhandene Abstimmautomatik gewährleistet wird.

Dezimeter- und Mikrowelle

Um die im Rahmen der Dezimeter- und Mikrowellentherapie verwendeten Schwingungen zu erzeugen, ist die Verwendung von Hochfrequenz-Generatoren oder eines Magnetron notwendig, da die vorher beschriebenen elektrischen Schwingkreise in diesem Frequenzbereich zu schwach sind. Die erzeugte Energie wird über ein Hohlleiter- oder Koaxialkabel zum Strahler geleitet. Der Strahler ist als Sendeantenne zu verstehen, besitzt die Form eines Stabes bzw. Dipols und ist an seiner Rückseite mit einem Reflektor versehen, der eine möglichst gleichmäßige Energieabstrahlung erreichen soll. Je nach Antennen- und Reflektorform wird eine mehr oder weniger ausgeprägte Bündelung der elektromagnetischen Wellen erzielt, die dann auf den Körper als Strahlungsfeld abgegeben werden. Es handelt sich daher um eine Bestrahlung mit elektromagnetischen Wellen.

Merke

Die Hochfrequenztherapie ist ein Teil der Elektrotherapie. Sie wird zur Erwärmung von tiefer liegenden Gewebeschichten verwendet.

Die Hochfrequenztherapie wird mit Frequenzen von 27,12 MHz (Kurzwellentherapie, entsprechend einer Wellenlänge von 11m), 433,92 MHz (Dezimeterwelle, entsprechend einer Wellenlänge von 69 cm) und 2450 MHz (Mikrowelle, entsprechend einer Wellenlänge von 12,5 cm) angewendet.

Durch Variation der Therapiefrequenz, Applikationsart und der Elektroden, können verschiedene Erwärmungsmuster erzielt werden.

In der Kurzwellentherapie wird eine Schwingkreisschaltung zur Erzeugung der Frequenz von 27,12 MHz verwendet. Eine verlustfreie und konstante Energieabgabe an den Körper wird durch die im Gerät integrierte Abstimmautomatik erzielt.

Bei der Dezimeter- und Mikrowellentherapie handelt es sich um eine Bestrahlung mit elektromagnetischen Wellen. Diese werden in einem Hochfrequenz-Generator oder Magnetron erzeugt.

5.1.3 Wirkung

In der Hochfrequenztherapie wird zwischen einer unspezifischen und einer spezifischen Wirkung unterschieden.

Die unspezifische Wirkung entspricht dem thermischen Effekt, sowie einer nachgewiesenen Viskositätsänderung der Synovialflüssigkeit.

Die lokale Erwärmung bewirkt:

▷ Durchblutungsverbesserung des bestrahlten Gewebes
▷ antiphlogistische Wirkung besonders bei chronisch proliferativen Entzündungen
▷ analgetische Wirkung
▷ Detonisierung quergestreifter und (über Reflexbogen) glatter Muskulatur
▷ Verbesserung der Viskoelastizität kollagenen Bindegewebes
▷ resorptionsfördernde und trophikverbessernde Wirkung.

Die spezifischen Wirkungen der Hochfrequenztherapie konnten in experimentellen Studien gezeigt werden, ob sie aber einen klinisch bedeutsamen Einfluss haben, ist äußerst umstritten. Zu diesen Wirkungen zählt die Formveränderung großer organischer Moleküle – wodurch Veränderungen der Zellmembrandurchlässigkeit auftreten sollen – sowie die sogenannte „Perlschnur"- und die „Drehfeldbildung", hierbei ordnen sich Moleküle in Form von Perlschnüren oder tellerartig an.

> **Merke**
>
> Die Hochfrequenz wirkt erwiesenermaßen über eine Erwärmung des Gewebes. Die anderen Wirkmechanismen sind nicht bewiesen.

5.2 Anwendungsarten

5.2.1 Kurzwelle mittels Kondensatorfeld

Bei der Kondensatorfeldmethode wird der Körper einem hochfrequenten elektrischen Wechselfeld ausgesetzt, das im Körper Wärme erzeugt. Der zu behandelnde Körperteil wird zwischen zwei Kondensatorplatten, durch die das hochfrequente Wechselfeld des Sekundärkreises aufgebaut wird, gebracht. Die Erwärmung des Gewebes hängt einerseits vom elektrischen Widerstand des Gewebes und andererseits von der Feldliniendichte ab. Hieraus ergibt sich, dass das schlecht leitende, wasserarme Fettgewebe ca. zehnmal stärker erwärmt wird als die wasserreiche Muskulatur. Man spricht daher von einer hohen thermischen Fettbelastung. Dieser Parameter ist vom Behandler nicht beeinflussbar; sehr wohl aber die Feldliniendichte. Diese hängt vom Abstand zwischen Elektrode und Haut, sowie von der Größe der Elektrode im Verhältnis zum behandelnden Körperteil ab.

Je kleiner der EHA (Elektroden-Haut-Abstand) ist, umso dichter ist das Feld an der Haut im Vergleich zu tieferen Gewebsschichten, ist der EHA sehr groß, verlaufen die Feldlinien an der Haut und in tieferen Gewebsschichten annähernd

Elektroden-Haut-Abstand	Erwärmung des Gewebes	Zugeführte Leistung
0,2 cm	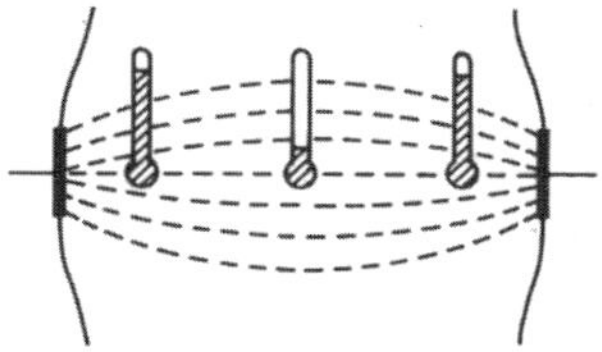	70 Watt
2 cm	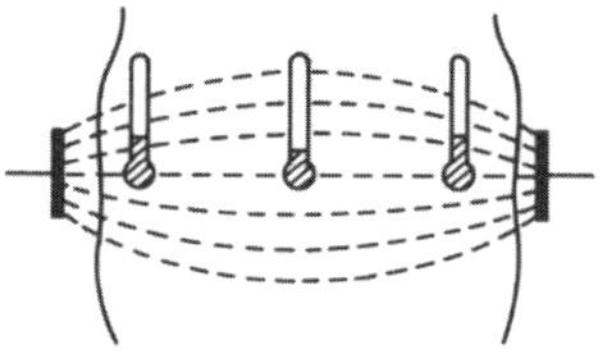	70 Watt
2 cm	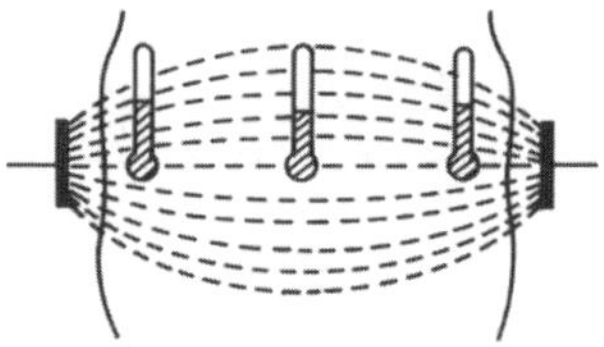	200 Watt

Abb. 5.4 Erwärmung des Gewebes durch Kurzwellen an der Oberfläche und in der Tiefe bei verschiedenem Elektroden-Hautabstand und bei unterschiedlicher Geräteleistung.

gleich dicht *(Abb. 5.4)*. Daher ergibt sich, dass bei tiefliegenden Krankheitsprozessen eher ein großer EHA, bei oberflächlichen eher ein kleiner EHA gewählt werden soll. Sehr große Abstände sind z.B. bei spondylogenen Schmerzsyndromen der Wirbelsäule, wo ein langer Körperabschnitt bestrahlt wird, anzuwenden.

Die Abbildungen 5.5a–r zeigen Elektrodenanlage und Feldliniendichte *(Abb. 5.5a–r)*.

Ist die Elektrode im Verhältnis zum zu behandelnden Areal klein, so wird es im Zentrum an der Oberfläche zu einer viel stärkeren Erwärmung als am Rand und in der Tiefe kommen (s. Abb. 5.5d). Ist die Elektrode größer als das zu behandelnde Areal, wird es am Rand der Elektroden an der Oberfläche zu einer viel stärkeren Erwärmung als im Zentrum und in der Tiefe kommen (s. Abb. 5.5n).

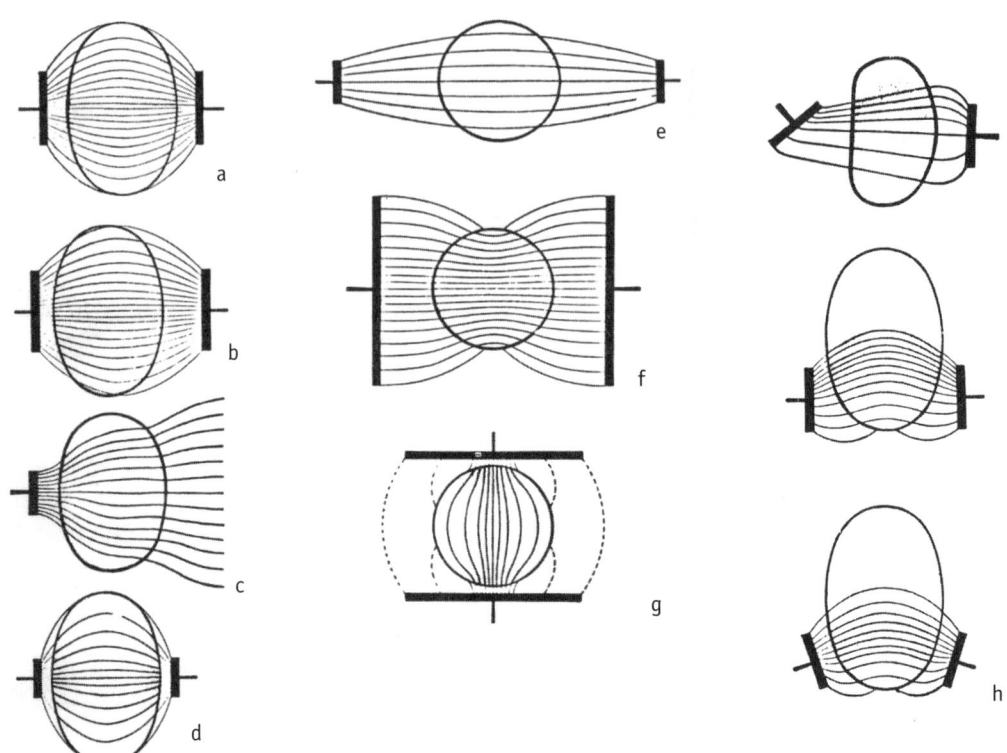

Abb. 5.5a–h Elektrodenlage und Feldliniendichte (nach H. Thom)
a) Gleiche Elektrodengröße, gleicher Elektroden-Hautabstand, gleichmäßige Feldlinienverteilung.
b) Ungleicher Elektroden-Hautabstand, stärkere Erwärmung unter der körpernahen Elektrode.
c) Monopolare Applikation, kleine Elektrode körpernah, große in weitem Abstand; Erwärmung in Elektrodennähe stark.
d) Kleine Elektroden, geringer Elektroden-Hautabstand = Erwärmung der oberflächlichen Bezirke.
e) Kleine Elektroden, großer Elektroden-Hautabstand = gleichmäßige Verteilung der Feldlinien bzw. der Wärme, aber nur schwache Wärmewirkung.
f) Elektroden größer als Objekt, größere Tiefenwirkung als bei e)
g) Elektroden größer als Objekt, Elektroden-Hautabstand zu gering, Gefahr einer Überhitzung in Elektrodennähe
h) Beispiele von Elektrodenverkantung; die Dichte der Feldlinien zeigt die Bezirke der stärksten Durchwärmung oder Überhitzung.

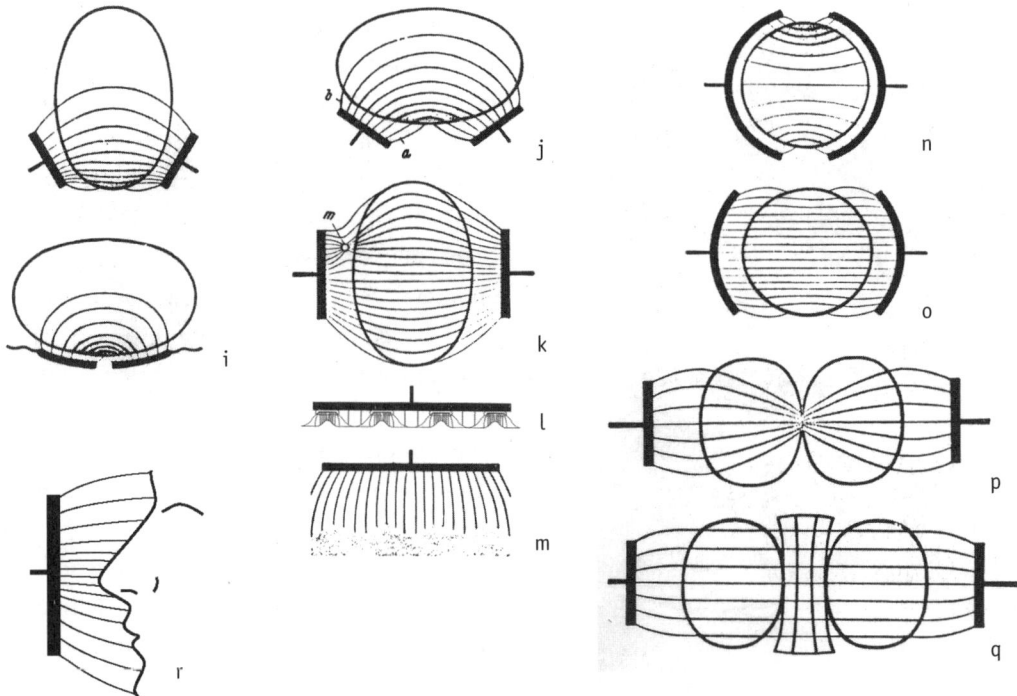

Abb. 5.5i–r Elektrodenlage und Feldliniendichte (nach H. Thom)

i) Elektroden liegen zu dicht nebeneinander und haben zu geringen Elektroden-Hautabstand, daher zu große Felddichte und Überwärmung.

j) Günstigere Elektrodenlage als bei i), die bessere Feldverteilung kommt dadurch zustande, dass die Elektroden bei a) einen größeren Elektroden-Hautabstand haben als bei b).

k) In der Umgebung von Metallteilen (m) kommt es zu einer größeren Feldverdichtung bzw. Überwärmung; es ist dabei weniger wichtig, ob sich diese Metallteile im Körper oder an der Körperoberfläche befinden.

l) Überwärmungsgefahr bei zu geringem Elektroden-Hautabstand zu unebenen Bezirken der Körperdecke.

m) Bei Vergrößerung des Elektroden-Hautabstands verringert sich diese Gefahr.

n) Werden an einer Extremität zu große schmiegsame bzw. Weichgummi-Elektroden angelegt und wird dabei ein zu geringer Elektroden-Hautabstand eingehalten, so kommt es zu einer Feldverdichtung an den Enden der Elektroden.

o) Bei Verwendung von größenmäßig passenden Elektroden und ausreichendem Elektroden-Hautabstand ist die Durchflutung gleichmäßiger.

p) Eine örtliche Überhitzung kommt zustande, wenn sich zwei nebeneinander liegende Körperteile berühren (z.B. bei der gleichzeitigen Durchflutung beider Kniegelenke).

q) Durch Zwischenlagen (z.B. Filzplatten) wird die erforderliche Distanz hergestellt und eine Überhitzung vermieden.

r) Feldlinienverdichtung über vorspringenden Körperteilen.

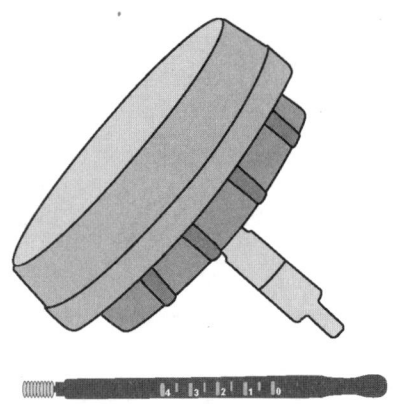

Abb. 5.6 Luftabstands-(Schalen-)Elektroden (nach Schliephake) für die Behandlung im Kondensatorfeld. Der aufgeschraubte Messstab dient zur Einstellung der Metallplatten innerhalb des Gehäuses und gibt den Abstand vom Gehäuseboden an.

Die Behandlungselektroden können entweder als Abstands-(Schalen-)Elektroden oder als Weichgummielektroden vorliegen. Ein Mindestabstand von 0,5 cm ist in jedem Fall einzuhalten.

Die Schalenelektroden nach Schliephake *(Abb. 5.6)* haben sich in der täglichen Praxis sehr bewährt. Einerseits lässt sich der EHA leicht einstellen, andererseits ist die Positionierung der Elektroden durch vielseitig verstellbare Haltearme rasch und sicher möglich *(Abb. 5.7a,b)*. Der Forderung nach Anpassung der Elektrodengröße an das zu behandelnde Areal wird durch verschiedene Abmessungen der Elektroden von 4 bis 17 cm Rechnung getragen.

Die Positionierung der Schalenelektroden sollte üblicherweise parallel zur zu behandelnden Oberfläche geschehen, da sonst Erwärmungsspit-

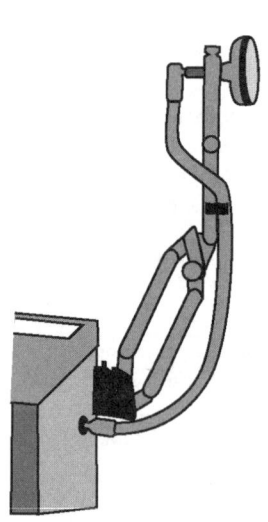

Abb. 5.7a Vielseitig verstellbarer Haltearm.

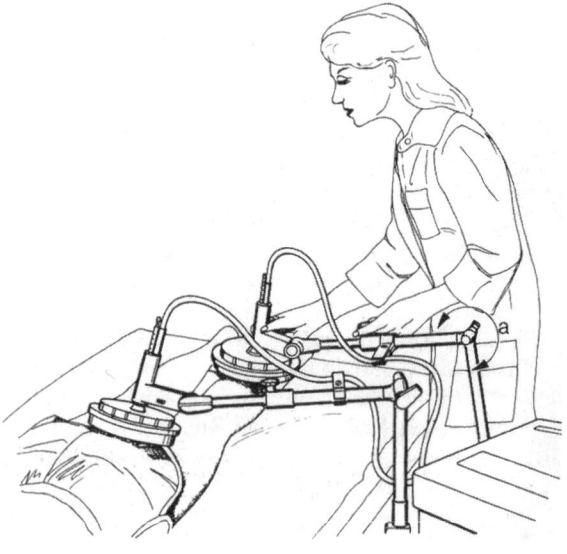

Abb. 5.7b Haltearme mit einem in der Mitte des Armes arretierbaren Gelenk (Flexarme).

zen mit thermischer Schädigung der Haut auftreten können (s. Abb. 5.5h). Aus dem gleichen Grund ist ein ungleicher EHA zu vermeiden, da sich das Gewebe unter der dichter am Körper liegenden Elektrode stärker erwärmt (s. Abb. 5.5b). Genauso ist darauf zu achten, dass die Elektroden sich nicht zu nahe kommen. (s. Abb. 5.5h–i). Zuletzt ist auch darauf zu achten, ob über vorspringenden oder unregelmäßig gestalteten Körperabschnitten (z.B. Knöchel) durch zu geringen EHA unerwünschte Spitzeneffekte auftreten (s. Abb. 5.5r).

Manchmal kann dieser Effekt aber auch gewünscht sein und durch eine entsprechende Elektrodenpositionierung und Elektrodenwahl erzielt werden.

Für die Anwendung der Weichgummielektroden *(Abb. 5.8)* gilt im Wesentlichen das Gleiche wie für die Schalenelektroden. Auch diese Elektroden gibt es natürlich in verschiedenen Größen. Ihre Befestigung ist schwieriger, und geschieht im Normalfall entweder mit Gummibändern oder Sandsäcken (z.B. am Rücken bei Patienten in Bauchlage). Um einen direkten Kontakt mit dem Körper zu vermeiden, muss der Abstand zwischen Elektrode und Haut mittels Tüchern hergestellt werden. Da es im Rahmen der Therapie zur Schweißbildung kommen kann – die Elektroden liegen ja direkt der Haut an – müssen die Tücher gut saugfähig sein. Bei der Behandlung von Extremitäten ist besonders darauf zu achten, dass sich die Ränder der Elektroden nicht zu nahe kommen, da es dann zu Feldverdichtung mit konsekutiver Verbrennung kommen kann (s. Abb. 5.5n).

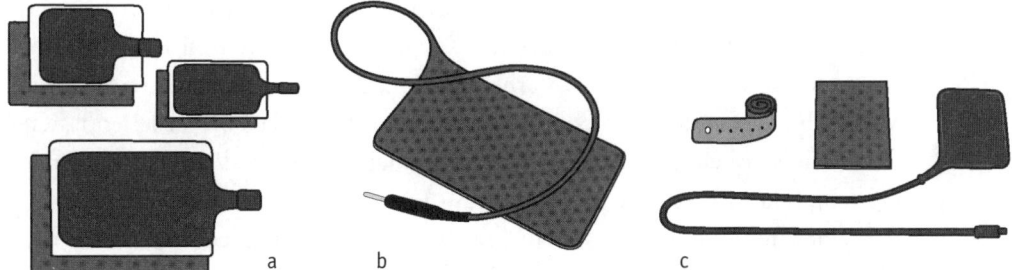

Abb. 5.8 Verschiedene Formen von Weichgummielektroden.
a) Gummihöcker sollen einen gewissen Mindestabstand zur Haut ermöglichen. b) Weichgummielektrode mit gelochter Filzplatte zur Regulierung des Elektroden-Hautabstandes; Lochgummiband zum Fixieren der Elektrode. c) Elastische Plattenelektroden aus Weichgummi in verschiedenen Größen mit jeweils dazu passenden gelochten Filzplatten zur Gewährleistung eines Elektroden-Haut-Mindestabstandes und Leinenbeuteln mit Klettverschluss.

Merke

Der Elektroden-Hautabstand (EHA) beeinflusst das Erwärmungsmuster des durchfluteten Areals.
Der EHA wird eingeteilt:
Klein: 0,5–2 cm
Groß: 3–5 cm
Sehr groß: 6–10 cm.

Das Verhältnis Elektrodengröße zur Größe des zu behandelnden Körperteils beeinflusst das Erwärmungsmuster des durchfluteten Areals.
Durch korrekte Wahl des Elektroden-Hautabstandes (EHA) und der Elektrodengröße kann man daher eine fast gleichmäßige Durchflutung des zu behandelnden Areals erzielen oder aber auch gezielt bestimmte Bereiche verstärkt erwärmen.
Die Behandlungselektroden können entweder als Abstands-(Schalen-) Elektroden oder als Weichgummielektroden vorliegen. Ein Mindestabstand von 0,5 cm ist in jedem Fall einzuhalten.

5.2.2 Kurzwelle mittels Spulenfeldmethode

Bei der Spulenfeldmethode wird der Körper einem hochfrequenten magnetischen Wechselfeld ausgesetzt, das im Körper durch Induktion einen Wirbelstrom erzeugt, der wiederum Wärme erzeugt. Der wesentliche Unterschied im Vergleich zur Kondensatorfeldmethode besteht darin, dass besser leitendes Gewebe, wie Muskeln und Bindegewebe, sich mehr erwärmt als schlecht leitendes Gewebe (Haut, Fett). Hierdurch kommt es zu einer deutlichen Fettentlastung und eine gute bis in die Muskulatur reichende Erwärmung kann erzielt werden. Die Anwendung kann auf zwei Arten geschehen: Entweder wird um das zu behandelnde Areal ein 2 m langes und 2,5 cm dickes isoliertes Induktionskabel gewickelt *(Abb. 5.9)*, oder die Spule befindet sich in einem Gehäuse (z.B. Monode, Circuplode, Diplode, Minode) *(Abb. 5.10a, b, 5.11a–d)* und wird am zu behandelnden Areal positioniert. Durch entsprechende Haltevorrichtungen ist

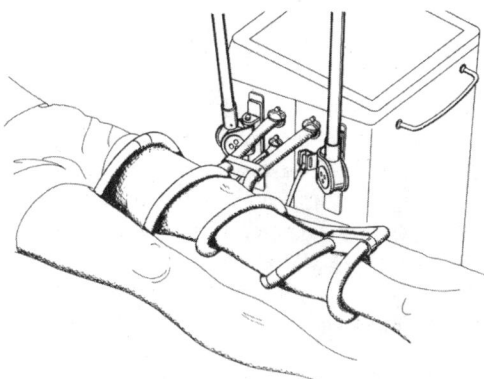

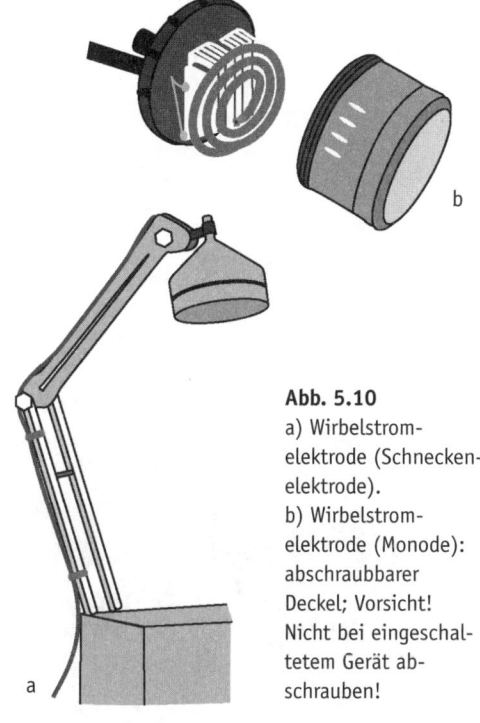

Abb. 5.9 Behandlung des Beines im Spulenfeld des Induktionskabels.

Abb. 5.10
a) Wirbelstromelektrode (Schneckenelektrode).
b) Wirbelstromelektrode (Monode): abschraubbarer Deckel; Vorsicht! Nicht bei eingeschaltetem Gerät abschrauben!

dies problemlos möglich, der Abstand zur Haut ist durch die Elektrodenkonstruktion vorgegeben, das heißt, die Elektrode berührt die Haut.

Bei der Behandlung ist zu berücksichtigen, dass im Umkreis des zuführenden Kabels hohe Feldstärken auftreten, und der Kontakt des Kabels mit gut leitenden Medien (Mensch, Metall) zu örtlicher Überhitzung und Verbrennungsschäden führen kann. Aus diesem Grund ist darauf zu achten, dass die zuführenden Elektrodenkabel bei Betrieb weder mit dem Patienten noch mit Metallteilen der Liege oder des Stuhles und auch nicht miteinander in Berührung kommen.

Merke

Die Spulenfeldmethode führt zu einer deutlichen thermischen Fettentlastung im Vergleich zur Kondensatorfeldmethode.
Das Berühren der zuführenden Kabel mit Menschen, Metallteilen oder der Kabel untereinander ist während des Betriebes unbedingt zu vermeiden.

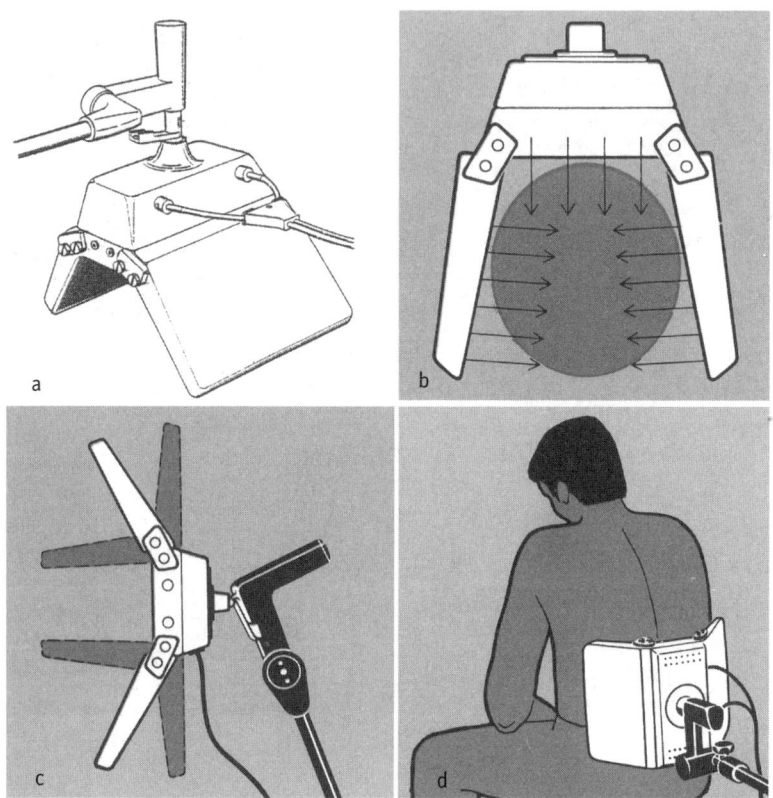

Abb. 5.11 a) Spezialspulenfeldelektrode (Diplode/Siemens). b) Die schwenkbaren Seitenflügel ermöglichen eine Extremitätenabschnitte umschließende Behandlung. c) Vielfältige, auch großflächige Behandlungen werden durch entsprechende Einstellungen der Seitenflügel ermöglicht. d) Behandlung im LWS-Bereich.

5.2.3 Dezimeter- und Mikrowelle

Hierbei wird der Körper einer elektromagnetischen Welle ausgesetzt, das heißt, der zu behandelnde Körper befindet sich in einem „Strahlenfeld". Da das Gewebe die Energie direkt absorbiert und in Wärme umsetzt, kann man korrekterweise von einer Bestrahlung sprechen. Die größte Gefahr bei dieser Behandlungsmethode besteht in der möglichen Entstehung einer sogenannten Interferenz („stehende Welle") an Grenzschichten, die mit Abnahme der Wellenlänge (d.h. bei Zunahme der Frequenz) immer wahrscheinlicher wird. Das Phänomen kann an der Luft-Hautschicht, aber auch an anderen Grenzschichten wie z.B. Faszien, Knochen etc. entstehen.

Merke

Die Dezimeter- und Mikrowelle führt ebenfalls zu einer thermischen Fettentlastung.

Dezimeterwelle

Bei der Dezimeterwellentherapie wird mit einer Wellenlänge von 69 cm gearbeitet. Neben der einfachen und praktisch gefahrlosen Elektrodentechnik weist diese Therapie die günstigste Tiefenwirkung bei maximaler Oberflächenentlastung auf (s. Abb. 5.1). Hierdurch ergibt sich aber auch ein Punkt, der bei der Anwendung berücksichtigt werden muss: Aufgrund der Oberflächenentlastung kann es zu Verbrennungen in der Tiefe kommen, obwohl der Patient keine Schmerzen an der Haut angibt. Das ist bei der Einstellung der Behandlungsintensität zu berücksichtigen und im Vergleich zur Kurzwellentherapie ist immer eine Intensitätsstufe niedriger zu verwenden.

Da eine Resonanzabstimmung nicht notwendig ist, kann das Gerät sofort ohne Aufwärmzeit eingesetzt werden.

Bei der Behandlung kann man sich auf den Einsatz von drei Elektrodengrundtypen beschränken: *Rundfeldstrahler* zur Behandlung kreisförmig begrenzter Areale, *Langfeldstrahler* zur Behandlung langgestreckter Areale und *Muldenstrahler* zur Behandlung größerer Körperabschnitte, wie etwa Rumpf oder beide Kniegelenke *(Abb. 5.12a–f)*. Die Positionierung der Elektroden erfolgt mittels verstellbaren Haltearmen.

Merke

Die Dezimeterwelle bietet von allen Hochfrequenzverfahren die größte Fettentlastung. Deshalb ist bei der Einstellung der Behandlungsintensität nach Schliephake immer eine Intensitätsstufe niedriger zu verwenden als bei den anderen Verfahren.

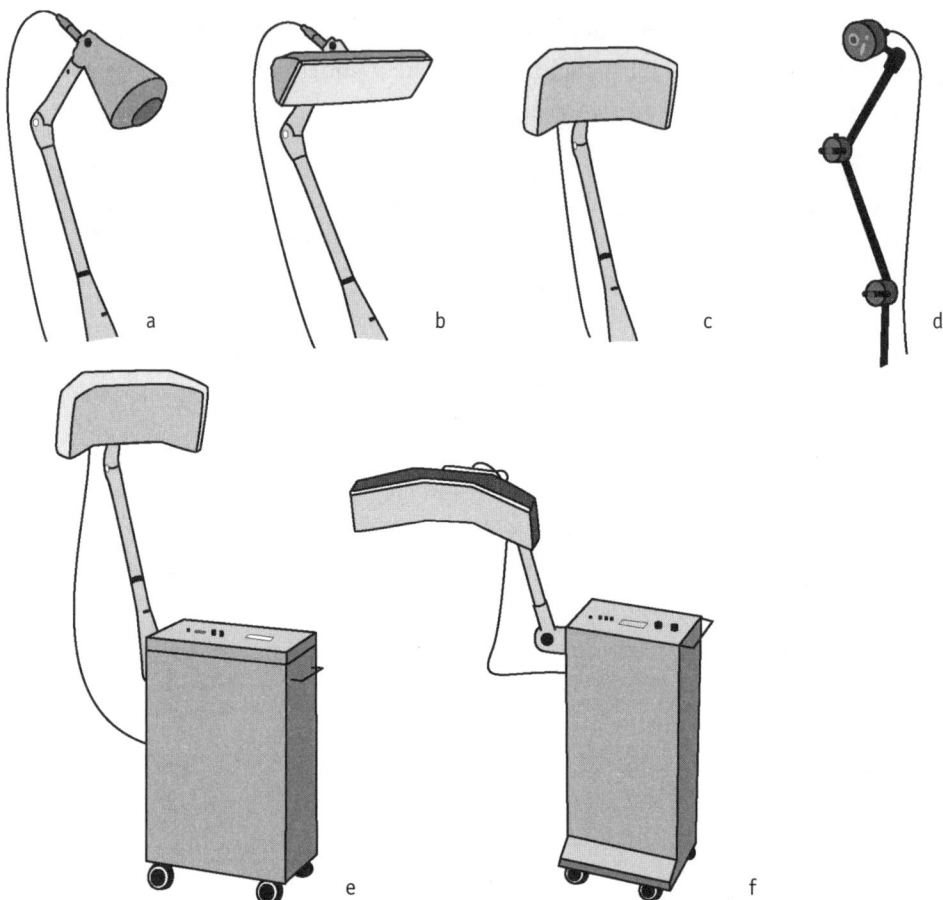

Abb. 5.12 a) Rundfeldstrahler. b) Langfeldstrahler. c) Muldenstrahler. d) Kleiner Rundfeldstrahler (Topfstrahler) am Gelenkarm (Radarmed, Dimeq). e) Mikrowellentherapiegerät mit Muldenstrahler. f) Mikrowellentherapiegerät für kontinuierlichen und Impulsbetrieb.

Mikrowelle

Die Mikrowelle arbeitet mit einer Frequenz von 2450 MHz. Im Gegensatz zur Dezimeterwelle weist sie, durch die oben erwähnte größere Tendenz zu Resonanzphänomenen in der Hautfettgewebsschicht, eine größere Verbrennungsgefahr in diesem Bereich bei geringerer Tiefenwirkung im Vergleich zur Dezimeterwelle auf. Dieses Phänomen verstärkt sich bei dickerem subkutanen Fettgewebe.

Bei Bestrahlung des Gesichtes ist unbedingt darauf zu achten, dass eine Mikrowellen-Schutzbrille aus engmaschigem Drahtgeflecht getragen wird, um die Augenlinse zu schützen, weil sonst die Entstehung eines grauen Stars (Durchsichtigkeitsverlust der Linse) induziert werden könnte. Diese Schutzbrille ist nur bei Mikrowellenapplikation zwingend erforderlich, bei anderen Hochfrequenzanwendungen im Kopfbereich ist aber die mögliche verstärkte Erwärmung des Auge zu berücksichtigen.

Im Wesentlichen ist der Betrieb mit dem der Dezimeterwelle vergleichbar. Da eine Resonanzabstimmung nicht notwendig ist, kann das Gerät sofort ohne Aufwärmzeit eingesetzt werden. Zur Behandlung stehen Rund- und Langfeldstrahler zur Verfügung. Diese werden üblicherweise mit 8–10cm Abstand zum Körper angebracht. Als Besonderheit existiert auch ein sogenannter Variostrahler, der für Rundfeld, halbes Langfeld, Langfeld und Großfeld einstellbar ist, und somit das Auswechseln der Strahler erspart *(Abb. 5.13–5.14)*. Zusätzlich gibt es einen Muldenstrahler, der auf Grund konstruktionstechnischer

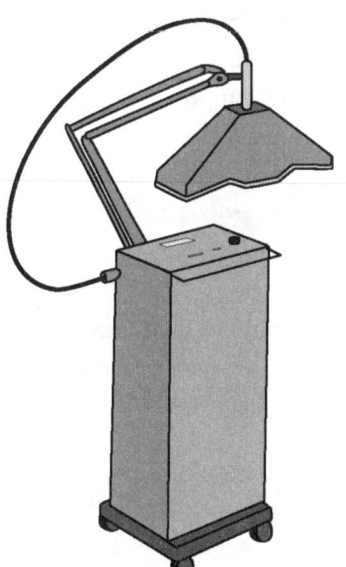

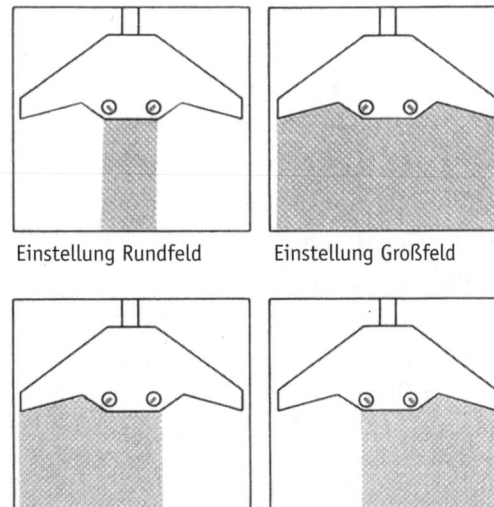

Einstellung Rundfeld   Einstellung Großfeld

Einstellung Halbfeld links   Einstellung Halbfeld rechts

Abb. 5.13 Mikrowellentherapiegerät mit Variostrahler.

Abb. 5.14 Einstellungsmöglichkeiten des Variostrahlers in Anpassung an die Ausdehnung des jeweiligen Behandlungsbereiches.

Merkmale direkten Körperkontakt zulässt. Des Weiteren werden für kleine Bestrahlungsareale sogenannte Fokuselektroden und im gynäkologischen Bereich Körperhöhlenstrahler eingesetzt. Auch diese Strahler lassen direkten Körperkontakt zu.

Merke

Die Mikrowelle weist auf Grund von Resonanzphänomenen in der Hautfettgewebsschicht eine größere Verbrennungsgefahr auf als die Dezimeterwelle. Dieses Phänomen verstärkt sich bei dickerem subkutanem Fettgewebe.
Bei Bestrahlung des Gesichtes ist unbedingt darauf zu achten, dass eine Mikrowellen-Schutzbrille aus engmaschigem Drahtgeflecht getragen wird.

Impulshochfrequenz

Der Einsatz der Impulshochfrequenz basiert auf den der Hochfrequenztherapie zugeschriebenen „spezifischen Wirkmechanismen" und nicht der „unspezifischen" Erhitzung des Gewebes. Durch die Verwendung von kurzen Einzelimpulsen, die von mehr oder weniger längeren Pausen unterbrochen werden, ist es möglich, mit wesentlich höheren Spitzenleistungen zu arbeiten, ohne dass eine Verbrennungsgefahr besteht. Häufig ist es sogar so, dass trotz sehr hoher Einzelimpulsstärke die gesamte über den Behandlungszeitraum abgegebene Energiemenge deutlich niedriger ist, als beim konventionellen Betrieb *(Abb. 5.15)*.
Diese Behandlungsform wird besonders gerne in der Traumatologie verwendet, da hierbei häufig eine Erwärmung des Gewebes unerwünscht, wenn nicht sogar kontraindiziert ist.

Merke

Die Impulshochfrequenz wirkt angeblich über die sogenannten athermischen oder spezifischen Wirkmechanismen und nicht durch Wärmeerzeugung.

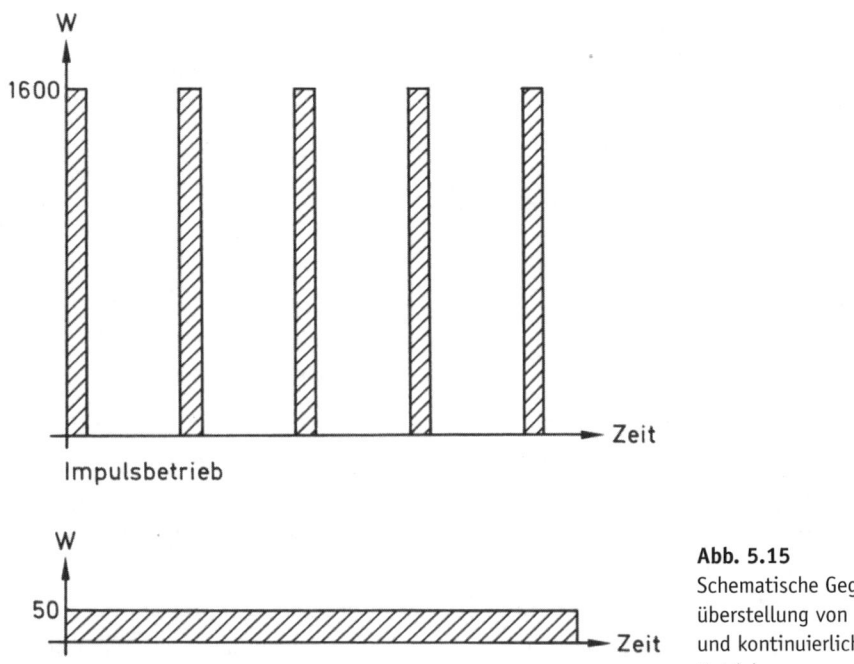

Impulsbetrieb

Kontinuierlicher Betrieb

Abb. 5.15
Schematische Gegen-
überstellung von Impuls-
und kontinuierlichem
Betrieb.

5.3 Indikationen

Alle Erkrankungen, bei denen eine Erwärmung gewünscht wird, können mit der HF-Diathermie behandelt werden. Als Hauptindikation sind Funktionsstörungen des Bewegungsapparates (Kloth und Ziskin 1990; Wagstaff et al. 1986) anzusehen. Besonders Erkrankungen aus dem rheumatischen Formenkreis wie z.B. Fibromyalgien, Insertionstendinosen, Arthrosen und Arthritiden im nicht aktiven Zustand sprechen auf eine HF-Therapie, die gemeinsam mit anderen Behandlungen (z.B. Physiotherapie, niederfrequente Elektrotherapieverfahren) durchgeführt wird, gut an.

Im gynäkologischen Bereich werden vor allem KW und DW bei der Behandlung chronischer Adnexopathien und beim Reizblasensyndrom herangezogen (Hilfrich 1965).

Im Bereich der HNO wird die Otitis externa, die chronische Nasenneben-
höhlenentzündungen und das myofasziale Schmerzsyndrom als Indikationen
genannt (Edel 1991, Selsby 1985, Talaat et al. 1986).

5.3.1 Spezielle Kurzwellenindikationen

Ein wesentlicher Teil der Literatur beschäftigt sich mit der Wundheilung,
Ödemresorption und Schmerzreduktion, wobei vor allem der Effekt von gepulster Kurzwelle sowohl in Tierstudien (Bansal et al. 1990, Raji und Bowden
1983), als auch in klinischen Studien untersucht wurde (Barclay et al. 1983,
Gerard 1993, Santiesteban und Grant 1985, Wilson 1974). Besonders bei
Schwellungen, aber auch zur Schmerzreduktion wird der gepulsten Applikation
gegenüber der kontinuierlichen Kurzwelle eine besonders gute Wirkung zugeschrieben (Hayne 1984, Wagstaff et al. 1986), wobei aber diesen positiven Stu-
dienergebnissen auch einige negative Ergebnisse gegenüberstehen, sodass zum
derzeitigen Zeitpunkt die Wirksamkeit nicht endgültig bewiesen ist.
Es konnte gezeigt werden, dass durch die Kurzwellenapplikation die Wundheilung beschleunigt wird (Bansal et al. 1990). In der Studie von Raji wurde die
raschere Heilung eines durchtrennten Peroneusnervs dokumentiert (Raji und
Bowden 1983). Dieser positive Effekt wurde auch für den N. medianus dokumentiert (Wilson et al. 1976). Auch die raschere Abheilung von Dekubitalulcera
wurde beschrieben (Itoh et al. 1991).
Die posttraumatische, entzündungshemmende und ödemreduzierende Wirkung konnte mehrfach gezeigt werden. Dies bestätigten Kaplan nach Fußopera-
tionen (Kaplan und Weinstock 1968), Pasilla nach Zerrungen im Fußge-
lenksbereich (Pasila et al. 1978) und Chi-Lee im Achillessehnenbereich (Chi-
Lee, 1997). Demgegenüber konnte nach inguinaler Herniorraphie (Reed et al.
1987) und nach perinealem Trauma postpartal (Grant et al. 1989) oder nach
minimal verschobenen Humerusfrakturen keine gesicherte Schmerz- und
Schwellungsabnahme durch KW-Therapie erzielt werden (Livesley et al. 1992).
HF Studien bei Störungen des Bewegungsapparates untersuchen vor allem den
Effekt auf die Schmerzmodulation. Foley und Nolan fanden bei Patienten mit
chronischen Nackenschmerzen eine signifikante Schmerzabnahme und verbesserte Halswirbelsäulenbeweglichkeit mit gepulster KW gegenüber einer Be-

handlung mit Schanzkrawatte (Foley-Nolan 1992, Foley-Nolan et al.1990). In zwei weiteren randomisierten Studien wurden chronische Rückenschmerzpatienten mit KW behandelt. In der einen Studie wurde die gepulste versus kontinuierliche KW-Therapie miteinander verglichen und eine stärkere Schmerzabnahme bei der gepulsten KW verzeichnet (Wagstaff et al. 1986). In der Studie von Gibson zeigte sich eine Verbesserung der Schmerzsymptomatik bei kontinuierlicher KW im Vergleich zu einer osteopathischen Behandlung (Gibson 1985). Es liegt aber auch eine Studie an Patienten mit Rückenschmerzen vor, die einen hohen Placeboeffekt der Therapie auf Grund des häufigeren Kontaktes mit dem medizinischen Personal aufgezeigt hat (Koes et al. 1992a, Koes et al. 1992b). Ähnlich divergierende Ergebnisse finden sich auch bei Studien zu Arthose und Arthritiden (Jan und Lai 1991, Klaber Moffett et al. 1996, Quirk et al. 1985, Senn 1990, Sewell et al. 1991, Vanharanta et al. 1982).

5.3.2 Spezielle Dezimeterwellen- und Mikrowellenindikationen

Die meisten Studien zum Strahlenfeld wurden für den 2450 MHz und den 915 MHz Bereich (diese Frequenz wird in den USA anstelle der 433,92 MHZ verwendet) durchgeführt (Fadilah et al. 1987, Goats 1990, Kloth und Ziskin 1990, Lehmann et al. 1983, Okhuma 1992, Strohmaier et al. 1988, Chang et al. 1989). Für die Dezimeterwelle existieren nur sehr beschränkt Studien (Hilfrich 1965, Kebbel et al. 1964), obwohl in der Praxis die Dezimeterwelle für die Erkrankungen des Bewegungsapparates, insbesonders zur Schmerztherapie im Wirbelsäulenbereich mit gutem Erfolg eingesetzt wird. Bei der Mikrowelle wird vor allem die oberflächliche Erwärmung zu therapeutischen Zwecken angewendet. So konnte in einer Tierstudie die Hämatomresorption bei Muskelverletzungen beschleunigt (Lehmann et al. 1983) und bei Patienten mit chronischem Lymphödem eine Reduktion des Ödems erzielt werden (Ohkuma 1992, Chang et al. 1989). Mikrowellenapplikationen wurden auch für Hautaffektionen wie z.B. Psoriasis angewendet (Keddy-Grant et al. 1990). Eine Verbesserung von Handgelenkskontrakturen und Muskelkontrakturen in Kombination mit Dehnübungen gelten ebenfalls als Indikationen (de Lateur et al. 1978, Wright und Jones 1961). Lokale Hyperthermie mit Mikrowelle bei chronischer Prostatitis zeigte eine zumindest sechs Monate anhaltende subjektive Beschwerdereduktion (Strohmaier et al. 1988). Die klinischen Studien sind jedoch auf Grund von methodischen Schwächen nur eingeschränkt beurteilbar.

5.4 Kontraindikationen

Die Kontraindikationen ergeben sich zum Teil aus den physikalischen Effekten der Wärme, die bei Akkumulation zu unerwünschten Nebeneffekten wie z.B. Verbrennungen oder Aktivierung von Entzündungsprozessen führen können. Zum anderen Teil sind sie eine Folge der starken elektromagnetischen Felder, mit denen gearbeitet wird.

Als absolute Kontraindikationen gelten:
▷ Herzschrittmacher
▷ Metallimplantate
▷ Gravidität
▷ Sensibilitätsstörung der Haut
▷ akute Neuralgie und Neuritiden
▷ direkte Augenbestrahlung bei Mikrowelle
▷ Erkrankungen des haematopoetischen Systems
▷ akute Reflexsympathische Dystrophie (komplexes regionales Schmerzsyndrom)
▷ Tuberkulose
▷ chronische Otitis media
▷ Thrombophlebitiden und Thrombosen
▷ Vaskulitis.

Als relative Kontraindikation gelten: (manchmal werden diese Erkrankungen gezielt mit Hochfrequenztherapie behandelt)
▷ akute Entzündungen
▷ bakterielle Entzündungen
▷ Tumore (in einigen Zentren wird die Hochfrequenztherapie zur Tumorbehandlung verwendet).

5.5 Anwendungstechnik

5.5.1 Dosierung

Die Dosierung der Hochfrequenztherapie erfolgt auch heute noch nach den von Schliephake vorgeschlagenen Dosierungsstufen, da bisher in der Praxis die spezifische Heizleistung, mit Ausnahme von Vaginalelektroden, nicht gemessen werden kann. Grundlage hierfür sind intakte Sensibilität, Aufklärung des Patienten über das zu erwartende „Wärmegefühl" und dessen Bereitschaft zu kooperieren. Die Dosierung ist von der Wärmeempfindung des Patienten abhängig, und kann bei gleichbleibender Intensitätsabgabe unterschiedlich von den Patienten angegeben werden. Dies kann einerseits mit der unterschiedlichen Durchblutungssituation des Gewebes bei verschiedenen Patienten, aber auch mit der tageszeitlichen Schwankung der Wärmeperzeption erklärt werden.

Generell gilt: Subakute Erkrankungen werden eher kurz, 5–10 Minuten, täglich mit niedriger Dosierung, chronische Erkrankungen mit stärkerer Dosierung, zwei bis drei mal wöchentlich für 10–30 Minuten behandelt. Bei jeder Behandlung sollte nach zirka zwei Minuten die endgültige Dosisleistung durch Nachregulierung festgelegt werden. Dies ist notwendig, um nach Adaptierung der Thermorezeptoren eine optimale Energieleistung an das Gewebe abzugeben. Die Behandlungszeitrichtlinien ergeben sich daraus, dass abhängig von der Behandlungsintensität nach 10–20 Minuten die maximale Durchblutungsintensität erreicht ist. Diese bleibt bis zu 60 Minuten nach Therapieende erhalten.

In der Dosisstufe I soll der Patient kein Erwärmungsgefühl angeben. Hierzu wird die Intensität solange erhöht, bis der Patient ein leichtes Wärmegefühl angibt. Dann reduziert man die Leistung, bis der Patient keine Wärmeempfindung mehr verspürt. Diese Dosierung ist bei akut entzündlichen Erkrankungen wie z. B. einer aktivierten Arthrose indiziert.

Die Dosisstufe II entspricht einem eben einsetzenden Wärmegefühl. Diese Stufe kann als Einleitung der Behandlung gesehen werden, und wird üblicherweise noch in der selben oder der nächsten Sitzung auf Stufe III erhöht.

Die Stufe III entspricht einem angenehmen Wärmegefühl. Sie ist die am häufigsten verwendete Dosisstufe.

Die Dosis IV entspricht einem kräftigen, eben noch erträglichen Wärmegefühl. Diese Stufe soll bei den „fettentlastenden" Hochfrequenztherapien nicht verwendet werden, da hierdurch Verbrennungen in tieferen Schichten unbemerkt auftreten können, da Muskulatur, Bindegewebe und innere Organe über keine Temperaturwahrnehmung verfügen.

Merke

Dosisstufe I: kein Erwärmungsgefühl
Dosisstufe II: eben einsetzendes Wärmegefühl
Dosisstufe III: angenehmes Wärmegefühl
Dosisstufe IV: kräftiges, eben noch erträglichen Wärmegefühl.

Dosisstufe IV soll bei den „fettentlastenden" Hochfrequenztherapien (Kurzwelle Spulenfeldmethode, Dezimeterwelle, Mikrowelle) nicht verwendet werden, da Verbrennungen in tieferen Schichten unbemerkt auftreten können.

5.5.2 Allgemeine Richtlinien zur Behandlung

Die Geräte müssen den landesüblich sicherheitstechnischen Vorschriften entsprechen und ein amtliches Prüfabzeichen aufweisen. Wegen der möglichen Störstrahlung sind die Behandlungsräume abzuschirmen und empfindliche Geräte (EKG, EEG, Reizstromgeräte) dürfen nicht gleichzeitig mit der Hochfrequenztherapie betrieben werden.

Merke

▷ Alle Metallgegenstände (z.B. Brillen, Uhren, Schmuck) sind vor der Therapie zu entfernen, und die Behandlungsliege, bzw. der Stuhl darf keine Metallteile enthalten.
▷ Kurzwellentherapiegeräte dürfen, um die Abstimmungsautomatik nicht zu stören, nicht im Leerbetrieb in Funktion gesetzt werden. Die

Strom zuführenden Kabel dürfen einander nicht kreuzen und nicht dem Patienten oder dem Behandlungsstuhl oder der Behandlungsliege anliegen.

▷ Bei Mikrowellenapplikation im Kopfbereich sollen spezielle Schutzbrillen getragen werden. Die Möglichkeit einer Kataraktbildung (Grauer Star, Linsentrübung) konnte im Tierversuch gezeigt werden.

▷ Die Ansammlung von Schweiß ist durch die Verwendung von gut saugenden Tüchern zu vermeiden, besonderes bei anliegenden Elektroden (z.B. Weichgummielektroden). Aus diesem Grund sollen auch anliegende Verbände abgenommen werden, obwohl diese problemlos durchstrahlt werden könnten.

▷ Vor der Behandlung sollen mögliche Kontraindikationen (Sensibilitätsstörung des zu behandelnden Areals, Ischämiegefahr, Hautulzerationen, Metallimplantate, IUD, Herzschrittmacher, Insulinpumpen, etc.) ausgeschlossen werden.

▷ Schwangere Frauen, sowie die männlichen Gonaden sollen nicht bestrahlt werden.

5.5.3 Behandlungsbeispiele

Orthopädie, Chirurgie, Traumatologie, Rheumatologie

Vertebragene Schmerzsyndrome

▷ Akute Beschwerden

Kurzwellen-Spulenfeld oder Dezimeter-/Mikrowellen-Strahlenfeld (z.B. Langfeldstrahler oder Muldenapplikator), Dosisstufe I bis II, 4–10 Minuten, täglich, 5 bis 8 Behandlungen (Abb. 5.16a–c).

Achtung: Der HWS-Nackenbereich reagiert nicht selten mit Verstärkung der Beschwerden auf Hochfrequenzanwendung!

▷ Chronische Beschwerden (z.B. Lumbalgien)

Spulenfeld Dosisstufe II, Strahlenfeld bis Dosisstufe III, jeweils 5–15 Minuten, dreimal wöchentlich, 12–15 Behandlungen.

Bei Ischialgie Behandlung mit Dosisstufe I einleiten und bei guter Verträglichkeit langsam steigern.

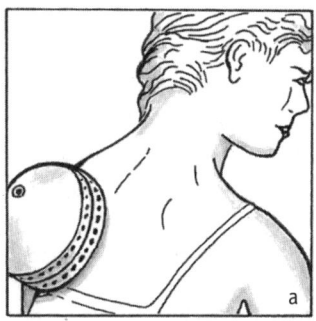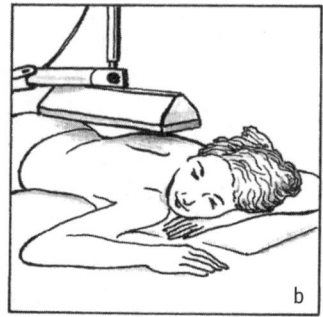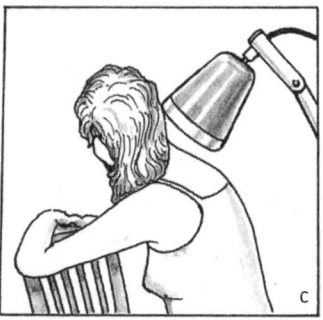

Abb. 5.16a–c Behandlung vertebragener Schmerzsyndrome
a) Kurzwellen-Spulenfeld-Behandlung bei Dorsalgie. b) Mikrowellen-Langstrahler-Behandlung bei Dorsalgie. c) Behandlung der Nackenregion mit Mikrowellen-Rundfeldstrahler.

Arthrosen

▷ Akute Beschwerden (Aktivierte Arthrose, Reizknie)
Je nach Gelenkgröße kleine bis mittlere Kondensatorfeld-Luftabstands- oder Spulenfeldelektroden, Dosisstufe I, 3 Minuten, nur bei guter Verträglichkeit allmählich auf 8–10 Minuten, dann auf Dosisstufe II steigern.

▷ Chronische Beschwerden
Kondensator- oder Spulenfeld, Strahlenfeld (Mikrowelle), Dosisstufe II bis III, 5–10–15 Minuten, zwei- bis dreimal wöchentlich. 10–15 Behandlungen *(Abb. 5.17a, b).*

Abb. 5.17a, b
Behandlung von Arthrosen
a) Behandlung einer Knie-
arthrose mit Variostrahler.
(Mikrowellen).
b) Gleichzeitige Behandlung
beider Hüftgelenke im
Kondensatorfeld.
(Abstandselektroden nach
Schliephake).

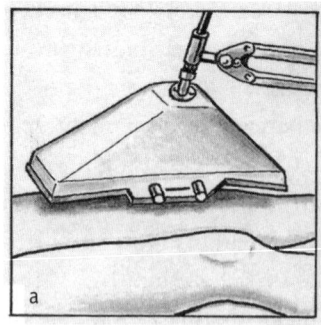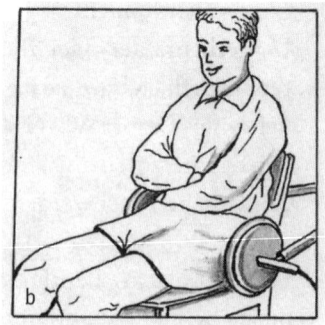

Periarthropathia humeroscapularis

▷ Akute Beschwerden

Reagieren gewöhnlich mit erheblicher Schmerzverstärkung auf Wärme, deshalb keine Indikation für Hochfrequenz.

▷ Chronische Beschwerden

Kondensator oder Spulenfeld, Strahlenfeld, Dosisstufe II bis III, 5–10 Minuten, wöchentlich, 10–12 Behandlungen *(Abb. 5.18)*.

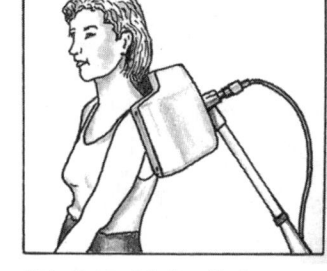

Abb. 5.18 Schulter-Nacken-Erwärmung mit Muldenstrahler (Mikrowellen).

Gelenksnahe Überlastungssyndrome

(Epicondylopathie, Insertionstendopathien, Bursopathien, Myotendinosen)

▷ Akute Beschwerden

Kondensator oder Spulenfeld, Strahlenfeld, Dosisstufe I bis II, 3–8 Minuten, täglich, 5–8 Behandlungen.

▷ Chronische Beschwerden

Kondensator oder Spulenfeld, Strahlenfeld, Dosisstufe II bis III, 5–10–15 Minuten, 3mal wöchentlich 10 bis 12 Behandlungen *(Abb. 5.19)*.

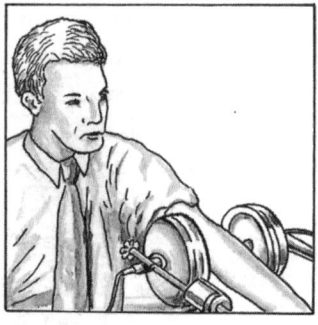

Abb. 5.19 Behandlung des Ellbogens im Kondensatorfeld.

Traumatische Läsionen

(Gelenk- und Weichteilprellungen, Muskelzerrungen)

▷ Subakute Beschwerden (nach Abklingen der akuten Symptomatik)

Kondensator oder Spulenfeld, Strahlenfeld, anfangs Dosisstufe I (bei guter Verträglichkeit langsamer Übergang im Verlauf der Behandlung auf II), 4–6 Minuten, täglich, 5–6 Behandlungen.

▷ Chronische Beschwerden

Kondensator oder Spulenfeld, Strahlenfeld, Dosisstufe II bis III, 5–10–15 Minuten, dreimal wöchentlich, 6–12 Behandlungen.

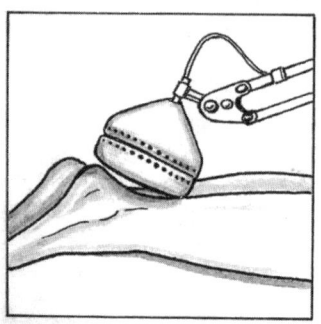

Abb. 5.20 Kurzwellen-Rundfeld-strahler bei Achillodynie.

Achillodynie

▷ Akute Beschwerden
Kondensator oder Spulenfeld, Strahlenfeld (Rundfeld-strahler), einschleichend von Dosisstufe I auf II, 4 bis 6 Minuten, dreimal wöchentlich, bis 8 Behandlungen.

▷ Chronische Beschwerden
Kondensator oder Spulenfeld, Strahlenfeld (Rundfeld-strahler), Strahlenfeld, Dosisstufe II bis III, 10–15 Minuten, 3mal wöchentlich, 12–15 Behandlungen (*Abb. 5.20*).

Morbus Sudeck (Reflexdystrophie)

▷ Akute Beschwerden
Im Stadium I der entzündlichen Mehrdurchblutung verbieten sich alle Maßnahmen, welche die Blutfülle noch verstärken, sowohl lokal als auch segmental.

▷ Subakute Beschwerden
(Stadium II = Minderdurchblutung)
Vorsichtiges „Herantasten" an die wirksame Dosisstufe. Wirbelsäulennah im zugehörigen Segment Spulen- oder Strahlenfeld, Dosisstufe II, lokal Dosisstufe I, 3–4 Minuten, täglich, 5–8 Behandlungen. Bei guter Verträglichkeit zunächst die Behandlungsdauer auf 5–8 Minuten ausdehnen, dann ggf. Übergang auf nächst höhere Dosisstufe.

▷ Chronische Beschwerden
Stadium III = Stadium der Dystrophie
Spulen- oder Strahlenfeld, Behandlungsbeginn segmental, dann nach wenigen Anwendungen und subjektivem Wohlgefühl Übergang lokale Applikation, 5–10–12 Minuten, dreimal wöchentlich, 10–12 Behandlungen.

Furunkel, Schweißdrüsenabszesse, Panaritien

Kleine Spulenfeldelektrode oder Fokusstrahler, Dosisstufe II(–III), 5 Minuten, mehrfach täglich, 3–8 Behandlungen.

Narbenkontrakturen

Kondensator- oder Spulenfeld, Strahlenfeld (Rundfeldstrahler), Dosisstufe III, 3mal wöchentlich, 10–12 Behandlungen.

Stets im Anschluss Bewegungstherapie!

Rheumatoide Arthritis

Behandlung nur im entzündungsfreien Intervallstadium, zur Unterstützung der Bewegungstherapie. Einschleichend zunächst bis Dosisstufe II, 5–10 Minuten, 2- bis 3mal wöchentlich, nach 5–8 Behandlungen ggf. bis Dosisstufe III, 10 bis 15 Minuten, 2- bis 3mal wöchentlich, insgesamt 10–12 Behandlungen.

Spondylitis ankylosans (Morbus Bechterew)

Nicht während entzündlicher Schübe, Behandlung im Intervallstadium, Kondensator- oder Spulenfeld, Strahlenfeld (Langfeldstrahler), Muldenapplikator, Dosisstufe III, 10–15 Minuten, zwei- bis dreimal wöchentlich, 12–15 Behandlungen.

Verwachsungsbeschwerden

Kondensator- oder Spulenfeld, Strahlenfeld, Dosisstufe II, ggf. auf III steigern, 5–10 Minuten, 3mal wöchentlich, 6–12 Behandlungen.

Innere Medizin

Bronchitis

▷ Akute-subakute Beschwerden (z.B. im Zusammenhang mit einer Erkältung) Thorax-Durchflutung sagittal mit großen Schliephake-Elektroden (Elektroden-Hautabstand 4 cm), Spulenfeld- oder Strahlenfeldelektroden (Rundfeld- oder Muldenstrahler) über dem Sternum. Dosisstufe II, 5–10 Minuten, täglich, 5–6 Behandlungen.

▷ Chronische Beschwerden Kondensator- oder Spulenfeld, Strahlenfeld, Dosisstufe II bis III, 10–15 Minuten, dreimal wöchentlich, insgesamt 10–12 Behandlungen.

Pneumonisches Restinfiltrat
(Tbc ausgeschlossen, Patient fieberfrei)
Kondensator- oder Spulenfeld, Strahlenfeld, Beginn mit Dosisstufe I, bei guter Verträglichkeit langsam steigern, 2/3–5–7–10 Minuten und Dosisstufe II, täglich, 10–15 Behandlungen.

Pleuritisches Exsudat
(Tbc ausgeschlossen, Patient fieberfrei, nur kleines (Winkel-)Exsudat)
Kondensator- oder Spulenfeld, Strahlenfeld, Dosisstufe I, langsam auf II bis III steigern, 5–7–10 Minuten, täglich, später 3mal wöchentlich, 10–15 Behandlungen.

Gallengangsdyskinesien
(Empyem ausgeschlossen)
Lokal oder segmental (unterer Schulterblattbereich rechts):
Spulen- oder Strahlenfeld, Dosisstufe II bis III, 5–12 Minuten, 3mal wöchentlich, 5–10 Behandlungen.

Periphere arterielle Durchblutungsstörungen
Keine lokale Wärmetherapie, nur wirbelsäulennah segmental!
Kondensator- oder Spulenfeld, Strahlenfeld (Muldenstrahler) über der LWS zur Beeinflussung des lumbalen Grenzstrangs, Dosisstufe II bis III, 10–12 Minuten, täglich bis 3mal wöchentlich, 15 Behandlungen.

Gynäkologie, Urologie

Adnexitis, Parametritis, Endometritis
Subakute-chronische Beschwerden (Patient fieberfrei)
Kleines Becken, sagittal mit Kondensatorfeld, Spulenfeld suprapubisch, Strahlenfeld (Muldenstrahler), Beginn mit Dosisstufe I, 5 Minuten, täglich, bei guter Verträglichkeit steigern auf II bis III, 10–15 Minuten, 3mal wöchentlich, insgesamt 10–12 Behandlungen.

Prostatitis
Chronische Beschwerden
Lokal vom Damm aus mit kleiner Spulenfeldelektrode, Dezimeter- bzw. Mikrowellen-Körperhöhlenelektrode rektal, nur bei gesichertem Sekretabfluss, Dosisstufe II bis III, 10–12 Minuten, zwei- bis dreimal wöchentlich, insgesamt 10–15 Behandlungen.

Zahnheilkunde, Hals-, Nasen-, Ohrenheilkunde

Zustand nach Zahnextraktion, Zahnfisteleiterungen
Kleine Spulenfeldelektrode, Strahlenfeld (Fokusstrahler), Anfangsdosis Stufe I, 5 Minuten, nach Verträglichkeit steigern auf II bis III, 5–10 Minuten, 3mal wöchentlich, 5–10 Behandlungen.

Sinusitis (frontalis, maxillaris)
▷ Akute Beschwerden
   Kleine Spulenfeldelektrode, Dosisstufe I bis II, 3–5 Minuten, täglich, 4 bis 6 Behandlungen.
▷ Subakute-chronische Beschwerden
   Kleine Spulenfeldelektrode, Dosisstufe II bis III, 5–12 Minuten, dreimal wöchentlich, 10–15 Behandlungen.

Pharyngitis, Laryngitis
▷ Akute Beschwerden
   Kleine Spulenfeldelektrode oder Mikrowellen-Rundfeldstrahler, vorderer Halsbereich, von Dosisstufe I langsam auf II steigernd, 2–5 Minuten, täglich, 4–6 Behandlungen.
▷ Subakute-chronische Beschwerden
   Kleine Spulenfeldelektrode oder Mikrowellen-Rundfeldstrahler, Dosisstufe II bis III, 5–10 Minuten, dreimal wöchentlich, 6–8 Behandlungen.

Literatur

1. Bansal P.S., Sobiti V.K., Roy K.S.: Histomorphochemical effects of shortwave diathermy on healing of experimental muscular injury in dogs. Indian Journal of Experimental Biology 28: 1990, 766–770.

2. Barclay,-V; Collier,-R-J; Jones,-A. Treatment of various hand injuries by pulsed electromagnetic energy (Diapulse). Physiotherapy. 1983 Jun 10; 69(6): 186–8

3. Barker A.T., Barlow P.S., Porter J., Smith M.E., Clifton S., Andrews L., O'Dowd W.J.: A double-blind clinical trial of low power pulsed shortwave therapy in the treatment of a soft tissue injury. Physiotherapy 71 (12): 1985

4. Chang-T; Han-L; Gan-J; Huang-W. Microwave: An alternative to electric heating in the treatment of peripheral lymphedema. Lymphology. 1989; 22(1): 20–24

5. De Lateur B.J., Stonebridge J.B., Lehmann J.F.: Fibrous muscular contractures: Treatment with a new direct contact microwave applicator operating at 915 MHz. Arch Phys Med Rehabil 59: 1978, 488–490.

6. Edel H.: Elektrotherapie im Hochfrequenzbereich. In Fibel der Elektordiagnostik und Elektrotherapie, 6:252–314. Berlin: Verlag Gesundheit GmbH. 1991

7. Fadilah, R; Pinkas,-J; Weinberger,-A; Lev,-A. Heating rabbit joint by microwave applicator. Arch-Phys-Med-Rehabil. 1987 Oct; 68(10): 710–2

8. Feibel A., Fast A.: Deep heating (letter). Arch Phys Med Rehabil 58: 1977, 233.

9. Foley-Nolan D; Moore K; Codd M; Barry C; O'Connor P; Coughlan RJ. Low energy high frequency pulsed electromagnetic therapy for acute whiplash injuries. A double blind randomized controlled study. Scandinavian-Journal-of-Rehabilitation-Medicine. 1992; 24(1): 51–59

10. Foley-Nolan D; Barry C; Coughlan RJ; O'Connor P; Roden D. Pulsed high frequency (27 MHz) electromagnetic therapy for persistent neck pain. A double blind, placebo-controlled study of 20 patients. Orthopedics. 1990; 13(4): 445–451

11. Gerard M: Pulsed, non-thermal, high frequency electromagnetic energy (diapulse) in the treatment of grade I and grade II ankle sprains. Military Medicine 158: 1993

12. Gibson T; Grahame, R; Harkness, J; Woo, P; Blagrave, P; Hills, R. Controlled comparison of short-wave diathermy treatment with osteopathic treatment in non-specific low back pain. Lancet. 1985 Jun 1; 1(8440): 1258–61

13. Goats GC. Microwave diathermy. British-Journal-of-Sports-Medicine. 1990; 24 (4): 212–218

14. Grant A; Sleep J; McIntosh J; Ashurst H. Ultrasound and pulsed electromagnetic energy treatment for perineal trauma. A randomized placebo-controlled trial. Br-J-Obstet-Gynaecol. 1989 Apr; 96(4): 434–9

15. Günther R., Jantsch H.: Physikalische Medizin. Berlin Heidelberg New York: Springer Verlag. 1982

16. Hahn G.M.: Hyperthermia and cancer. New York, London: Plenum Press. 1982

17. Harris E-D Jr; McCroskery P-A. The influence of temperature and fibril stability on degradation of cartilage collagen by rheumatoid synovial collagenase. N-Engl-J-Med. 1974 Jan 3; 290(1): 1–6

18. Hayne C.R.: Pulsed high frequency energy – Its place in physiotherapy. Physiotherapy 70(12): 1984, 459-.

19. Hilfrich H-J. Erfahrungen mit langeren Dezimeterwellen in der Gynäkologie.

20. Med-Klin. 1965 Oct 22; 60(43): 1743–5

21. Hinton C-P; Morris D-L. A randomized trial comparing direct current therapy and bipolar diathermy in the outpatient treatment of third-degree hemorrhoids. Dis-Colon-Rectum. 1990 Nov; 33(11): 931–2

22. Holzer W.: Physikalische Medizin in Diagnostik und Therapie. Bücher der Physikalischen Medizin. Wien. 1947

23. Itoh M; Montemayor J-S Jr; Matsumoto E; Eason A; Lee M-H; Folk F-S. Accelerated wound healing of pressure ulcers by pulsed high peak power electromagnetic energy (Diapulse). Decubitus. 1991 Feb; 4(1): 24–5, 29 34

24. Jan M-H; Lai J-S. The effects of physiotherapy on osteoarthritic knees of females. J-Formos-Med-Assoc. 1991 Oct; 90(10): 1008–13

25. Kallen B; Malmquist G; Moritz U. Delivery outcome among physiotherapists in Sweden: is non-ionizing radiation a fetal hazard? Arch-Environ-Health. 1982 Mar-Apr; 37(2): 81–5

26. Kaplan E-G; Weinstock R-E. Clinical evaluation of diapulse as adjunctive therapy following foot surgery. J-Am-Podiatry-Assoc. 1968 May; 58(5): 218–21

27. Kebbel W., Krause W., Pätzold J.: Energieverteilung in Fett-Muskel-Schichten bei Behandlungen mit längeren Dezimeterwellen im Vergleich mit den bisher in der Therapie angewendeten Hochfrequenz-Verfahren. Siemens (Sonderdruck aus Elektromedizin) 9 (3): 1964.

28. Keddy-Grant J; Garnis-Jones S; Adam J; Danjoux C; Gerig L; Ginsburg-A; Mitchel R; Raaphorst P. Complications of microwave hyperthermia treatment of psoriasis. Journal-of-the-American-Academy-of-Dermatology. 1990; 22(4): 651–653

29. Klaber-Moffett JA; Richardson PH; Frost H; Osborn A. A placebo controlled double blind trial to evaluate the effectiveness of pulsed short wave therapy for osteoarthritic hip and knee pain. Pain. 1996; 67(1): 121–127

30. Kloth L.C., Ziskin M.C.: Daithermy and Pulsed Electromagnetic Fields. In Thermal Agents in Rehabilitation, ed. S.L.Michlowitz. Philadelphia: FA Davis Company. 1990

31. Koes B-W; Bouter L-M; van-Mameren H; Essers A-H; Verstegen G-M; Hofhuizen D-M; Houben,-J-P; Knipschild,-P-G. The effectiveness of manual therapy, physiotherapy, and treatment by the general practitioner for nonspecific back and neck complaints. A randomized clinical trial. Spine. 1992 Jan; 17(1): 28–35

32. Koes,-B-W; Bouter,-L-M; van-Mameren,-H; Essers,-A-H; Verstegen,-G-M; Hofhuizen,-D-M; Houben J-P; Knipschild P-G. Randomised clinical trial of manipulative therapy and physiotherapy for persistent back and neck complaints: results of one year follow up. BMJ. 1992 Mar 7; 304(6827): 601–5

33. Lehmann J.F.: The biophysical basis of biologic ultrasound reactions with special reference to ultrasonic therapy. Archives of Physical Medicine 34: 1953, 139–152.

34. Lehmann J.F., Brunner G.D., McMillan J.A. et al: Modification of heating patterns produced by microwaves at the frequencies of 2456 and 900 MHz by physiological factors in the human. Archives of Physical Medicine 45:1964, 555–563.

35. Lehmann J.F., de Lateur B.J.: Diathermy and Superficial Heat, Laser and Cold Therapy. In Heat and Cold: 283–312. 1982

36. Lehmann J.F., de Lateur B.J.: Therapeutic heat. In Therapeutic Heat and Cold, ed. J.F. Lehmann: 404–562. Baltimore: Williams & Wilkins. 1982

37. Lehmann J.F; Dundore D-E; Esselman P-C; Nelp W-B. Microwave diathermy: effects on experimental muscle hematoma resolution. Arch-Phys-Med-Rehabil. 1983 Mar; 64(3): 127–9

38. Livesley P-J; Mugglestone A; Whitton J. Electrotherapy and the management of minimally displaced fracture of the neck of the humerus. Injury. 1992; 23(5): 323–7

39. Lubec G; Wolf C; Bartosch B. Aminoacid isomerisation and microwave exposure

40. Lancet. 1989; 2(8676): 1392–1393

41. Melzack R; Wall PD. Pain mechanisms: a new theory. Science. 1965 Nov 19; 150(699): 971–9

42. Moseley H.: Non-Ionising Radiation: Microwaves, Ultraviolet and Laser Radiation. In Medical Physics Handbook, No.18. Bristol: Hilger, A. 1988

43. Newton R.A.: Contemporary views on pain and the role played by thermal agents in managing pain symptoms. In Thermal agents in Rehabilitation, ed. S.L.Michlovits and S.L.Wolf: 19–48. Philadelphia: Davis Company. 1986

44. Odia G.I., Aigbogun O.S.: Thermal sensation and the skin sensation test: Regional

differences and their effects on the issue of reliability temperature ranges. The Australian Journal of Physiotherapy 34(2) : 1988, 89–93

45. Ohkuma M. Lymphedema treated by microwave and elastic dressing. International-Journal-of-Dermatology. 1992; 31(9): 660–663

46. Oosterveld FGJ; Rasker JJ; Jacobs JWG; Overmars HJA. The effect of local heat and cold therapy on the intraarticular and skin surface temperature of the knee. Arthritis-and-Rheumatism. 1992; 35(2): 146–151

47. O'Dowd W.: Pulse mythology. Physiotherapy 73(3): 1989, 97–98.

48. Pages I-H. Untersuchungen zur Durchblutungsänderung bei lokaler und segmentaler Anwendung der Kurzwelle. Wien-Klin-Wochenschr. 1993; 105(8): 216–9

49. Pasila M; Visuri T; Sundholm A. Pulsating shortwave diathermy: value in treatment of recent ankle and foot sprains. Arch-Phys-Med-Rehabil. 1978 Aug; 59(8): 383–6

50. Quellet-Hellstrom R; Stewart WF. Miscarriages among female physical therapists who report using radio- and microwave-frequency electromagnetic radiation. Am-J-Epidemiol. 1993 Nov 15; 138(10): 775–86

51. Quirk A., R.N., Newmann K.: An evaluationof interferential therapy, shortwave diathermy and exercise in the treatment of osteoarthritis. Physiotherapy 7 (12): 1985, 55–57.

52. Raji A-M. An experimental study of the effects of pulsed electromagnetic field (Diapulse) on nerve repair. J-Hand-Surg-[Br]. 1984 Jun; 9(2): 105–12

53. Raji A-R; Bowden,-R-E. Effects of high-peak pulsed electromagnetic field on the degeneration and regeneration of the common peroneal nerve in rats. J-Bone-Joint-Surg-Br. 1983 Aug; 65(4): 478–92

54. Reed MWR; Bickerstaff DR; Hayne CR et-al. Pain relief after inguinal herniorrhaphy. Ineffectiveness of pulsed electromagnetic energy. British-Journal-of-Clinical-Practice. 1987; 41(6): 782–784

55. Rusch D., Zysno E.A.: Hochfrequenztherapie. In Lehrbuch der Physikalischen Medizin und Rehabilitation, ed. Jocheim KA: 163–181. Fischer Stuttgard Verlag: Schmidt, KL.

56. Santiesteban A-J; Grant C. Post-surgical effect of pulsed shortwave therapy. J-Am-Podiatr-Med-Assoc. 1985 Jun; 75(6): 306–9

57. Schulz H-D; Taubert K; Falkner R. Migranetherapie mit Kurzwelle. Z-Arztl-Fortbild-(Jena). 1991 Jan 25; 85(1–2): 41–2

58. Scott B.O.: The principles and practice of Diathermy. London: Heinemann Medical Books. 1957

59. Selby A. Physiotherapy in the management of temporomandibular disorders.

60. Aust-Dent J. 1985 Aug; 30(4): 273–80

61. Senn E.: Elektrotherapie. Stuttgart; New York: Thieme Verlag 1990

62. Sewell H; Bulstrode S; Clarke AK; Hall J; Ring EFJ. A double-blind study of the effects of pulsed electromagnetic energy (Megapulse) on pain and inflammation in knee joints of patients with rheumatoid arthritis. Physiotherapy-Theory-and-Practice. 1991; 7(4): 258

63. Strohmaier W-L; Bichler K-H; Kiefer M; Lev A. Mikrowellenhyperthermie bei chronischer Prostatitis und Prostatodynie—vorlaufige Ergebnisse. Helv-Chir-Acta. 1988 Jul; 55(3): 301–3

64. Talaat A-M; el-Dibany MM; el-Garf A. Physical therapy in the management of myofacial pain dysfunction syndrome. Ann-Otol-Rhinol-Laryngol. 1986 May-Jun; 95(3 Pt 1): 225–8

65. Valdagni R; Amichetti M; Pani G. Radical radiation alone versus radical radiation plus microwave hyperthermia for N-3 (TNM-UICC) neck nodes: A prospective randomized clinical trial. International-Journal-of-Radiation-Oncology-Biology-Physics. 1988; 15(1): 13–24

66. Vanharanta H; Eronen I; Videman T. Shortwave diathermy effects on 35S-sulfate uptake and glycosaminoglycan concentration in rabbit knee tissue. Arch-Phys-Med-Rehabil. 1982 Jan; 63(1): 25–8

67. Wilson D-H. Comparison of short wave diathermy and pulsed electromagnetic energy in treatment of soft tissue injuries. Physiotherapy. 1974 Oct; 60(10): 309–10

68. Wilson D-H; Jagadeesh P; Newman P-P; Harriman D-G. The effects of pulsed electromagnetic energy on peripheral nerve regeneration. Ann-N-Y-Acad-Sci. 1974; 238: 575–85

69. Wright W., Jones R.: Quantitative and qualitative analysis of joint stiffness in normal subjects and in Patients with connective tissue disease. Annals of Rheumatic Disease 20: 1961, 30–46.

6 Magnetfeldtherapie

Veronika Fialka-Moser

6.1 Grundlagen

6.1.1 Physikalische Grundlagen

Stromdurchflossene Drahtspulen erzeugen ein magnetisches Feld. Dieses zeitlich veränderliche magnetische Feld (= gepulstes Magnetfeld) ist von ringförmig geschlossenen elektrischen Feldlinien umgeben *(Abb. 6.1)*. Durch die pulsierenden Magnetfelder werden im Gewebe elektrische Wirbelfelder induziert und zwar nur dann, wenn sich das Magnetfeld zeitlich ändert. Für die Abschätzung der induzierten elektrischen Feldstärke ist deshalb neben der maximalen Flussdichte auch die Angabe der zeitlichen Veränderung des magnetischen Impulses erforderlich. Je steiler der Flankenanstieg oder -abfall des Magnetfeldpulses aus-

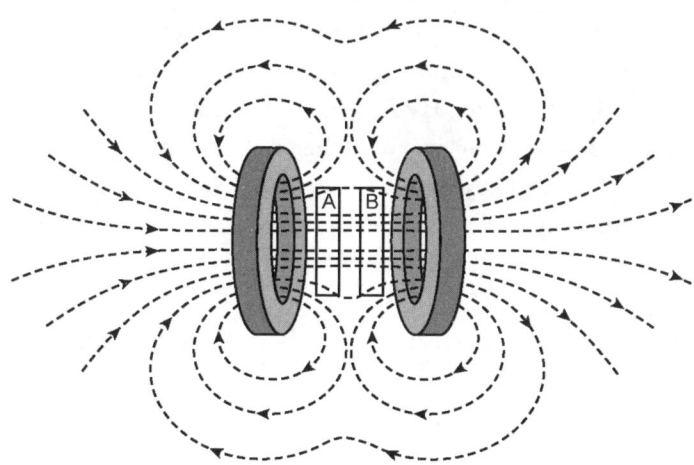

Abb. 6.1
Ringförmig geschlossene elektrische Feldlinien bei gepulstem Magnetfeld.

fällt, desto höher ist die Feldstärke des im Gewebe induzierten elektrischen Feldes. Die Flussdichte sinkt mit dem Quadrat der Entfernung. Die induzierte elektrische Feldstärke hat eine Ladungsverschiebung und damit einen elektrischen Strom zur Folge. Die daraus folgende Stärke des Wirbelstroms hängt von der elektrischen Leitfähigkeit des Gewebes ab. Im biologischen Gewebe sind die magnetischen Feldlinien nicht verzerrt. Die Kraft wirkt ungehindert auf magnetische Dipole, paramagnetische Atome und Moleküle sowie paramagnetische Kerne.

Das magnetische Feld wird durch den Vektor der magnetischen Feldstärke H beschrieben. Die Feldstärke erzeugt einen magnetischen Fluss. Die Dichte der Feldstärke ist die magnetische Induktion B. Die Feldstärke H wird in A/m, die Flussdichte bzw. Induktion B in T (Tesla) gemessen. $1\,T = Vsm^2$ ($1\,T = 10.000$ Gauß [G]). Das Erdmagnetfeld hat eine Induktion von 30 mikro T bis 60 mikro T. Die Grenzwerte für magnetische Wechselfelder (50 Hz) sind nach der EU-Kommission und WHO 100 µT für die Allgemeinbevölkerung, 400–500 µT für beruflich Exponierte.

6.1.2 Biologische Wirkungen der Magnetfeldtherapie

In vitro und im Tierversuch wurden durch die Magnetfeldtherapie reversible morphologische Gewebsveränderungen, veränderter Nukleinsäurestoffwechsel, endokrine Veränderungen, veränderte Immunantwort, Verminderung der Zellatmung und vermindertes Zellwachstum nachgewiesen (Basset, 1989; Basset, 1993). Die biologischen Grundlagen und Veränderungen auf molekularem Gebiet wurden von Basset beschrieben. Basset geht auf bekannte und mögliche Faktoren ein, die die Interaktion von magnetischen Feldern mit biologischen Prozessen beeinflussen können. Dies sind magnetische Feldcharakteristika wie Feldhomogenität, kontinuierlich gepulste Felder, Wiederholungsrate und Sequenz, symmetrische/asymmetrische Pulse, Amplitudensignal, Bandbreite, Orientierungsfaktoren im Feld, passive elektrische Eigenschaften des im Feld befindlichen Gewebes, Zellfunktion, elektrische und magnetische Einflüsse auf das magnetische Feld.

6.1.3 Geräte zur Magnetfeldtherapie

Im Handel werden Permanentmagnete sowie Elektromagnete angeboten. Permanentmagnete sind dauerhaft magnetisierte Materialien. Die meisten Geräte zur Magnetfeldtherapie erzeugen das elektromagnetische Feld durch einen Wellengenerator, der eine Stromquelle führt, die an die elektromagnetische Spule angeschlossen ist. Die Apparate variieren nach Energiebedarf und Leistungsfähigkeit. Applikatoren sind Matten, Röhren, kleinere Auflagen, Magnetfeldstühle, Kissen, Stabapplikatoren, Teil- und Ganzkörperspulen, Pferdedecken und -gamaschen.

An der Univ. Klinik für Physikalische Medizin und Rehabilitation am Allgemeinen Krankenhaus Wien wurden verschiedene Geräte für pulsierende Magnetfeldtherapie hinsichtlich ihrer physikalisch technischen Eigenschaften überprüft. Es ergaben sich große technische Unterschiede zwischen den einzelnen Geräten. Differenziert werden konnten Geräte mit hoher Flussdichte (> Erdmagnetfeld), Geräte mit hoher Bandbreite sowie Geräte mit geringer Bandbreite und geringer Flussdichte (< Erdmagnetfeld). Die Homogenität des Magnetfeldes war bei Spulen am größten. Aus der Untersuchung konnte geschlossen werden, dass technische Unterschiede zwischen den Magnetfeldtherapiegeräten bestehen. Bei Studien und in der klinischen Anwendung der Magnetfeldtherapie ist es daher notwendig, Feldintensitäten, Signalformen, Frequenzen und Feldverteilungen der benutzten Geräte zu kennen.

6.2 Praktische Anwendungstechniken

Magnetfeldtherapiegeräte unterliegen dem Medizinproduktegesetz. Sie müssen ein CE-Zeichen mit einer zusätzlichen Nummer der medizintechnischen Prüfstelle aufweisen. Die Gesetzgeber schreiben eine wiederkehrende Prüfung von elektromedizinischen Geräten in einem Zeitraum zwischen 6 Monaten und 36 Monaten vor.
Bei Neuanschaffungen von Geräten ist auf die Leistungsdaten der einzelnen Geräte besonders zu achten.

Die wichtigsten einzustellenden Parameter sind:
▷ die Flussdichte
▷ die Form der Schwingung (Impulspakete, Rechtecksägezahn, Sinusform, etc.)
▷ die Frequenz des Magnetfeldes (Hertz)
▷ die Art der Applikation
▷ der Applikationsort am Körper
▷ die Größe der Körperoberfläche, die dem elektromagnetischen Feld ausgesetzt wird
▷ die Anwendungsdauer
▷ die Anwendungsfrequenz
▷ die Gesamtanwendungsdauer
▷ die Polarität.

Für einen universalen Einsatz eignen sich am besten Geräte mit niederer und höherer Flussdichte sowie einem einstellbaren Frequenzbereich zwischen 0,1 und 15.000 Hz. Die Leistungseinstellung sollte in mehreren Stufen möglich sein.
Aufgrund unterschiedlicher Dosierung (Flussdichte, Frequenz, Dauer) und unterschiedlicher Therapiedauer in den einzelnen vorliegenden Studien kann vorläufig keine definitive Empfehlung zu Flussdichte und Frequenz gegeben werden. Die Auswahl der Dosierung und Frequenz richtet sich nach dem Gesundheitszustand des Patienten. Je höher die Intensität und Frequenz, um so höher ist die Stimulationswirkung. Je älter, energieloser und wetterfühliger der Patient ist, um so niederer sollten die Frequenz und Intensität gewählt werden.

Die Art der Applikation

Ganzkörper- und Teilkörperspulen haben eine homogenere Feldlinienverteilung und meist auch eine höhere Flussdichte. Diese sind jedoch teurer und sperrig. Für den Heimbereich werden deshalb meist Matten und Kissen angeboten. Kissenapplikatoren eignen sich zur lokalen Behandlung, Mattenapplikatoren zur Behandlung des gesamten Körpers. Geräte mit einem dualen Applikatorbetrieb können verschiedene Applikatoren wie Matten, Kissen und Spulen steuern.
Die in der Praxis üblichen Applikationszeiten liegen zwischen 15 Minuten bis 24 h/Tag. Bei der Daueranwendung werden die Spulen in der gewünschten Position fixiert. Die Dauer der Therapie beträgt je nach Indikation 1 Tag bis 18 Mo-

nate. Insbesondere in der Knochenbruchheilung ist eine Therapiedauer von Monaten erforderlich. Kürzere Behandlungszeiten führen nur selten zum Erfolg.

Zu beachten ist, dass Hörgeräte und andere elektronische Geräte während der Anwendung abgelegt werden. Kreditkarten oder andere Datenträger wie Audio- und Videokassetten, Computerdisketten sowie elektronische Uhren sollten dem Magnetfeld nicht ausgesetzt sein. Dieses könnte gespeicherte Daten löschen.

Anwendungen

Die folgenden Abbildungen zeigen die praktische Anwendung der Magnetfeldtherapie *(Abb. 6.2–6.5)*.

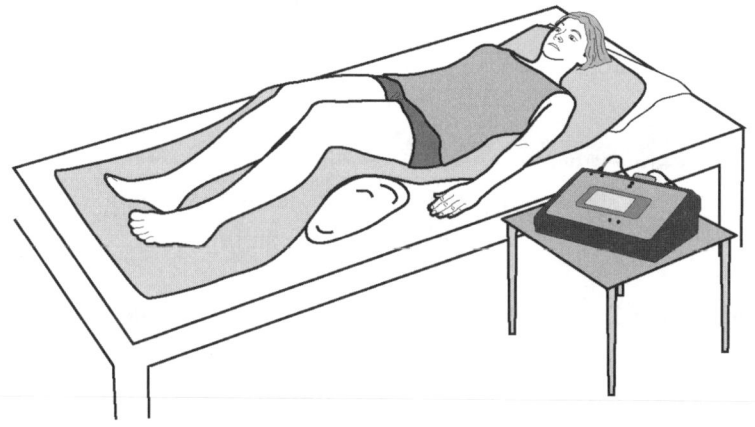

Abb. 6.2
Ganzkörper-
behandlung mit
Magnetfeldmatte.

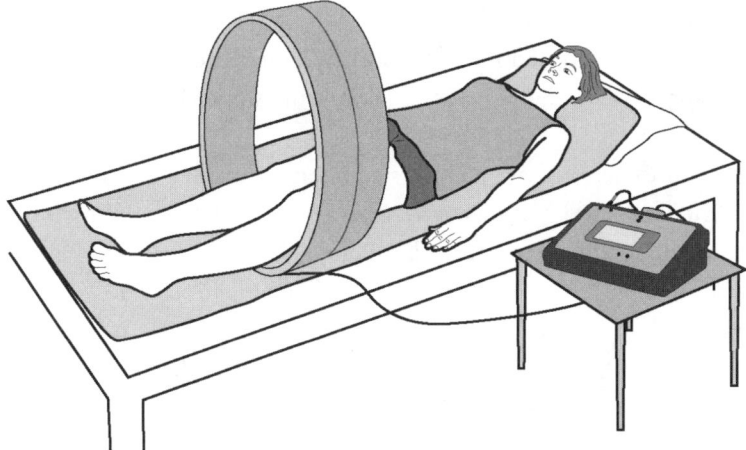

Abb. 6.3
Spulenapplikation,
Behandlung beider
Kniegelenke.

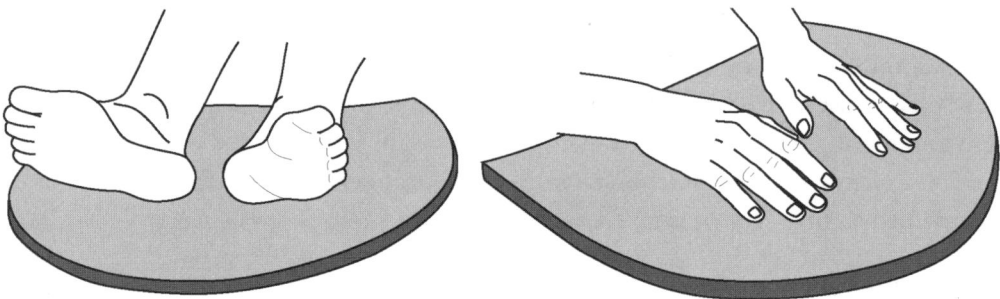

Abb. 6.4 Kissenapplikation, Behandlung beider Füße.

Abb. 6.5 Kissenapplikation, Behandlung beider Hände.

6.3 Indikationen

Derzeit ist die Wirksamkeit der Magnetfeldtherapie bei der Knochenbruchheilung, bei degenerativen Gelenkerkrankungen und in der Wundheilung nachgewiesen (Nicolakis, et al. 2002; Quittan, et al. 2000; Robinson, et al. 2002).

Das Magnetfeld bewirkt insbesondere bei *verzögerter Knochenbruchheilung* eine Beschleunigung der Heilung. Das Konzept der Therapie des Knochens mit elektromagnetischen Feldern geht auf zwei Beobachtungen zurück:
▷ dass es beim mechanisch belasteten Knochen zu Ladungsverschiebungen und zum Aufbau von Spannung kommt
▷ dass unter physiologischen Bedingungen entlang eines Knochens elektrische Felder aufgebaut werden, die bei einer Fraktur eine starke Deformation erfahren.

Durch den therapeutischen Einsatz von pulsierenden elektromagnetischen Feldern sollen Ströme im Gewebe induziert werden, wie sie etwa im Rahmen der Knochenbruchheilung endogen auftreten können.

In der Knochenbruchheilung ist es wesentlich, die Therapie über eine bis mehrere Stunden täglich und über einen längeren Zeitraum (2 Monate bis 18 Monate) durchzuführen. Die erforderliche Dosierung liegt über dem Erdmagnetfeld. Anzuwenden sind pulsierende elektromagnetische Felder.

Bei *degenerativen Gelenkerkrankungen* kommt es durch die Behandlung mit pulsierenden und statischen magnetischen Feldern vor allem zu einer Abnahme des Schmerzes und der Bewegungseinschränkung. Die empfohlene Dosierung liegt über dem Erdmagnetfeld.

In der *Wundheilung* werden sowohl Flussdichten unter dem Erdmagnetfeld wie auch über dem Erdmagnetfeld mit Erfolg eingesetzt. Dies insbesondere bei venösen Ulcera. Die angewendeten Frequenzen liegen bei 1–3.000 Hz.

Für alle anderen Indikationen, die häufig in Prospekten angegeben werden, besteht derzeit kein Hinweis auf eine positive Wirksamkeit.

Nebenwirkungen

Nur selten verursacht die Magnetfeldstimulation Nebenwirkungen wie innere Unruhe, Schlafstörungen oder Hyperaktivität.

6.4 Kontraindikationen

Die Magnetfeldtherapie kann bei folgenden Erkrankungen zu einer Verschlechterung bis zum Tod führen:
▷ Epilepsie
▷ Tumore (nicht nachgewiesen)
▷ Hypertonie
▷ Gravidität
▷ unbehandelte Hyperthyreose
▷ Herzschrittmacher
▷ akuter Infekt
▷ akute Thrombophlebitis (bis 14 Tage nach Auftreten).

In diesen Fällen ist die Magnetfeldtherapie kontraindiziert. Nur der Arzt kann die entsprechende Diagnose stellen und das Verhältnis von Nutzen zu Risiko abwägen.

Merke

▷ Die Wirksamkeit der Magnetfeldtherapie ist in der Knochenbruchheilung sowie bei degenerativen Gelenkerkrankungen und venösen Ulcera nachgewiesen.

▷ Für einen universalen Einsatz eignen sich am besten Geräte mit einer Flussdichte im Bereich und über dem Erdmagnetfeld sowie einen einstellbaren Frequenzbereich zwischen 0,1 und 15.000 Hz. Die Leistungseinstellung sollte in mehreren Stufen möglich sein.

▷ Vor der Therapie sind Hörgeräte und andere elektronische Geräte abzulegen. Kreditkarten, Audio- und Videokassetten, Computerdisketten sowie elektronische Uhren sollten nicht dem Magnetfeld ausgesetzt werden.

▷ Je höher die Intensität und Frequenz, um so höher ist die Stimulationswirkung. Ältere, Kranke, Nervöse, energielose und wetterfühlige Patienten benötigen niedrigere Frequenzen und geringere Intensitäten.

▷ Kontraindikationen sind Epilepsie, Tumore, Hypertonie, Gravidität, unbehandelte Hyperthyreose, Herzschrittmacher, akuter Infekt, akute Thrombophlebitis.

Literatur

1. Bassett, C.L.: Fundamental and practical aspects of therapeutic uses of pulsed electromagnetic fields (PEMFs). Clin. Rev. Biomed. Eng. 17 (1989), S 451–528

2. Basset, C.L.: Beneficial effects of electromagnetic fields. J. Cell. Biochem. 51 (1993), S 387393

3. Nicolakis, P., Kollmitzer, J., Crevenna, R., Bittner, C., Erdogmus, C.B., Nicolakis, J.: Pulsed magnetic field therapy for osteoarthritis of the knee – a double-blind sham-controlled trial. Wien Klin Wochenschr 114/15–16 (2002), 678–684

4. Quittan, M., Schuhfried, O., Wiesinger, G.F., Fialka-Moser, V.: Klinische Wirksamkeiten der Magnetfeldtherapie – eine Literaturübersicht. Acta Med Austriaca 27 (2000), 61–68

5. Robinson, H.J., DeBie, R., Wells, G., Judd, M., Tugwell, P.: Electromagnetic fields for the treatment of osteoarthritis (Cochrane Review). In: The Cochrane Library 4 (2002), Oxford

7 Lasertherapie

Katharina Kerschan-Schindl, Othmar Schuhfried

7.1 Grundlagen

7.1.1 Physikalische Grundlagen

Spontane Emission

Normalerweise befinden sich Atome (wie auch Moleküle oder Ionen) in einem stabilen, energiearmen Grundzustand. Durch Aufnahme von Strahlung können sie in einen energiereicheren, angeregten Zustand übergehen. Dieser ist nur von kurzer Dauer, das Atom fällt in seinen Grundzustand zurück und gibt dabei die vorher aufgenommene Energie wieder als Strahlung ab. Dieser Vorgang geschieht von selbst und wird daher als spontane Emission bezeichnet. Beispiele sind das Licht der Glühlampe oder Kerze (Abb. 7.1).

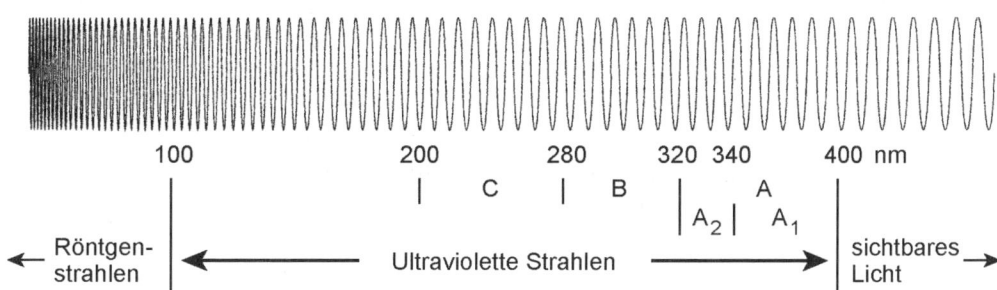

Abb. 7.1 Lichtspektrum.

Induzierte Emission

Trifft auf das Atom im angeregten Zustand zusätzliche Strahlung bzw. eine Lichtwelle, wird das angeregte Atom dazu veranlasst, in den energieärmeren Zustand zurückzukehren. Das Photon, das gleichzeitig ausgesendet wird, hat die gleiche Ausbreitungsrichtung, Schwingungsebene und Frequenz wie die Lichtwelle der induzierten Strahlung. Dadurch kommt es zu einer Verstärkung der elektromagnetischen Welle. Dieser Verstärkungsprozess ist für den Laser wesentlich und gab ihm den Namen: LASER („Light Amplification by Stimulated Emission of Radiation", d.h. Lichtverstärkung durch stimulierte Strahlungsemission) *(Abb. 7.2)*.

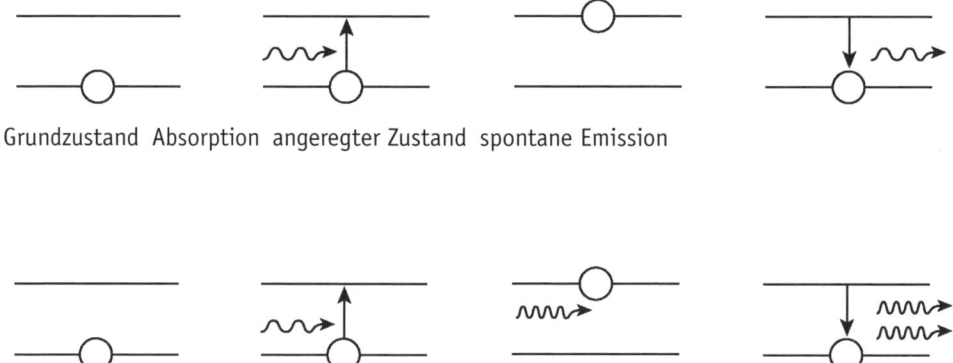

Grundzustand Absorption angeregter Zustand spontane Emission

Grundzustand Absorption zusätzliche Strahlung induzierte Emission

Abb. 7.2 Induzierte Emission.

Resonatorspiegel

Zwischen zwei zueinander parallel angeordneten Resonatorspiegeln wird das laseraktive Material ständig hin und her reflektiert. Ein Strahlungsfeld hoher Intensität baut sich auf und schräg verlaufende Anteile gehen schnell verloren. Auf diese Weise entsteht ein paralleler Lichtstrahl. Einer der beiden Resonatorspiegel ist teildurchlässig. Dadurch kann verstärktes Laserlicht nach außen treten und als Laserstrahl eingesetzt werden *(Abb. 7.3)*.

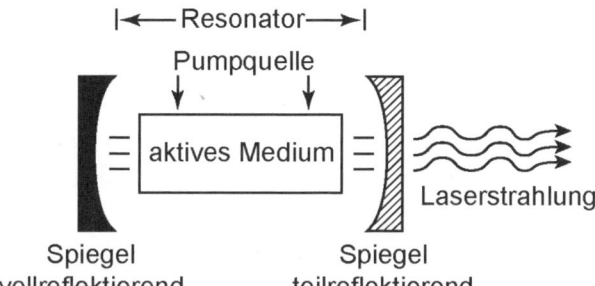

Abb. 7.3 Resonatorspiegel.

Lasermedium

Das Lasermedium kann ein Festkörper (z.B. Neodym-JAG), Gas (z.B. Helium-Neon) oder Halbleiter (Diodenlaser: Gallium Aluminium Arsenid, Gallium Arsenid) sein. Unterschiedliche Lasermedien erzeugen Strahlung unterschiedlicher Wellenlänge *(Tab. 7.1)*.

Laserstrahlung, die zur Soft-Laser Therapie verwendet wird, liegt je nach Wellenlänge im sichtbaren oder im infraroten Bereich. Zur konservativen Behandlung werden Dioden- und Helium-Neon Laser am häufigsten eingesetzt.

Tabelle 7.1 Soft-Laser

Laser	Wellenlänge
Gallium Aluminium Arsenid (GaAlAs)	820, 830 nm
Gallium Arsenid (GaAs)	904 nm
Helium Neon (HeNe)	632,8 nm
Neodymium-Yttrim-Aluminium Garnet (Nd: YAG)	1064 nm
Argon (Ar)	488, 514 nm
Krypton (Kr)	521, 530, 568, 647 nm
Ruby	694 nm

Eigenschaften der Laserstrahlung

Laserlicht ist monochromatisch, d.h. einfarbig. Physikalisch bedeutet dies, dass alle Photonen des Laserlichtes die gleiche Energie besitzen und daher in einer einzigen Wellenlänge bzw. in derselben Frequenz schwingen. Laserlinien gibt es, je nach Lasertyp, im sichtbaren, im infraroten und im ultravioletten Spektralbereich.

Der Verstärkungsprozess in Lasern bevorzugt eine einzige Ausbreitungsrichtung, nämlich die senkrecht zu den Resonatorspiegeln. Laserlicht ist deshalb gebündelt. Diese Bündelung (Kohärenz) besteht sowohl zeitlich (Wellenberge und -täler des elektrischen und magnetischen Feldes kommen zum gleichen Zeitpunkt vor) als auch örtlich (alle Photone bewegen sich in die gleiche Richtung). Kollimation: Die Folge der örtlichen Kohärenz ist der parallele Strahl.

Merke

▷ Ein laseraktives Medium regt die Emission vieler identer Photonen an.
▷ Laserstrahlung ist monochromatisch.
▷ Laserstrahlung ist kohärent (zeitlich und örtlich).
▷ Laserstrahlung ist ein paralleler Strahl.
▷ Laserstrahlung verhält sich wie jede andere Strahlung auch (wird reflektiert, gebrochen und absorbiert) => geringe Penetrationstiefe (Wellenlänge ← => Penetrationstiefe ←).

Physikalische Wechselwirkungen

In der Luft breitet sich Laserstrahlung weitgehend geradlinig aus. Wenn Laserstrahlung auf Materie trifft, kommt es zu Effekten, die jenen einer anderen Form von elektromagnetischer Strahlung entsprechen. Sie kann reflektiert, gebrochen, gestreut und absorbiert werden. Dies geschieht vor allem an den Grenzflächen wie z.B. der Haut.

Bei der Absorption nimmt das Gewebe Strahlung einer bestimmten Wellenlänge auf. Sichtbare Strahlung wird vor allem in Hämoglobin und Melanin absorbiert, infrarote Strahlung wird vor allem von Wasser absorbiert (Diamantopoulos, 1994). Dabei wird der größte Teil der Laserstrahlung in Wärme umgewandelt.

Die in der Physiotherapie eingesetzten Laser (Niedrig-Energie-Laser = Soft- und Mid-Laser) erzeugen jedoch kaum eine messbare Temperaturerhöhung.

Optisch inhomogene Stoffe können Licht auch streuen, wobei kurzwelliges Licht wesentlich stärker gestreut wird als langwelliges Licht. Somit ist die Penetrationstiefe in die Haut frequenz- und wellenlängenabhängig und entspricht der des natürlichen Lichtes.

Sie wurde mit 1–2 mm für sichtbare rote Strahlung und 2–4 mm für infrarote Strahlung beschrieben (King, 1989). Eine neuere Arbeit konnte in einer Tiefe von 2 cm bei einer Wellenlänge von 632 nm noch 0,3% der ursprünglichen Strahlungsintensität und bei einer Wellenlänge von 675 nm 2,1% der ursprünglichen Strahlungsintensität nachweisen (Kolarova et al. 1999). Bedingt durch die physikalischen Wechselwirkungen kommt es zur Abnahme beziehungsweise zum Verlust von Kollimation und Kohärenz.

Physikalische Grundbegriffe

Um die Besonderheiten des Laserlichtes zu verstehen, muss man sich mit einigen physikalischen Kenngrößen vertraut machen, die für die Wirkung des Lasers am Gewebe von Bedeutung sind:
▷ Strahlungsenergie: Energie der elektromagnetischen Welle; Einheit: Joule (J).
▷ Strahlungsleistung bzw. Strahlungsfluss: Strahlungsenergie pro Zeiteinheit; Einheit: Watt (W) oder J/s.

Tabelle 7.2 Dosimetrie der Soft-Laser Therapie

Parameter	Bereich des Soft-Lasers
Wellenlänge	300–10.600 nm
Strahlungsleistung	10^{-2}–5×10^{-1} W
Bestrahlungsstärke, Leistungsdichte	10^{-3}–10^{-1} W/cm²
Bestrahlungsdauer	10–3000 s
Dosierung, Energiedichte	10^{-2}–5×10^{1} J/cm²

▷ Bestrahlungsstärke bzw. Leistungsdichte: Strahlungsleistung, die eine Fläche durchsetzt, dividiert durch diese Fläche; Einheit: W/cm^2.
▷ Energiedichte: Produkt aus Leistungsdichte und Bestrahlungsdauer; Einheit: Ws/cm^2.
▷ Zusätzlich gibt es den Begriff der maximal zulässigen Bestrahlung, der unterschiedliche Grenzwerte für Auge und Haut hat.

Dosimetrische Angaben zur Soft-Laser Therapie sind Tabelle 7.2 zu entnehmen *(Tab. 7.2)*.

7.1.2 Wirkungsmechanismen

Bei den meisten chirurgischen Laseranwendungen sammelt eine Linse das Licht eines parallelen Laserstrahlbündels und fokussiert es auf die zu behandelnde Stelle. Diese Energiekonzentration führt zu einer lokalen Aufheizung (thermische Wirkung).

Die Soft-Laser Therapie hingegen wirkt über nicht-thermische, photobiologische Effekte. Photobiologische Wirkungen von Licht sind lange bekannt, wie z. B. das von UV-Licht erzeugte Erythem. Licht verändert die Stoffwechselvorgänge des Körpers. Karu (1987) wies in Laborforschung nach, dass Bestrahlung von $\leq 0{,}01\ J/cm^2$ in zelluläre Prozesse eingreift (s. Tab. 7.1).

7.1.3 Klassifizierung

Lasergeräte werden je nach der Gefährdung für Haut und Augen in vier Klassen unterteilt *(Tab. 7.3)*. In der Physikalischen Medizin kommen sogenannte Soft- oder Mid-Laser zum Einsatz. Sie sind der Sicherheitsnorm entsprechend meist als Klasse-3a- oder Klasse-3b-Laser zu klassifizieren.

Für den Betrieb von Lasereinrichtungen der Klasse 3b und 4 müssen Laserschutzbeauftragte bestellt werden. Ihre Aufgabe ist es, jährliche Unterweisungen der Beschäftigten an Lasereinrichtungen mit Hinweis auf die Gefahren und Schutzvorkehrungen abzuhalten. Diese Lasergeräte müssen mit einem Schlüssel als Hauptschalter sowie einer hör- und sichtbaren Betriebswarneinrichtung versehen sein.

Tabelle 7.3 Laserklassifizierung

Klasse	Leistung	Effekt	Einsatzgebiet
1	Soft-Laser; Dauerstrahl bei 850 nm bis 0,24 mW	Völlig sicher für Auge und Haut	Laserdrucker, CD-Abspielgeräte
2	Soft-Laser; Dauerstrahl bis 1 mW	Sicher für Haut, Auge sicher durch Lidschluss	Laserpointer
3a	Soft-oder Mid-Laser, Dauerstrahl bis 5 mW	Möglicherweise gefährlich, nicht in den Strahl sehen, keine optischen Instrumente	Therapeutisch (Physikalische Medizin)
3b	Mid-Laser, Dauerstrahl bis 500 mW	Gefährlich für Auge und Haut; Laserschutzbeauftragter	Therapeutisch (Physikalische Medizin)
4	Power Laser; Dauerstrahl über 500 mW	Direkter und diffus gestreuter Strahl gefährlich für Auge und Haut; Laserschutzbeauftragter	Destruktiv (Chirurgie)

7.2 Praktische Anwendung

Die Haut sollte vor der Therapie gereinigt werden. Zur Vermeidung von Reflexionen muss Schmuck abgenommen werden. Reflektierende Gegenstände wie Spiegel dürfen nicht im Behandlungsraum stehen.

Bei großflächiger Anwendung von Lasertherapie wird ein Standgerät etwa 30 cm vom Patienten entfernt positioniert. Das Strahlenbündel tastet nach und nach den zu behandelnden Bereich ab. Für die Behandlung kleiner Areale (etwa bei kleinen Gelenken oder Laserakupunktur) gibt es die Stifttechnik. Ein Handstück wird vom Therapeuten in 1 cm Abstand zum behandelnden Bereich gehalten oder direkt auf diesen gesetzt. Um die Penetrationstiefe zu maximieren, soll die Einstrahlung senkrecht auf das Behandlungsgebiet erfolgen.

Patient und Therapeut müssen eine Schutzbrille tragen! Der Strahl darf keinesfalls auf die Augen gerichtet werden!

Behandlungsbeispiel

10 Behandlungseinheiten mit Infrarotlaser zu je 5 J/cm^2 an myofaszialen Triggerpunkten und Schmerzpunkten dreimal wöchentlich führte bei einem Patienten mit Zervikalsyndrom zu einer deutlichen Schmerzreduktion.

7.3 Indikationen

Bereits in der Antike wurde Licht wie auch andere elektromagnetische Energie zur medizinischen Behandlung verwendet. Die Griechen etwa glaubten an die kräftigende und heilende Wirkung des Sonnenlichtes. Noch heute wird Licht zur Behandlung von Hautkrankheiten (z.B. Psoriasis) verwendet.

In der Physikalischen Medizin gibt es zwei große Einsatzgebiete für Lasertherapie: Wundheilung und Schmerzkontrolle.

In den 1970-er Jahren wurde Lasertherapie erstmalig von Mester und Mitarbeitern zur Induktion oder Beschleunigung der Wundheilung beschrieben, eine Therapie, die bis heute nicht wirklich etabliert ist. Metaanalysen und systematische Reviews beurteilen die Wirksamkeit unterschiedlich.

Eine Metaanalyse von vier kontrollierten, randomisierten Studien zu Lasertherapie bei Ulcus cruris etwa kam zu dem Schluss, dass es keine Evidenz für einen Benefit durch Soft-Laser-Therapie gibt, die Kombination von He-Ne-Laser mit infrarotem Licht jedoch zu einer Beschleunigung der Ulcusheilung führt (Flemming et al. 1999). Zwei Jahre später bezweifelte die gleiche Arbeitsgruppe die Sinnhaftigkeit von Lasertherapie bei Ulcus cruris (Cullum et al. 2001). Ein im selben Jahr veröffentlichtes Review von Whelan und Mitarbeitern hingegen kommt zu dem Schluss, dass Diodenlaser sowohl als Monotherapie als auch kombiniert mit hyperbarem Sauerstoff zu einer Beschleunigung der natürlichen Wundheilung führt.

Die schlechte Durchblutung, die die Wundheilung bei Diabetes mellitus behindert, ließ sich durch Anwendung von Soft-Lasertherapie positiv beeinflussen

(Schindl et al. 2002). Fünfzehn Minuten nach Bestrahlungsende (30 J/cm^2) kam es zu einer signifikanten Zunahme der Hautdurchblutung (+2 °C).

Der Laser wird auch immer wieder zur Behandlung hypertropher Narben eingesetzt. Eine an 10 Patienten mit chronisch hypertropher Sternotomienarbe durchgeführte Studie zeigte bei Lasertherapie (585 nm) gleich gute aber etwas spätere Erfolge als das mittels Injektion verabreichte Kortison oder 5-Fluorouracil (Manuskiatti und Fitzpatrick 2002).

Häufig wird Soft-Laser-Therapie auch bei Erkrankungen des rheumatischen Formenkreises angewendet. Eine Literaturanalyse von sechs Arbeiten zeigte Verbesserungen von Schmerz, Mobilität und Funktionsstörungen bei Osteoarthritis auf (Marks und de-Palma 1999). Ein Review der Cochrane Database Collaboration schloss fünf Studien mit insgesamt 197 Patienten ein. Die Ergebnisse dieser Studien divergieren und scheinen von der Applikationsmethode abzuhängen (Brosseau et al. 2000). In ein Review der Cochrane Database Collaboration bezüglich der Effektivität von Soft-Laser Therapie bei Rheumatoider Arthritis wurden 204 Patienten in fünf verschiedenen Studien eingeschlossen (Brosseau et al. 2000). Verglichen zu Plazebo führte die Soft-Laser Therapie zu einer 70%-igen Schmerzreduktion und einer Verkürzung der Morgensteifigkeit um 27,5 Minuten. Die Autoren halten die Soft-Laser Therapie, wenn sie mindestens vier Wochen lang durchgeführt wird, bei dieser Indikation für effektiv.

Bezüglich der Schmerzsymptomatik bei Tennisellenbogen divergieren die Angaben in der Literatur. Vasseljen und Koautoren (1992) konnten durch eine Soft-Laser Therapie (Galium Arsenid Laser) verglichen zu einer Kontrollgruppe eine Verbesserung der Schmerzsymptomatik und der Griffstärke erzielen. Basford und Koautoren (2000) beurteilten die Soft-Laser Therapie (12,24 J/cm^2, 204 mW/cm^2) hingegen als negativ.

Ceccherelli und Koautoren (1989) behandelten Nackenschmerzen erfolgreich mittels Triggerpunktbehandlung mit gepulstem Infrarotstrahl (5 J/cm^2). Auch drei Monate nach Therapieende waren die Schmerzen noch reduziert. Eine vierwöchige Therapie (Nd-YAG Laser, 542 mW/cm^2) an Patienten mit seit mehr als einem Monat bestehenden muskulären Schmerzen im lumbosakralen Bereich führte zu einer moderaten Schmerzreduktion und Verbesserung der Funktion, aber zu keinen Langzeiteffekten (Basford et al. 1999).

Tabelle 7.4 Indikationen der Soft-Lasertherapie

Ulcus cruris	–
Wundheilung	+–
Hypertrophe Narben	+–
Osteoarthritis	+–
Rheumatoide Arthritis	+
Tennisellenbogen	+–
Muskuläre Schmerzen	+–
Karpaltunnelsyndrom	+–

+: eindeutige Evidenz für Effektivität der Lasertherapie, +–: fragliche Effektivität der Lasertherapie, –: Ineffektivität der Lasertherapie

Einen positiven Bericht gibt es auch zur Kombinationsbehandlung von Laserakupunktur und transkutaner elektrischer Nervenstimulation (TENS) bei Patienten mit therapierefraktärem Karpaltunnelsyndrom (Naeser et al. 2002). Negative Ergebnisse brachten Literaturanalysen zur Effektivität der Soft-Laser Therapie bei patellofemoralen Schmerzen (Crossley et al. 2001) und solchen im Fußbereich (Crawford et al. 2000). Auch ein Therapieversuch mit Soft-Laser ($0,5\ J/cm^2$ bzw. $5\ J/cm^2$) bei Verstauchungen des Sprunggelenkes brachte keine signifikante Besserung (de-Brie et al. 1998) *(Tab. 7.4)*.

7.4 Kontraindikationen

Kontraindiziert sind Behandlungen mit Soft-Laser bei Malignomen, bei Epilepsie, Bestrahlungen der Retina, Bestrahlungen der Nackenregion bei Hyperthyreose und Bestrahlungen des Abdomens während einer Schwangerschaft.

Navratil und Kymplova (2002) bezeichnen fieberhafte Infekte, einige Blutkrankheiten, schweren Blutverlust, Neuropathien und die Bestrahlung der Gonaden als relative Kontraindikationen.

Literatur

1. Basford, J., Sheffield, C., Harmsen, W.: Laser therapy: a randomized, controlled trial of the effects of low-intensity Nd:YAG laser irradiation on musculoskeletal pain. Arch. Phys. Med. Rehabil.: 80 (1999), S. 647–52

2. Basford, J., Sheffield, C., Cieslak, K:. Laser therapy: a randomized, controlled trial of the effects of low intensity Nd:YAG laser irradiation on lateral epicondylitis. Arch. Phys. Med. Rehabil. 81 (2000), S. 1504–1510

3. de-Brie, R., de-Vet, H., Lenssen. T., Van-den-Wildenberg, F., Koostra, G., Knipschild, P.: Low-level laser therapy in ankle sprains: a randomized clinical trial. Arch. Phys. Med. Rehabil. 79 (1998), S. 1415–1420

4. Brosseau, L., Welch, V., Wells, G., deBie, R., Gam A, Harman, K., Morin, M., Shea, B., Tugwell, P.: Low level laser therapy (classes I, II and III) for the treatment of osteoarthritis. Cochrane Database Syst. Rev. 2 (2000), CD002046

5. Brosseau, L., Welch, V., Wells, G., deBie, R., Gam, A., Harman, K., Morin, M., Shea, B., Tugwell, P.: Low level laser therapy (classes I, II and III) for the treatment of rheumatoid arthritis. Cochrane Database Syst. Rev. 2 (2000), CD002049

6. Ceccherelli, F., Altafini, L., Lo-Castro, G., Avil, A., Ambrosio, F, Firon, G.: Diode laser in cervical myofascial pain: a double-blind study versus pacebo. Clin. J. Pain 5 (1989), S. 301–304

7. Crawford, F., Atkins, D., Edwards, J.: Interventions for treating plantar heel pain. Cochrane Database Syst. Rev. 3 (2000), CD 000416

8. Crossley, K., Bennell, K., Green, S., McConnell, J.: A systematic review of physical interventions for patellofemoral pain syndrome. Clin. J. Sport Med. 11 (2001), S. 103–110

9. Cullum, N., Nelson, E., Flemming, K., Sheldon, T.: Systematic reviews of wound care management: beds, compression, laser therapy, therpeutic ultrasound, electrotherapy and electromagnetic therapy. Health Technol. Assess. 5 (2001), S. 1–221

10. Diamantopoulos, C.: Bioenergetics and tissue optics . In: Therapeutic Lasers: theory and Practice (Baxter GD, e.d.) 1994; Edinburg: Churchill Livingstone, S. 67–88.

11. Flemming, K., Cullum, N., Nelson, E.: A systematic review of laser therapy for venous leg ulcers. J. Wound Care 8 (1999), S. 111–114

12. Karu, T.: Photobiological fundamentals of low-power lasser therapy. IEEE Journal of Quantum Electronics QE–23 (1987), S. 1703–1717

13. King, P.: Low level laser therapy: a review. Lasers Med. Sci. 4 (1989), S. 141–150.

14. Kolarova, H., Ditrichova, D., Wagner, J.: Penetration of the laser light into the skin in vitro. Lasers Surg. Med. 24 (1999), S. 231–235

15. Mester, E., Spiry, T., Szende, B., Tota, J.: Effect of laser rays on wound healing. Am J Surg 122 (1971), S. 532–535

16. Naeser, M., Hahn, K., Lieberman, B., Branko, K.: Carpal tunnel syndrome pain treated with low-level laser and microamperes transcutaneous electric nerve stimulation: a contrlled study. Arch. Phys. Med. Rehabil. 83 (2002), S. 978–988

17. Navratil, L., Kymplova, J.: Contraindications in noninvasive laser therapy: truth and fiction. J. Clin. Laser Med. Surg. 20 (2002), S. 341–343

18. Manuskiatti, W., Fitzpatrick, R.: Treatment response of keloidal and hypertrophic sternotomy scars: comparison among intralesional corticosteroid, 5-fluorouracil, and 585-nm flashlamp-pumped pulsed-dye laser treatments. Arch Dermatol 138 (2002), S. 1149–1155

19. Schindl, A., Schindl, M., Knobler, R., Havelec, L., Schindl, L.: Low-intensity laser irradiation improves skin circulation in patients with diabetic microangiopathy. Microvasc Res 64 (2002), S. 240–246

20. Vasseljen, O. Jr, Hoeg, N., Kjeldstad, B., Johnsson, A., Larson, S.: Low level laser versus placebo in the treatment of tennis elbow. Scand. J. Rehabil. Med. 24 (1992), S. 37–42

21. Whelan, H., Smits, R. Jr, Buchman, E., Whelan, N., Turner, S., Margolis, D., Cevenini, V., Stinson, H., Ignatius, R., Martin, T., Cwilinski, J., Philippi, A., Graf, W., Hodgson, B., Gould, L., Kane, M., Chen, G., Caviness, J.: Effect of NASA light-emitting diode irradiation on wound healing. J Clin. Laser Med. Surg. 19 (2001), S. 305–314

Sachregister

A

Absorption 132, 135
Achillessehne 60
Adaptation, neuronale 52
Akkomodationsstörung 109
Akupunkturpunkte 101
Amplitudenmodulation 19, 106
Analgetika 35
Anion 11
Anode 14, 78
Applikation 192
Arterielle Durchblutungsstörung 64
Atom 10
Axonreflex 70

B

Behandlungsbeispiele, Hochfrequenz 177
    ff
Bestrahlung 166
bipolar 25
bipolare Elektrodentechnik 45
Botulinumtoxin A 127

C

Chronaxie 44
Coulombsches Gesetz 11 f

D

Deltoideusparese 117
Denervationstypen 114
Dezimeterwelle 156, 166 f
Diadynamische Ströme 90
Diathermie 152
Dreieckimpuls 19

E

Effekte, physiologische 46
Eindringtiefe 56

Elektrizität 11 ff
Elektroden 22 f
Elektrodenanlage 126
Elektroden-Haut-Abstand 158, 164
Elektrolyse 17
Elektromagnete 191
Elektronen 10
Elektroorthese 127
Elektrostimulation denervierter
    Muskulatur 109
– Anwendungstechniken 114
– Therapieziel 114 f
Elektrostimulation 39 ff
EMG-getriggerte Elektrostimulation 122
Emission, spontane 197
– induzierte 198
Epicondylitis humeri lateralis 144
Exponentialstrom 110

F

Fazialisparese, periphere 118
Feldliniendichte 158
Feldstärke 189
Femoralisparese 117
Flussdichte 189
Frakturheilung 148
– verzögerte 194
Frequenz 19
Frequenzmodulation 89
Funktionelle Elektrostimulation (FES)
    120 ff
– als Funktionsersatz 120, 124

G

Galvanisation 78, 82
– Elektrodenanlage 93 ff
Gate-Control-Theorie 75
Gelenkerkrankungen, degenerative 195
Generator 134
Gerätetypen 21 f
Gleichstrom 14, 20, 78

H

Handschuhelektroden 123
Hemiparese, spastische 127
Hochfrequenztherapie 152 ff
– Anwendungsarten 158
– Behandlungsbeispiele 177
– Dosierung 175
– Wirkung 157
Hochvolttherapie 92
hydroelektrische Bäder 81
hydrogalvanisches Vollbad 24
Hyperpolarisation 78

I

Impuls 18
Impulsgalvanisation 86
– Elektrodenanlage 93 ff
Impulshochfrequenz 170
Impulsstrom 40
Impulsstrombehandlung 83
Indikationen
– Elektrostimulation 59 ff
– Elektrostimulation denervierter
  Muskulatur 116 f
– Funktionelle Elektrostimulation 126
– Gleichstrom 82
– Hochfrequenztherapie 171 ff
– Impulsstrom 86
– Iontophorese 31
– Lasertherapie 204
– Magnetfeldtherapie 194
– Mittelfrequenz 106
– TENS 104
– Ultraschall 140 ff
Inhibition, reziproke 121
Interferenz 166
Interferenzstrom 20
Interferenzstromverfahren 106
Iontophorese 29 ff
– Anwendungstechniken 30
It-Kurve 40, 83

K

Karpaltunnelsyndrom 146
Kathode 14, 78
Kathodenschließungszuckung 42
Kation 11
Kirchhoffsche Gesetze 16
Klebeelektroden 23
Kniegelenk 59
Knochenbruchheilung, verzögerte 194
Kohärenz 200
Kollimation 200
Kondensator 12, 154
Kondensatorfeldmethode 158
Kontraindikationen
– Elektrostimulation 64 f
– Elektrostimulation denervierter
  Muskulatur 118
– Funktionelle Elektrostimulation 128
– Gleichstrom 82
– Hochfrequenztherapie 174
– Iontophorese 38
– Impulsstrom 86
– Lasertherapie 206
– Magnetfeldtherapie 195
– Mittelfrequenz 107
– TENS 105
– Ultraschall 148
Kräftigung 53
Kurzwelle 154, 164

L

Ladung, elektrische 11
Längsdurchströmung 26
Längsgalvanisation, aufsteigende 96
– absteigende 96
Lasermedium 199
Laserstrahlung, Eigenschaften 200
Lasertherapie 197
– Anwendung 202 f
– Klassifizierung 202
– Wirkungsmechanismus 202

Leistung, elektrische 16
Lokalanästhetika 35

M
Magnetfeld 154
Magnetfeldtherapie 189 ff
– Anwendungstechniken 191
– biologische Wirkungen 190
– Geräte 191
Membranpotential 43
Mikrowelle 156, 168
Minuspol 14
Mittelfrequenztherapie 105 ff
Modulation 19, 41
monopolar 25
motorisches Lernen 113
Muskelatrophie 57, 61
Muskelausdauer 58
Muskelerregung, physiologische 46 f
Muskelkräftigung 53
Myogelosen 72

N
Nervendegeneration 111
Nervenregeneration 111
Neuromuskuläre Elektrostimulation 39, 49 ff
– Wirkungen 50 ff
Neuronale Adaptation 52
Nozizeption 69
Nozizeptoren 69 f

O
Ödembehandlung 85
Ohmsches Gesetz 15

P
Parallelschaltung 16, 26
Paraparese, spastische 127
Permanentmagnete 191

Peroneusparese 117
Peroneusschrittmacher 124
Phase 18
piezoelektrischer Effekt 130
Placeboeffekt 144
Plastizität, neuronale 121, 128
Plattenelektroden 22
Pluspol 14

Q
Querdurchströmung 25
Querschnittläsion 127

R
Radialisparese 117
Rechteckimpuls 19
referred pain 72
Reflexe, segmentale 72
Reizstromtherapie 83 ff
Reiztechnik, unipolare 44
Reizzeitbedarf 109
Reizzeit-Intensitäts-Kurve 40, 83
Resonatorspiegel 198
reziproke Stimulation 123

S
Saugelektroden 23
Schalenelektroden 162
Schallkopf 134
Schmerz, Klassifikation 77
Schmerzausstrahlung 72 ff
Schmerzbehandlung 68 ff
Schmerzen, psychogene 78
Schmerzhemmung 75, 78
Schmerzleitung 71
Schmerztherapie 106
Schmerzverarbeitung 71
Schultergelenk 60
Schutzbrille 169, 203
Schwellstrom 51
Schwingkreis 155

Sensibilisierung, periphere 70
– zentrale 75
Serienschaltung 16, 26
Sicherheitshinweise 26 f
Soft-Laser Therapie 201
Spannung, elektrische 14
Spastikreduktion 121
Spastikzunahme 127
Sprouting, kollaterales 111
Sprunggelenk 60
Spule 154
Spulenfeldmethode 164 f
Stangerbad 24, 81
Stimulationsparameter 125
Strom, elektrischer 13 ff
– hochfrequenter 20
– mittelfrequenter 20, 43
– niederfrequenter 20, 42, 78 ff
Stromformen 20, 90
Stromstärke 15

T

Tennisellbogen 144
TENS 97
– Acupuncture-like- 98
– Anwendungstechniken 100 ff
– Burst- 99
– Heimanwendung 103
– Hyperstimulations- 98
– konventionelle 97
– modulierte 99
– Sonderformen 99
Tetraparese, spastische 127
Thermotherapie 152
Träbertscher Ultrareizstrom 89
Transducer 134
Transkutane elektrische Nerven-
    stimulation (TENS) 97

Triggerpunkt 72, 87, 101
Typ-II-Muskelfasern 47
Typ-I-Muskelfasern 47

U

Ulcus cruris 147
Ultraschall
– Ankoppelung 137
– Ankoppelungsmedium 137
– Dauerschall 139
– direkte Beschallung 137
– Dosierung 139
– Impulsschall 139
– indirekte Beschallung 137
– physiologische Wirkung 135
– Schallkopfführung 139
Ultraschallfrequenz 133
Ultraschalltherapie 130
– gepulste 147

V

venöser Rückstrom 52
Vibration, akustische 136
Vierzellenbad 81

W

Wechselstrom 14
Weichgummielektroden 163
Wellenlänge 199
Widerstand 15
Willkürkontraktion 49
Wirbelsäule 61
Wundheilung 147, 195

Z

Zellenbäder 24

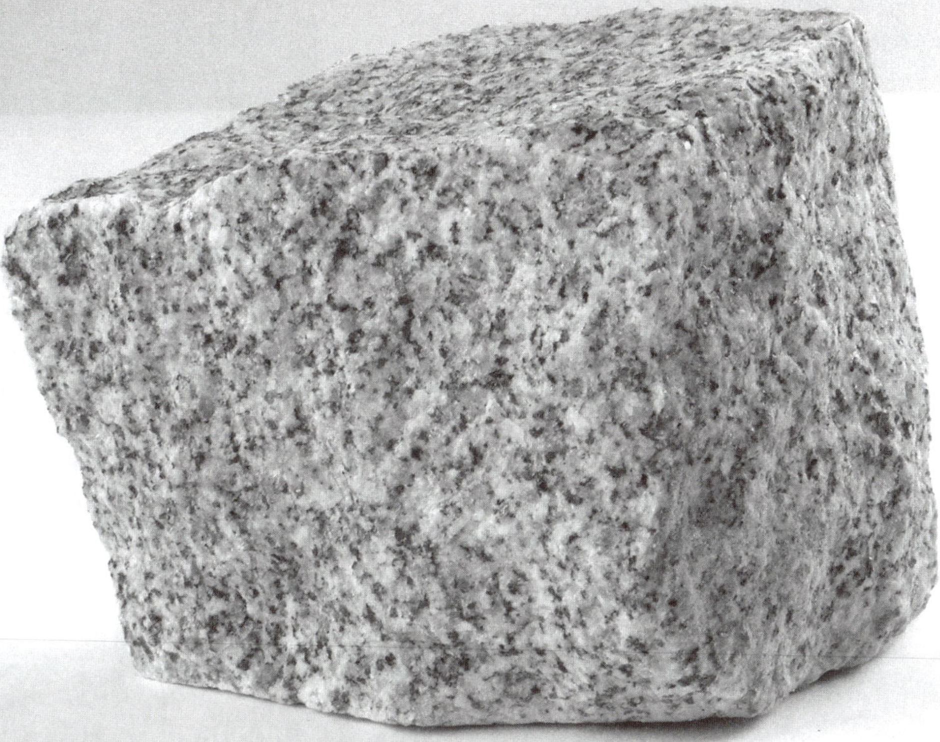

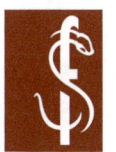

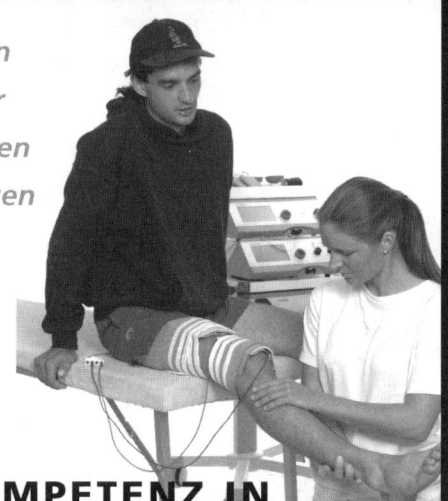

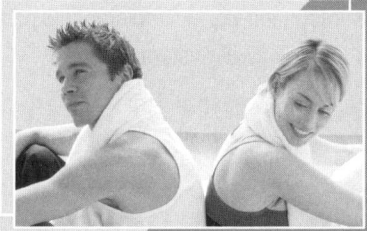
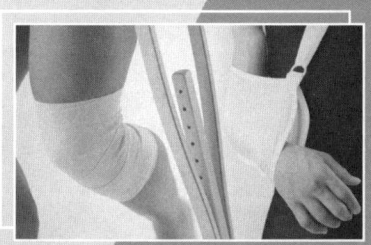
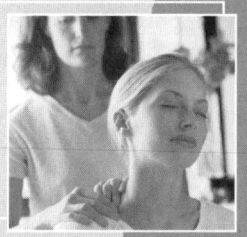
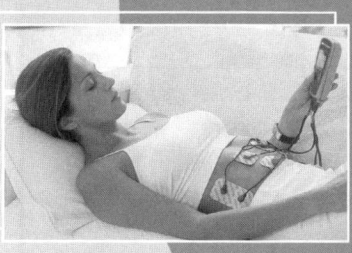
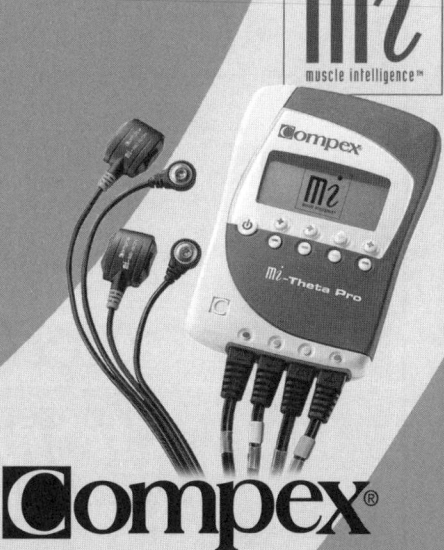

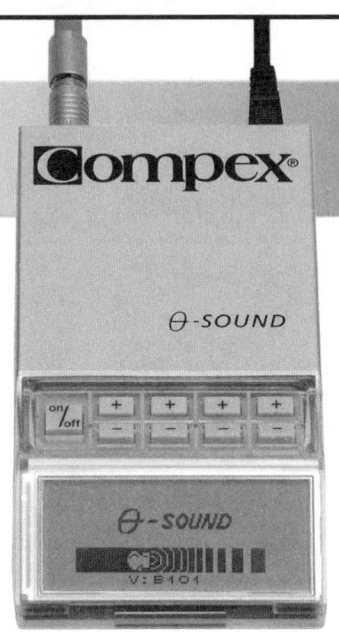
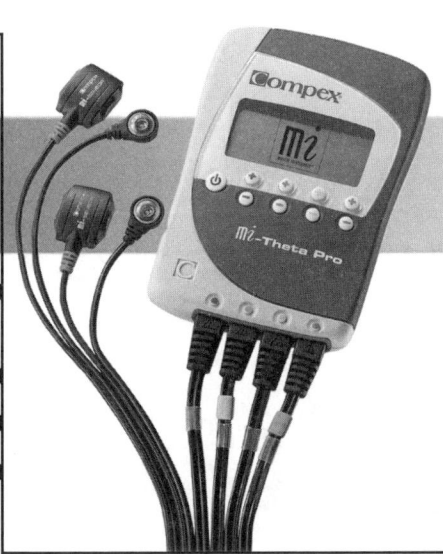

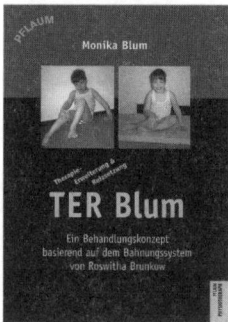
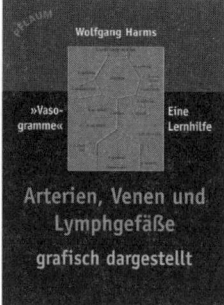
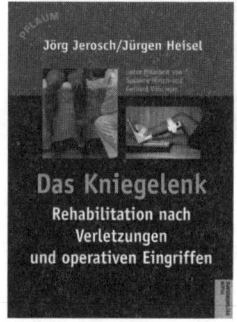
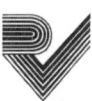

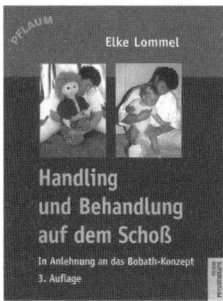
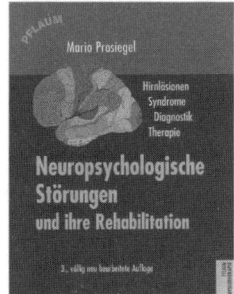
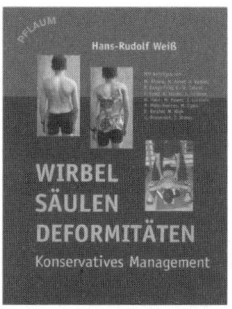
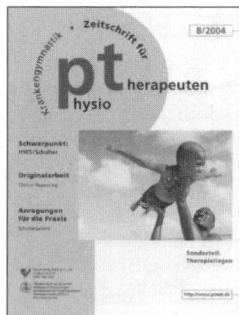